Birgitt Budnik

# Pflegeplanung leicht gemacht

## Für die Gesundheits- und Krankenpflege

Birgitt Budnik

# Pflegeplanung leicht gemacht

## Für die Gesundheits- und Krankenpflege

unter Mitarbeit von Reinhard Lay und Bernd Menzel

5. Auflage

Zeichnungen von Gregor Bruhn

ELSEVIER
URBAN & FISCHER

URBAN & FISCHER
München • Jena

**Zuschriften und Kritik an:**
Elsevier GmbH, Urban & Fischer Verlag, Verlagsbereich Pflege, Karlstr. 45,
80333 München, Pflege@elsevier.de
Birgitt Schröter (geb. Budnik), Ahlmannstr. 9, 24118 Kiel, Birgitt.Budnik@gmx.de

**Wichtiger Hinweis für den Benutzer:**
Die Erkenntnisse in der Medizin und Pflege unterliegen einem laufenden Wandel durch Forschung und klinische Erfahrungen. Autorin und Verlag dieses Werkes haben große Sorgfalt darauf verwendet, dass die in diesem Werk gemachten Angaben dem derzeitigen Stand der Wissenschaft entsprechen. Das entbindet den Nutzer dieses Werkes aber nicht von der Verpflichtung, Entscheidungen in eigener Verantwortung zu treffen.

**Bibliografische Information der Deutschen Bibliothek**
Die Deutsche Bibliothek verzeichnet diese Publikation in der Deutschen Nationalbibliografie; detaillierte bibliografische Daten sind im Internet über http://dnb.ddb.de abrufbar.

ISBN 3-437-26952-6


1. Auflage 1997
4. Auflage 2003
5. Auflage 2005

05 06 07 08 09 5 4 3 2 1



Lektorat: Frank Koch, Stephan Grunst, München
Herstellung: Christine Kosel, München
Satz: abc.Mediaservice GmbH, Buchloe
Druck und Bindung: Legoprint S.p.A., Lavis
Umschlaggestaltung: SpieszDesign, Neu-Ulm
Titelfoto: George Disario/Corbis, Düsseldorf

Aktuelle Informationen finden Sie im Internet unter:
**www.elsevier.de** und **www.elsevier.com**

# Vorwort zur 5. Auflage

## Liebe Leserinnen und Leser,

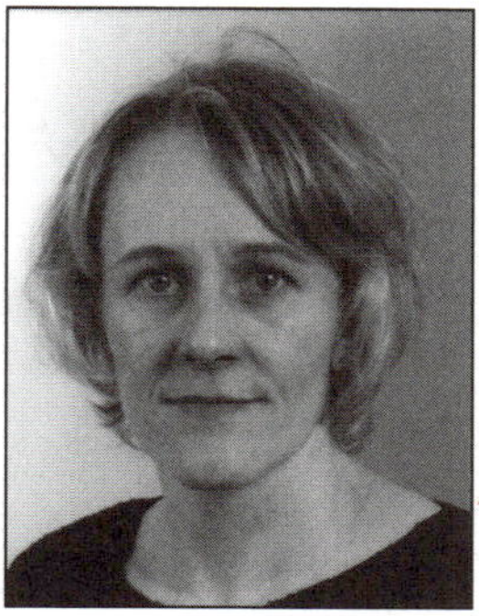

Ihre Motivation, sich mit der Thematik Pflegeplanung zu beschäftigen, freut mich sehr. Deshalb möchte ich Ihnen an dieser Stelle für das anhaltende Interesse sowie die konstruktiven Rückmeldungen und Anregungen danken.

Seit der ersten Auflage haben sich viele Veränderungen im Gesundheitswesen ergeben. Einige Probleme und Schwierigkeiten bezüglich der Pflegeplanung haben sich gelöst, andere sind geblieben bzw. neu hinzugekommen.

Bei der Überarbeitung zur fünften Auflage stand im beginnenden DRG-Zeitalter und der Novellierung des Krankenpflegegesetzes vor allem die Überprüfung auf Aktualität im Vordergrund. Durch die immer knapper werdenden Ressourcen im Pflegedienst war es weiterhin ein Anliegen, mehr Ideen zur Praktikabilität der Pflegeplanung zu integrieren.

Der Schwerpunkt des Buches bezieht sich auf die Gesundheits- und Krankenpflege stationärer Einrichtungen. Ich habe diese Eingrenzung vorgenommen, da sich die derzeit vorliegenden Ansprüche zur Qualitätssicherung für Krankenhäuser, ambulante Pflege sowie Altenpflege bei differenzierter Betrachtung unterscheiden.

Damit treten je nach Arbeitsbereich unterschiedliche Aspekte für die Pflegeplanung und Pflegedokumentation in den Vordergrund. Daher kann das Buch für die Bereiche ambulante Pflege und Altenpflege nur in Teilaspekten genutzt werden. Im Hauptteil stehen jedoch auch für diese Arbeitsbereiche praktische Hilfestellungen zur Verfügung.

Ich danke den Projektstationen des Städtischen Krankenhauses Kiel für Ihre konstruktiven Vorschläge und Diskussionsbeiträge, sowie dem Pflegedirektorium und dem Krankenhausdirektorium für die Genehmigung zur Veröffentlichung der Formblätter und Formulierungshilfen. Die praktischen Erfahrungen bei der Einführung der Pflegeübergabe am Klientinnenbett auf den Modellstationen 3A und 3B trugen maßgeblich zur Gestaltung des Kapitels zur Pflegeübergabe am Klientinnenbett bei.

Ich danke dem Rotkreuzkrankenhaus München für die Verwendung des standardisierten Pflegeplans; Herrn Schneider, Frau Lohmann und Frau Braig für die Erstellung der Fallbeispiele; Frau Kahl für die Formblätter der Kinderkrankenpflege. Der Kieler Pflegekonferenz sei gedankt für die Nutzungsrechte des Pflegeüberleitungsbogens und der Firma DAN-Produkte, Siegen für die Überlassung des an den AEDL orientierten Formblatts zur Pflegeplanung.

Ein weiterer Dank geht an das „Deutsche Netzwerk für Qualitätsentwicklung in der Pflege (DNQP)“ für die Erlaubnis, den Expertenstandard Entlassungsmanagement verwenden zu dürfen.

Weiterhin möchte ich Herrn Dr. Ventzke für die Verwendung seiner Ausführungen zum Thema DRG und Herrn Dr. Weiß für die Verwendung seiner Ausführungen zum Thema Qualitätssicherung danken.

Ein besonderer Dank gilt den Autoren Herrn Lay und Herrn Menzel, die mit ihren Ausführungen (☞ Kapitel 5.2) das Buch um die pflegepädagogische Sichtweise bereichern.

Ein großer Dank gilt dem Zeichner Gregor Bruhn, dessen Zeichnungen das Buch humorvoll begleiten und Andrea Struckmann sowie Jan-Christoph Militz, die mir bei Computerproblemen hilfreich zur Seite standen.

Weiterhin möchte ich mich bei Vita und Hans Schröter bedanken, die sich während der Überarbeitungsphase liebevoll um meine Tochter kümmerten sowie bei meinen Eltern, die durch ihre selbstbewusste Erziehung das Entstehen dieses Buches ermöglichten.

Kiel, Juni 2005

*Birgitt Schröter (geb. Budnik)*

## Hinweis

Alle Personen in den Beispielen sind fiktiv. Jede Übereinstimmung mit (lebenden oder verstorbenen) Personen wäre zufällig und nicht beabsichtigt.

Um den Lesefluss im Text nicht zu hemmen, habe ich anstatt immer die männliche und weibliche Form zu nennen, ohne Wertung nur die weibliche Anrede benutzt, die die männlichen Leser selbstverständlich mit berücksichtigt.

Um der zukunftsorientierten Sichtweise auf die Patienten Rechnung zu tragen, werden sie, wie es schon in einigen Kliniken üblich ist, als Klientinnen bezeichnet.

# Aus dem Vorwort zur 1. Auflage

Während meiner Tätigkeit als Lehrerin für Pflegeberufe begegnete mir immer wieder das Meinungsbild „Pflegeplanung ist nur Theorie“. Meine Aufgabe innerhalb der innerbetrieblichen Fortbildung besteht jedoch darin, genau diese „Theorie“ in die Praxis umzusetzen. Ich begann, stärker denn je, mich mit der Thematik und der damit verbundenen Problematik auseinander zu setzen. Ich entschloss mich, die Einführung der Pflegeplanung anhand einer Modellstation zu beginnen und den Schwerpunkt auf praktische Begleitungen zu legen. In den Seminaren und während der praktischen Begleitungen wurde ich immer wieder gefragt, ob ich ein Buch empfehlen könnte. Sicherlich, es gibt eine Menge guter Bücher und Artikel, die sich mit dieser Thematik beschäftigen. Ich selbst befand mich regelmäßig vor diesen „Bergen“ von Büchern und Artikeln. Nach einem anstrengenden Arbeitstag hat jedoch kaum jemand die Lust und Ausdauer, sich durch diese Papierberge zu arbeiten. Was meiner Ansicht nach fehlte, war ein Buch, welches praxisorientiert, leicht verständlich und auch nach einem anstrengenden Arbeitstag lesegeeignet ist.

Als ich von meinem Lektor Frank Koch angesprochen wurde, ob ich nicht ein Buch zu dieser Thematik schreiben möchte, war ich erst unsicher. Die positiven Ergebnisse und die Motivation der Modellstation haben mich jedoch ermutigt. So entstand das vorliegende Buch.

Es soll all denen eine Hilfestellung sein, die sich mit der Thematik beschäftigen. Dieses Buch kann das praktische Üben nicht ersetzen, sondern soll Sie, die Leserinnen und Leser ermutigen Pflegeplanung in der Praxis auszuprobieren: Pflegeplanung ist kein kompliziertes Theoriegebäude, sondern Grundlage unserer täglichen Arbeit. Beim Lesen des Buches werden sie merken, dass Sie die Elemente der Pflegeplanung täglich ausführen.

Kiel, im Juli 1997

*Birgitt Budnik*

# Einleitung

Die gesetzlichen Forderungen und die Erwartungen des Pflegemanagements machen eine Auseinandersetzung mit der Thematik Pflegeplanung unumgänglich.

Die Pflegeplanung wird weiterhin kontrovers diskutiert. Abhandlungen über den Sinn und Nutzen der Pflegeplanung stehen auf der Tagesordnung.

In der Fachpresse findet man Abhandlungen, welche das bisherige System der Pflegeplanung ins Wanken bringen:

„Der Trugschluss mit der Pflegeplanung", „Pflegeplanung abschaffen?", „Von der *Kunst* einen Pflegeplan zu erstellen", „Pflegeplanung – Pannenhilfe für eine pflegerische Verfahrensweise".

Die Autoren machen sich zu Recht Gedanken über die Art und Weise sowie über die Intention der Pflegeplanung.

Bücher über Pflegeplanung in speziellen Fachgebieten sowie standardisierte Pflegepläne erobern den Literaturmarkt. Dazu kommen die Erinnerungen an schlaflose Nächte während der Ausbildungszeit, weil ja noch ein Pflegeplan geschrieben werden musste.

Über all diesen Elementen stehen die Finanzierbarkeit, die zu leistende Qualitätssicherung und der zunehmende Konkurrenzkampf im Brennpunkt des Pflegesektors.

Pflegepraktiker stehen diesen Entwicklungen teilweise ratlos gegenüber, aber gerade von ihnen wird verlangt, Pflegeplanung in den personell gebeutelten Pflegealltag zu integrieren. Ein Dschungel ohne Ausweg?

Ich persönlich bin dankbar, denn all die kontroversen Diskussionen, jeder Artikel, der die Pflegeplanung kritisch beleuchtet bzw. hinterfragt, und jedes neu erscheinende Buch, bieten Anhaltspunkte, die Vorgehensweise zu überdenken und ggf. zu ändern oder anzupassen.

Die eingetretene Entwicklung sollte uns nur ermutigen, weiterhin unsere pflegerische Vorgehensweise zu reflektieren, am Ball zu bleiben und geeignete Wege zu finden, um den gesetzlichen Forderungen praxisorientiert zu begegnen.

Die Unterscheidung der didaktischen (schulischen) und der praktischen (im Pflegealltag anwendbaren) Pflegeplanung spielt eine wichtige Rolle, um der in der Qualitätssicherung eingeforderten geplanten Pflege und Pflegedokumentation gerecht werden zu können.

Infolge der angespannten Situation im Gesundheitswesen kommt ein weiterer Aspekt hinzu: Durch die fortschreitenden Einsparungsmaßnahmen „wird der Gürtel enger geschnallt". Diese Situation erfordert ein verstärktes Umdenken auf dem pflegerischen Sektor. Die abverlangten Personaleinsparungen und verminderten Budgets auf der einen Seite und die zu leistende Qualitätssicherung auf der anderen Seite, stellen die Pflege vor eine herausfordernde und schwere Situation. Dadurch bedingt wird eine belegbare, gezielte und effektive Pflege, bei der die Ressourcen der Pflegekräfte sinnvoll eingesetzt werden, immer wichtiger. Die Einführung der DRG's in Krankenhäusern stellt meines

Erachtens erhöhte Anforderungen an die Dokumentation. Will die Pflege bei dem DRG-System nicht ins „Hintertreffen“ geraten, ist es höchste Zeit, eine lückenlose und exakte Dokumentation, welche den Pflegeplan beinhaltet, umzusetzen!

Mit der praktischen Integration der Pflegeplanung werden wir nicht nur gesetzlichen Regelungen gerecht, sondern bauen eine Brücke zwischen Theorie und Praxis. Betrachten wir die immer wieder aktuellen Diskussionen über das Berufsbild der Pflege, so wird die Pflegeplanung behilflich sein, Pflege transparent zu gestalten. Somit ist die Pflegeplanung nicht nur eine Partnerin auf dem Weg zur Emanzipation der Pflege und der Klientinnen, sondern sichert unsere Arbeitsplätze in der Zukunft!

Machen Sie ihren Kopf frei von den Schauermärchen, die Sie über die Pflegeplanung gehört haben. Lesen Sie nicht nur dieses Buch, sondern probieren Sie auch die praktische Anwendung! Bei jedem Versuch werden Sie erkennen, dass Pflegeplanung gar kein schwieriges theoretisches Gebilde ist.

*Es ist nicht genug zu wissen, man muss es auch anwenden.*
*Es ist nicht genug zu wollen, man muss es auch tun.*

*(Johann Wolfgang von Goethe)*

## Patient, Klient oder Kunde?

Die Bezeichnung **Patient** ist abgeleitet von *patir* (lat.): erdulden, leiden. Talcott Parsons beschreibt folgende Rollenerwartungen, die an die Patientin gestellt werden:

1. Befreiung von den alltäglichen Verpflichtungen, wie z. B. als Arbeitnehmerin ihrer Pflicht nachzukommen
2. Angewiesen sein auf fremde, fachkundige Hilfe und die Verpflichtung diese Hilfe anzunehmen
3. Es besteht die Erwartung, dass die Patientin den Willen zur Gesundung hat, jedoch nicht, dass sie hierzu Eigeninitiative entwickelt.

Die Bezeichnung und die Rollenerwartungen nach Parsons, beschreiben deutlich das hierarchische Abhängigkeitsverhältnis zwischen behandelnden Personen und Pflegeempfängerinnen.

**Klient** leitet sich ab vom lateinischen *clinare*, sich anlehnen bzw. *cliens*, jemand der Anlehnung gefunden hat. Die Klientin ist eine informierte, autonome Empfängerin von Pflegeinterventionen (vgl. Heering, S. XIII).

**Autonomie** bedeutet Recht zur Selbstverwaltung (vgl. Knaur, S.53), der Begriff beschreibt die rechtliche und ethische Unabhängigkeit von Menschen hinsichtlich ihrer Entscheidungen und Verantwortlichkeit (vgl. Heering, S. XIII).

Zunehmend gewinnt auch die Bezeichnung **Kundin** an Aktualität. Der damit verbundene Blickwinkel stößt in der Pflege auf verschiedene Ansichtsweisen. Eine Diskussion über „das Für und Wider“ würde den Rahmen dieses Buches sprengen, daher möchte ich ausschließlich ausgewählte Aspekte beschreiben.

Kundin ist die Bezeichnung für Käuferin (vgl. Deutsches Wörterbuch, S. 230). Die Kundin „kauft“ somit verschiedene Dienstleistungen, die durch den „Verkäufer“ Krankenhaus angeboten werden.

Im Sinne der Kundenorientierung, ist die Kundin als relative Zielgröße für Effektivität und Effizienz zu betrachten. Damit schafft die Anwesenheit der Kundin die wirtschaftliche Basis der Einrichtung, welche Ansprüche formuliert und unsere Arbeitsplätze finanziert.

Die Kundenzufriedenheit ist ein wichtiger Indikator, um zukünftig als Einrichtung im Gesundheitswesen bestehen zu können (vgl. Bosse).

Kundinnen sind mündige Menschen, die in Planung und Entscheidung einbezogen werden wollen. Sie haben Erwartungen bezüglich des Leistungsangebotes und der Qualität, und vergleichen die „Angebote“ verschiedener Leistungsträger (Werbung und Wettbewerb).

Betrachten wir die unterschiedlichen Begriffe, so wird deutlich, dass die Bezeichnung Patientin nicht mehr zeitgemäß ist. Ob nun die Bezeichnung Klientin oder Kundin sinnvoller ist, darüber ließe sich lange diskutieren. Meines Erachtens sind die genannten Aspekte des Begriffs „Kundin“ ebenso auf die Bezeichnung „Klientin“ zutreffend. Die Pflegeempfängerin als Kundin zu definieren, birgt meiner Ansicht nach einige diskussionswürdige Punkte. Kann z. B. ein intensivpflichtiger oder sterbender Mensch als Kunde bezeichnet werden? Hat dieser Mensch die Wahlmöglichkeit, die Kundinnen eingeräumt wird?

**Ich habe mich dazu entschlossen im Buch die Bezeichnung Klientin zu verwenden, da mir diese angemessener erscheint.**

# Inhaltsverzeichnis

# 1 Qualitätssicherung: Was ist gute Pflege?

Qualität ist kein Fremdwort. Bei jedem Einkauf berücksichtigen wir den Qualitätsgedanken. Egal, ob wir einen Pullover, Gemüse oder ein Auto kaufen, wir achten auf die Qualität und vergleichen die Ware nach qualitativen Aspekten (und dem Preis-Leistungs-Verhältnis), bevor wir uns entscheiden. Als Kundinnen wollen wir für unser Geld auch einen Qualitätsstandard. Um dies zu gewährleisten, müssen Produkte bestimmte Anforderungen erfüllen.

Die Kundin, die pflegerische Leistung benötigt, hatte bisher in Deutschland kaum eine Wahlmöglichkeit. Die Qualität erbrachter pflegerischer (und auch ärztlicher) Dienstleistungen ist bisher wenig diskutiert worden. Dieses Defizit wird jetzt aufgeholt und in Pflegezeitschriften tauchen regelmäßig Artikel über Qualitätsmanagement, Qualitätssicherung und Kundenorientierung auf.

Die Auseinandersetzung mit der Qualitätssicherung liegt in der gesetzlichen Verpflichtung begründet:

- Krankenhäuser haben sich an Maßnahmen der Qualitätssicherung zu beteiligen und sicherzustellen, dass diese sich auf die Qualität der Behandlung, der Versorgungsabläufe und der Behandlungsergebnisse erstrecken. Die Maßnahmen müssen so gestaltet sein, dass vergleichende Prüfungen ermöglicht werden (§ 137 SGB V)
- Die Qualität erbrachter Leistungen des Pflegepersonals muss festgelegt und dokumentiert werden.

*Ziel* dieser Regelung ist es, „eine *ausreichende, zweckmäßige und wirtschaftliche* sowie an einem *ganzheitlichen* Pflegekonzept orientierte (…) Pflege zu gewährleisten“ (GSG, Art. 9, § 1, Abs. 3).

- Als Ausbildungsziel im alten Krankenpflegegesetz (1985, § 4) wird die sach- und fachkundige, umfassende und geplante Pflege gefordert
- Mit der Novellierung des Krankenpflegegesetzes wurden die Anforderungen erweitert
- § 3 Abs. 2 des neuen Krankenpflegegesetzes von 2003 bietet einen Einblick in die erhöhten Qualitätsansprüche der Ausbildung. „Die Ausbildung für die Pflege (…) soll insbesondere dazu befähigen, (…) die folgenden Aufgaben eigenständig auszuführen:
  - Erhebung und Feststellung des Pflegebedarfs, Planung, Organisation, Durchführung und Dokumentation der Pflege
  - Evaluation der Pflege, Sicherung und Entwicklung der Qualität der Pflege

- Beratung, Anleitung und Unterstützung von Klienten und ihren Bezugspersonen in der individuellen Auseinandersetzung mit Gesundheit und Krankheit (…)
- Interdisziplinär mit anderen Berufsgruppen zusammenarbeiten und dabei multidisziplinäre und berufsübergreifende Lösungen von Gesundheitsproblemen entwickeln.“

Was unter Qualität in der Pflege zu verstehen ist, beschreibt die Definition von Avedis Donabedian (Professor der Universität Michigan) mit Erweiterung von Williamson (ehem. Professor der John-Hopkins Universität, Baltimore):

- Donabedian definiert Qualität als den Grad der Übereinstimmung zwischen Zielen des Gesundheitswesens und der wirklich geleisteten Pflege
- Williamson erweiterte diese Definition und bezeichnet Qualität als den Grad des erreichten Erfolges in der Pflege, der mit dem verantwortlichen Gebrauch von Mitteln und Leistungen erreicht wird (vgl. Weh/Sieber, S. 9).

Qualität der Pflegeleistungen wird als die Erhaltung, die Absicherung und Steigerung der bisherigen Pflegequalität, sowie deren Überprüfung verstanden.

Einen praxisorientierten Ansatz der Pflegequalität beschreibt Reinhard Lay. Er beleuchtet die Zusammenhänge und direkten Wechselwirkungen von Pflegequalität und Pflegeethik unter Berücksichtigung wirtschaftlicher Aspekte. Als Ergebnis schlägt er folgende Definition vor:

**Pflegequalität** (in der direkten Pflege) gibt den Grad der Verwirklichung von pflegerischen Zielen an, die sich auf die Förderung bzw. Erhaltung von Selbständigkeit und Wohlbefinden der Klientinnen beziehen und mit verantwortlichem zwischenmenschlichen Umgang und vertretbaren Mitteln angestrebt werden (Lay 2001).

### Nach Lay entsteht Pflegequalität im Zusammenspiel verschiedener Komponenten:

**Wirksamkeit** bedeutet, dass Selbständigkeit und/oder Wohlbefinden der Klientin erfolgreich erhalten bzw. gefördert werden.

**Sicherheit** für die Klientin, das Personal und die Umgebung wird durch das Beachten der krankenhaushygienischen Standards und der übrigen Sicherheitsbestimmungen gewährleistet (Medizinprodukte-Betreiberverordnung, Unfallverhütungsvorschriften, Umweltschutzregelungen, Brandschutzvorschriften, Datenschutzbestimmungen etc.).

**Wirtschaftlichkeit** besteht im gezielten und verantwortungsvollen Umgang mit der zur Verfügung stehenden Zeit (z.B. Arbeitsplanung, Flexibilität, Delegation) und dem benötigten Material.

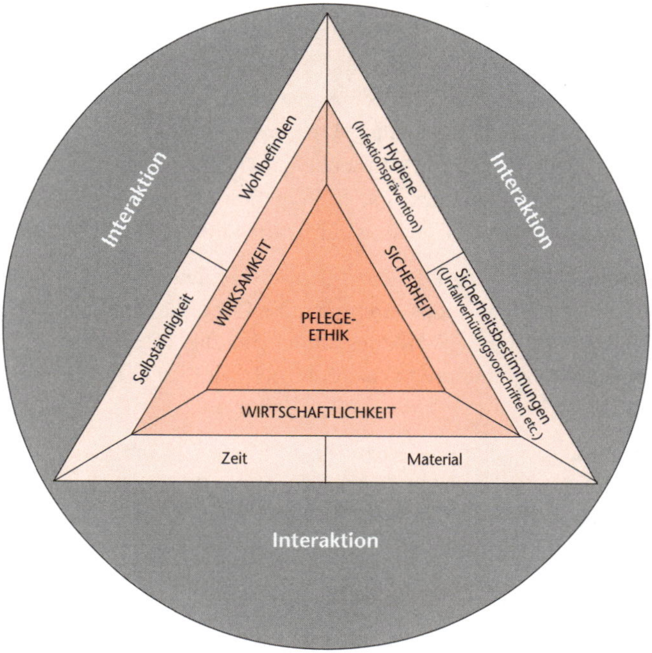


Komponenten der Pflegequalität in der direkten Pflege.
*(Aus: Lay, R.: Ethik und Pflegequalität, in: Bergener, M./Fischer, H./Heimann, M./Thiele, G. (Hrsg.): Management Handbuch Alteneinrichtungen (MHA), Heidelberg, 34. Erg.-Lfg. Mai 2001, 925, S. 1–23)*

**Interaktion:** Hier wird die Qualität des zwischenmenschlichen Handelns beurteilt: Kommunikative Kompetenz, Beziehungsgestaltung, Kooperations- und Koordinationsvermögen, Reaktion auf Schwierigkeiten.

**Pflegeethik:** Hier wird reflektiert, ob und inwiefern die Pflege moralisch vertretbar ist:

- Erfassen der moralischen Aspekte der Situation, Abwägen der Absichten und wahrscheinlichen Konsequenzen des eigenen Handelns
- Übereinstimmung des Handelns mit ethischen Prinzipien und Grundregeln der Pflege, z.B. Förderung von Wohlergehen/Wohlbefinden und Autonomie/Selbständigkeit, Achtung vor dem Leben und der Menschenwürde, Verständigung im Dialog, Aufrichtigkeit und Gerechtigkeit, Schweigepflicht.

## 1.1 Qualitätsebenen

**Strukturqualität** mit den Fragen nach Ausstattung, Organisation und Qualifikation. Unter Strukturqualität werden Voraussetzungen, welche zur Erbringung einer Leistung notwendig sind, verstanden. So werden beispielsweise räumliche und technische Ausstattung, personelle Besetzung inkl. Qualifikation sowie Aus-, Fort- und Weiterbildungsbedingungen, die Kooperation einzelner Berufsgruppen und die Koordination von Arbeitsabläufen hinsichtlich ihrer Qualität bewertet.

**Prozessqualität** bezieht sich auf die Art und den Umfang der pflegerischen Arbeit. Es werden z.B. die Informationssammlung, die Pflegeplanung, die Durchführung und Zielkontrolle, die Pflegedokumentation und die Pflegestandards beurteilt. Richtungweisend fungieren pflegetheoretische Modelle und das Pflegeleitbild einer Institution.

**Ergebnisqualität** zeigt den Erfolg bzw. das Ergebnis auf. Inhalt sind z.B. Aktivierungserfolge, Gesundungserfolge, Zufriedenheit der Pflegebedürftigen und Einbeziehung sozialer Netze (vgl. Völkel; S. 1–2 und Weiß, S. 3).

## 1.2 Qualitätssicherung: intern/extern, zentral/dezentral

Bei der **internen Qualitätssicherung** wird z.B. auf das Einrichten von Qualitätssiegeln, Einsetzen von Qualitätsbeauftragten, Mitwirken an Qualitätskonferenzen und die Entwicklung von Standards geachtet.

Bei der **externen Qualitätssicherung** gibt es verschiedene Formen von Beratung und Außenkontrolle, im Rahmen der rechtlichen Verpflichtungen, sowie freiwilliger Prüfungen. Die Verfahren zur Qualitätssicherung teilen sich in zwei Hauptgruppen:

- **Zentrale Methoden** weisen sich durch wissenschaftliche, fundierte Instrumentarien aus. Die Leistungen (Art und Weise der Durchführung) werden anhand von Standards und Kriterien vorgegeben
- **Dezentrale Methoden** bezeichnen die Umsetzung und Anpassung von Standards und Kriterien pflegerischer Arbeit sowie deren Kontrolle durch Akteure direkt vor Ort (vgl. Barth, S. 10).

Qualität ist stets dynamisch zu sehen und nicht als eine erreichte, feststehende Konstante (vgl. Carl-Otto Bauer, in: Weh/Sieber, S. 5). Es werden immer Bemühungen stattfinden, die Qualität zu definieren, zu vergleichen, zu sichern und vor allem zu verbessern. Durch die gesetzlichen Forderungen zur Qualitätssicherung werden diese Bemühungen untermauert.

# 1.3 Qualitätssicherung im Krankenhaus – Was ist KTQ®?

KTQ® bedeutet: **K**ooperation für **T**ransparenz und **Q**ualität im Gesundheitswesen.

Die Ausführungen werden durch sechs Themenkomplexe eingegrenzt:
- Klientinnenorientierung in der Krankenversorgung (im KTQ®-Katalog Patientenorientierung genannt)
- Sicherstellung der Mitarbeiterorientierung
- Sicherheit im Krankenhaus
- Informationswesen
- Krankenhausführung
- Qualitätsmanagement (vgl. KTQ®-Katalog/Version 4.0).

Die Ziele der KTQ® sind:
- Transparente Leistungserbringung für alle Vertragspartner
- Optimierung von Arbeitsbedingungen für alle Mitarbeiterinnen
- Klientinnenzufriedenheit
- Mitarbeiterorientierung
- Positive Auswirkung (vgl. König, S. 93).

Detailliertere Angaben unter www.ktq.de.

### Beispielhafte Dokumentationsaspekte im KTQ®-Katalog:
- Werden die Risiken der Klientin erfasst?
- Werden die Fähigkeiten und der Entwicklungsstand der Klientin erfasst?
- Werden Lebensumstände der Klientin erfasst?
- Wird bei Kindern das Sorgerecht erfasst?
- Werden Erwartungen der Klientin, ggf. ihrer Angehörigen oder gesetzlichen Vertreter, die Versorgung (nach medizinischen-, pflegerischen-, und Unterbringungsgesichtspunkten) besprochen?
- Wie ist gewährleistet, dass die Klientinnen über die Möglichkeit der Begleitung (z.B. Seelsorge, psychologische, psychosoziale Begleitung) informiert werden?
- Wie stellen Sie bei der Anamnese die Intimsphäre und den Datenschutz sicher?
- Wie ermöglichen Sie eine einheitliche Dokumentation der Anamnese, der Befunde und der Versorgungsplanung?
- Welche Dokumentationsmedien werden genutzt?
- Inwieweit wird ein Plan der pflegerischen Maßnahmen für jede Klientin aufgestellt: Bestimmung der Pflegeziele, Bestimmung des Pflegebedarfs, Ableitung der Pflegemaßnahmen?

- Wie ist gewährleistet, dass die Klientin ggf. ihre Angehörigen oder gesetzliche Vertreter über wesentliche Schritte durchzuführender Behandlungsschritte und pflegerischer Maßnahmen informiert werden?
- Wie werden die sprachlichen, kulturellen und religiösen Besonderheiten berücksichtigt (z.B. fremdsprachige Informationsbögen, Umgang mit religiös begründeten Klientinnenwünschen u.a.) *(im Original wird der Begriff* Patient *benutzt).*

In der Zukunft wird es Qualitätssicherungsmaßnahmen in den Krankenhäusern geben, welche nicht ausschließlich auf freiwilliger Basis umzusetzen sind. Eine gemeinsame Bundesprojektstelle wird verbindliche Vorgaben zur Qualitätssicherung herausgeben und Krankenhäuser bei der Einführung und Umsetzung der entsprechenden Maßnahmen unterstützen (Bundesprojektgeschäftsstelle Qualitätssicherung = BQS). Die Regelungen sind verpflichtend, womit sich künftig kein Krankenhaus diesem System entziehen kann. Die Qualität von Leistungen wird dabei unabhängig von den einzelnen Messverfahren im Wesentlichen anhand der drei Kriterien Struktur-, Prozess- und Ergebnisqualität bewertet werden.

Die gesetzlichen Vorgaben gründen sich auf das am 01. Januar 2002 in Kraft getretene Gesetz zur Reform der gesetzlichen Krankenversicherung. Neben Regelungen zur Vergütung, zur Beitragsstabilität und der Einführung eines neuen pauschalierenden Entgeltsystems (DRG, Diagnosis Related Groups = diagnosebezogene Fallgruppen), enthält es umfangreiche Änderungen zur Qualitätssicherung und zum Qualitätsmanagement. Mit dieser Regelung will der Gesetzgeber die Entwicklung

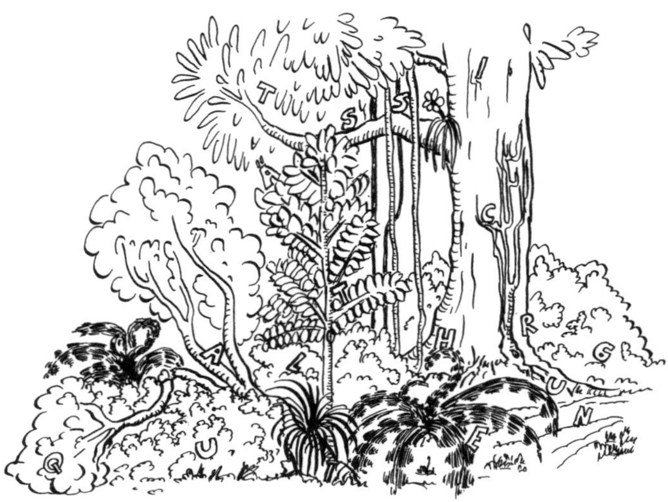

zu mehr Qualitätsbewusstsein bei allen Leistungserbringern unterstützen *(gesamte Ausführung aus Manuskript Dr. Weiß, siehe Literaturverzeichnis).*

Pflegedokumentation inkl. Pflegeplanung, sei es standardisiert und/oder individuell, dient damit nicht mehr nur als Nachweis für intern durch die Pflegenden durchgeführte Kontrollen. Die gesamte Pflegeverlaufsdokumentation wird als Beleg bei veranlassten Qualitätsprüfungen herangezogen und ist damit ein wichtiges Instrument zur Qualitätssicherung.

Die bestehenden Veränderungen und die Situation, extern geprüft zu werden, empfinden Pflegende teilweise als beängstigend bzw. verunsichernd. Trotzdem sollten wir den Anforderungen mit Entschlossenheit und Mut gegenübertreten, denn:

*Wo kämen wir hin,*
*wenn alle sagten, wo kämen wir hin,*
*und keiner ginge, um zu sehen,*
*wohin wir kämen, wenn wir gingen?*
*(Kurt Marti)*

# 2 Was sind Theorien und Modelle?

Viele Begriffe schwirren durch die Luft: *Pflegetheorien, Pflegemodelle, Pflegeleitbild, Unternehmensleitbild, Pflegekonzeption.* Wer soll da noch unterscheiden können? Es ist allerdings nicht unbedeutend, dass Pflegekräfte die verschiedenen Begriffe definieren und in einen Kontext zueinander setzen können.

## Theorie

*Gedankliche, wissenschaftliche, abstrakte, spekulative Betrachtung; Erklärungsweise ohne Hinblick auf Anwendung und praktische Verwertung.*

*(Aus: Ullstein Lexikon der deutschen Sprache)*

Eine Theorie ist immer eine abstrakte (rein begriffliche) Betrachtung. Sie erläutert die Realität und bezieht Erkenntnisse aus anderen Wissenschaften, z.B. Soziologie, Psychologie mit ein (vgl. Drerup, S. 22). Somit bieten Theorien einen Orientierungsrahmen (vgl. Mischo-Kelling/Zeidler, S. 13).

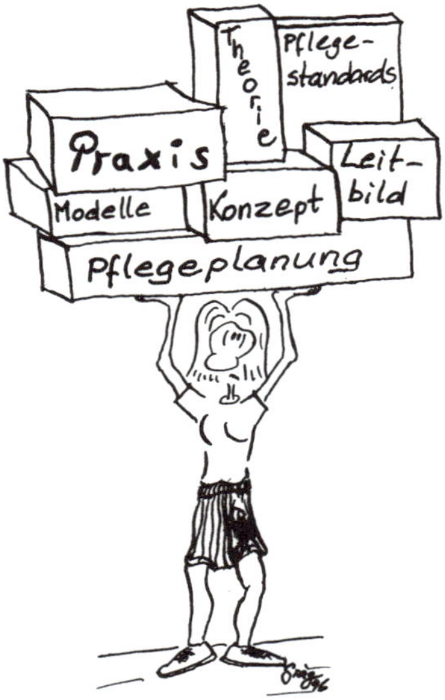

**Beispiel**

Sie planen den Bau eines Krankenhauses. Nicht nur der Bauplan ist hier von Bedeutung, sondern auch ihre Begründung über Sinn und Zweck der Gestaltung. Sie beziehen andere wissenschaftliche Erkenntnisse und Forschungsergebnisse mit ein, z.B. die Wirkung bestimmter Wandfarben auf die Klientinnen, die psychosoziale Begründung für die geplante Cafeteria und erklären diese Ansätze theoretisch.

Pflegetheorien helfen „Pflege“ zu erklären, vorherzusagen, zu ändern oder auch zu verstehen (vgl. Mischo-Kelling/Zeidler, S. 16).

## Modell

*Vorbild, Muster, Urform; Entwurf oder verkleinerte Nachbildung; nur die wesentlichen Züge einer enthaltenen Vorstellung.*

*(Aus: Knaurs Fremdwörter Lexikon)*

Modelle erleichtern eine Betrachtung der Pflege bzw. ermöglichen sie überhaupt erst (vgl. Drerup, S. 22). Pflegemodelle zeigen verschiedene Ansätze auf, mit welcher Intention bzw. aus welchem Blickwinkel Pflege idealer Weise fungieren kann. Je nach Pflegemodell (z.B. Roper et al., Orem) können die Ansätze und Richtungen verschieden sein. Mit diesen Aspekten bringen Modelle System in die Pflege.

**Beispiel**

Wenn Sie sich das Krankenhaus vorstellen, so können Sie bei der Betrachtung immer nur gewisse Anteile des Bauwerkes erfassen. Um einen Überblick über die gesamte Größe der Einrichtung zu bekommen, bauen Sie ein *Modell* des Krankenhauses. Anhand dieser Nachbildung können Sie mit einem Blick den gesamten Komplex und die speziellen Besonderheiten bestimmter Bauabschnitte erfassen. Übertragen wir dieses Beispiel auf die Pflege, wird deutlich, dass pflegerische Institutionen verschiedene Richtungen verfolgen (versch. *Modelle*) also auch unterschiedliche Ansätze haben, wie Pflege idealerweise durchgeführt werden soll.

Die pflegerische Richtung in einem Seniorenheim wird sich von der in einem Krankenhaus unterscheiden. Das gewählte Pflegemodell zeigt hierbei auf, welche Ansätze in der jeweiligen Institution verfolgt werden.

Pflegemodelle helfen, Pflege zu reflektieren und das Charakteristische an ihr zu bestimmen (vgl. Drerup, S. 22).

## 2.1 Ein Pflegemodell anwenden – was bedeutet das?

Ein Pflegemodell setzt Schwerpunkte. Diese Schwerpunkte können unterschiedlich gewichtet sein, z.B.:

- **Bedürfnisse:** Die Bedürfnisse der Klientin und die sich aus der Erkrankung ergebenden pflegerischen Probleme stehen im Mittelpunkt (Bedürfnismodelle, z.B. Roper et al., Orem)
- **Interaktion:** Die zwischenmenschliche Wechselbeziehung von Klientin und Pflegekraft steht im Mittelpunkt (Interaktionsmodelle, z.B. Peplau, Orlando)
- **Pflegeergebnis:** Dabei bildet das Ergebnis der Pflege den zentralen Punkt, z.B. die Klientin wird unterstützt, um wieder ein Gleichgewicht zwischen sich und ihrer Umwelt zu erlangen (Pflegeergebnismodelle, z.B. Rogers, Roy).

Die verschiedenen Pflegemodelle regen dazu an, zu reflektieren, wie Pflege in einer Institution ausgerichtet sein soll. So kann eine Institution z.B. Roper et al., eine andere wiederum Orem als Grundlage der Pflegesystematik anstreben.

Nach Thibodeau sind die folgenden Aspekte für ein Modell unerlässlich (vgl. Drerup, S. 23):

- Mensch und Gesellschaft
- Gesundheit
- Umwelt
- Pflege.

Die Aspekte stehen eng miteinander in Verbindung, d.h. sie bilden eine Wechselbeziehung. Somit beinhaltet ein Pflegemodell immer ein bestimmtes Verständnis vom:

- Menschenbild
- Gesundheits- und Krankheitsbild
- Berufsbild Pflege.

Auf die verschiedenen Pflegemodelle einzugehen, würde den Rahmen dieses Buches sprengen. Um einen Einblick zu erhalten, erläutere ich ansatzweise das Pflegemodell von Roper et al., welches auch Aspekte von Virgina Henderson aufgreift. Anschließend zeige ich die Verbindungen zu Liliane Juchli und Monika Krohwinkel auf. Da sich das Pflegemodell von Dorothea E. Orem zunehmender Beliebtheit erfreut, stelle ich die wesentlichen Aussagen dieses Modells dar.

Bei der Modelldarstellung von Roper et al. beziehe ich mich auf Roper et al., Drerup und Mischo-Kelling. Die Erläuterungen zu Juchli stützen sich auf ihr Buch „Pflege", sowie auf das Lehrbuch „Pflege heute". Die Darstellung zu Krohwinkel wurde dem Buch „Pflege heute" entnommen. Die Aussagen zum Modell von Orem stützen sich auf Aussagen von Stephen J. Cavanagh und das Lehrbuch „Pflege heute". Die genauen Quellenangaben finden Sie im Literaturverzeichnis am Ende des Buches.

## 2.2 Roper et al.: Die Elemente der Pflege (LA)

*Das Pflegemodell von Nancy Roper, Winifred W. Logan und Alison J. Tierney beruht auf einem Modell des Lebens.*

### Entstehung und Entwicklung

In den Jahren 1970–1974 legte Nancy Roper mit ihren Forschungen die Basis für ihr Pflegemodell, das Mitte der siebziger Jahre von Roper, Logan und Tierney weiterentwickelt und veröffentlicht wurde. In diesem Pflegemodell werden Erkenntnisse aus der Physiologie, Psychologie und Pflege miteinander verbunden. Grundlage des Pflegemodells ist die Meinung, dass sich Pflege an beobachtbaren und messbaren Elementen orientieren soll und sich nicht auf Intuition, Glück, Brauchtum, Tradition oder Gewohnheiten verlassen kann.

### Grundaussagen

Die Autorinnen vertreten die Ansicht, dass Pflege aufgrund ihrer Komplexität und Spezialisierung theoretisch untermauert werden muss und zuerst die *Elemente der Pflege* identifiziert werden müssen (vgl. Mischo-Kelling/Zeidler, S. 17). Im Mittelpunkt steht dabei ganz deutlich der Mensch. Dabei orientieren sie sich am Modell des Lebens. Nach ihrer Auffassung ist das Leben ein Prozess von der Empfängnis bis zum Tod: Während dieser Lebensspanne bewegt sich der Mensch zwischen den beiden Polen der völligen Abhängigkeit bis zur völligen Unabhängigkeit. Den zentralen Ansatz des Pflegemodells bilden die zwölf Lebensaktivitäten (LA).

**Die 12 Lebensaktivitäten beinhalten:**
- Für Sicherheit der Umgebung sorgen
- Kommunizieren
- Atmen
- Essen und Trinken
- Ausscheiden
- Sich sauber halten und kleiden
- Die Körpertemperatur regulieren
- Sich bewegen
- Sich beschäftigen
- Sich als Mann oder Frau fühlen und verhalten
- Schlafen
- Sterben.

Jeder Mensch übt diese Lebensaktivitäten auf verschiedene Art und Weise aus. Daher sind diese Aktivitäten immer individuell gestaltet. Dabei muss zusätzlich berücksichtigt werden, dass die Lebensaktivitäten von vielseitigen Faktoren beeinflusst werden, z.B. kulturellen Faktoren, Umwelt, Gesellschaft.

## Individuelle Pflege

Die Pflegenden setzen sich mit den Aktivitäten auseinander, um die Gewohnheiten des Menschen zu erfahren:

- Wie, wie oft, wo, wann, warum ein Mensch die Lebensaktivitäten ausübt
- Was der Mensch über die Lebensaktivitäten weiß
- Welche Einstellung der Mensch zu den jeweiligen Lebensaktivitäten hat.

## Pflegeerfordernisse

Pflege wird dann erforderlich, wenn der Mensch Probleme bezüglich seiner Lebensaktivitäten lösen, lindern oder bewältigen muss. Diese Probleme können verschiedene Ursachen haben, z.B. Wechsel der gewohnten Umgebung und Routine, Krankheit und/oder Behinderung.

## Rolle der Pflegekraft

Die Pflegekraft begleitet den Menschen während eines bestimmten Zeitabstands. Die Pflegekraft wirkt beratend, begleitend, unterstützend und anleitend. Dabei verfolgen Pflegekräfte die Zielsetzung, dass die Klientin die größtmögliche Unabhängigkeit in den Lebensaktivitäten erlangt und Beeinträchtigungen vorgebeugt wird. Damit unterstützen sie die Vermeidung, Linderung und Lösung von Problemen.

*Anmerkung der Autorin: Besonders bei der Pflege von alten Menschen kann die Rolle der Pflegekraft auch kompensierend und der Pflegeschwerpunkt auf die Linderung von Beschwerden und eine Sterbebegleitung verlagert sein. Eine Lösung der Probleme ist daher nicht immer realistisch.*

Im Bereich der unterstützenden und das Wohlbefinden fördernden Pflege ist die Pflegekraft unabhängig von Ärztinnen. In anderen Bereichen wiederum ist sie auf ärztliche Anordnungen angewiesen.

## Pflegeprozess (nach traditioneller Vorstellung)

Eine grundlegende Voraussetzung für eine individuelle Pflege ist die Informationssammlung. Es werden Lebensgewohnheiten, Ressourcen und Probleme erfasst. Erst dann kann die Pflegekraft erkennen, bei welchen Aktivitäten und in welchem Maß der Mensch Unterstützung benötigt und wünscht. Die Informationen werden geprüft, die Probleme und deren Rangfolge identifiziert. Diese gesammelten Informationen werden nach Zielsetzung, Planung und Durchführung ausgewertet. Wurde eine Zielsetzung nicht erreicht oder tritt ein neues Problem auf, muss dies in die Planung einbezogen werden. Bleibt ein Problem weiterhin bestehen, ist zu prüfen, ob andere Maßnahmen zum Erreichen der Zielsetzung führen können oder evtl. die Zielsetzung für diesen Menschen verändert werden muss.

## 2.3 Liliane Juchli: Die Aktivitäten des täglichen Lebens (ATL)

Liliane Juchli stützt sich bei ihren Erarbeitungen im Wesentlichen auf Roper et al. und Henderson. Damit hat sie kein eigenes Modell entwickelt, sondern die bestehenden Grundlagen um ihre persönliche, religiös-christliche Sichtweise erweitert.

Leben drückt nach Juchli Aktivität aus, welche die Lebensweise, Lebensart oder Lebensführung beschreibt. Diese benennt sie als Grundbedürfnisse (Aktivitäten), die sich nur in der alltäglichen Wirklichkeit befriedigen lassen. Deshalb spricht sie von den Aktivitäten des täglichen Lebens (ATL). Dabei sind alle Aktivitäten des täglichen Lebens miteinander vernetzt und wirken zusammen. Sie beschreibt die Aktivitäten des täglichen Lebens als eine Art Checkliste zur Erfassung der Pflege, betont jedoch, dass es gilt den ganzen Menschen wahrzunehmen und nicht nur eine einzelne Aktivität. Dabei werden die Aktivitäten in einem großen Rahmen gesehen, der durch unterschiedliche Einflussfaktoren, Rahmenbedingungen und Wechselwirkungen bedingt wird.

Juchli beschreibt die Aktivitäten des täglichen Lebens als ein brauchbares Konzept für den Umgang mit den Elementen der Gesundheitsbildung und Pflege, die eine systematische Übersicht geben und so von Theorie und Praxis genutzt werden können.

**Die 12 ATL beinhalten:**
- Wach sein und schlafen
- Sich bewegen
- Sich waschen und kleiden
- Essen und trinken
- Ausscheiden
- Körpertemperatur regulieren
- Atmen
- Sich sicher fühlen und verhalten
- Raum und Zeit gestalten – arbeiten und spielen
- Kommunizieren
- Kind, Frau, Mann sein
- Sinn finden im Werden – Sein – Vergehen.

## 2.4 Monika Krohwinkel: Aktivitäten und existentielle Erfahrungen des Lebens (AEDL)

Monika Krohwinkel hat die Aktivitäten des täglichen Lebens erweitert und mit ihrer fördernden Prozesspflege die Schwerpunkte/Prioritäten anders gestaltet.

**Die 13 AEDL beinhalten:**

- Kommunizieren können
- Sich bewegen können
- Vitale Funktionen des Lebens aufrecht erhalten können
- Sich pflegen können
- Essen und trinken können
- Ausscheiden können
- Sich kleiden können
- Ruhen und schlafen können
- Sich beschäftigen können
- Sich als Mann oder Frau fühlen und verhalten können
- Für eine sichere Umgebung sorgen können
- Soziale Bereiche des Lebens sichern können
- Mit existentiellen Erfahrungen umgehen können.

Bei den existentiellen Erfahrungen unterscheidet sie:

***Die Existenz gefährdende Erfahrungen:*** Verlust von Unabhängigkeit, Sorge, Angst, Misstrauen, Trennung, Isolation, Ungewissheit, Hoffnungslosigkeit, Schmerzen, Sterben.

***Die Existenz fördernde Erfahrungen:*** Wiedergewinnung von Unabhängigkeit, Zuversicht, Freude, Vertrauen, Integration, Sicherheit, Hoffnung, Wohlbefinden.

***Erfahrungen, welche die Existenz fördern oder gefährden:*** Kulturgebundene Erfahrungen wie Weltanschauungen, Glaube, Religionsausübung, lebensgeschichtliche Erfahrungen.

Die von Monika Krohwinkel definierten AEDL finden vorwiegend Anwendung in der Altenpflege, wo eine Pflegekonzeption zu erarbeiten ist: „Die vollstationäre Pflegeeinrichtung verfügt über eine dem allgemeinen Stand pflegewissenschaftlicher Erkenntnisse entsprechende Pflegekonzeption, die auf die Aktivitäten und existentiellen Erfahrungen des täglichen Lebens und die individuelle Situation des Bewohners aufbaut.“ (vgl. Barth, S.12–13)

## 2.5 Dorothea E. Orem: Selbstpflege und Selbstpflegedefizit

Nach Orem beherrschen die Menschen ein gewisses Maß an Selbstpflege, wenn sie die Auseinandersetzung mit ihrem sozialen Umfeld gelernt haben. Damit steht der Selbstpflegebedarf und die Selbstpflegefähigkeit im Gleichgewicht. Wird dieses Gleichgewicht gestört, liegt ein Selbstpflegedefizit vor. Mit dieser Beschreibung macht Orem die professionelle Pflege davon abhängig, ob ein Selbstpflegedefizit vorliegt.

Nach ihren Vorstellungen gibt es Menschen, die

- Krank sind, aber keine Hilfe benötigen, z.B. der Diabetiker, der gelernt hat mit seiner Krankheit verantwortungsbewusst zu leben
- Gesund sind, aber trotzdem Pflege benötigen, z.B. der Säugling, der die Pflege seiner Mutter braucht.

**Nach Orem beinhaltet die Pflege:**
- Handeln für die Pflegebedürftige
- Anleiten
- Körperlich und seelisch unterstützen
- Umgebung schaffen, die der persönlichen Entwicklung dienlich ist
- Unterrichten der Pflegebedürftigen.

Weiterhin betont Orem die Wichtigkeit, Familienangehörige und andere Bezugspersonen einzubeziehen (Dependenzpflege).

Sie unterscheidet zwischen
- Kompensatorischer Pflege (Handeln für die Klientin)
- Teilweiser kompensatorischer Pflege (Handeln für und mit der Klientin)
- Unterstützung zur Selbstpflege.

Im Vordergrund ihres Modells steht immer die Aktivierung bzw. Reaktivierung der Selbstpflegefähigkeit.

<table>
<tr><th rowspan="2">Universelle Selbstpflegeerfordernisse</th><th colspan="2">Entwicklungsbedingte Selbstpflegeerfordernisse</th><th rowspan="2">Gesundheitsbedingte Selbstpflegeerfordernisse bei</th></tr>
<tr><th>In den jeweiligen Lebensabschnitten</th><th>Zur Vorbeugung und Überwindung von entwicklungsschädigenden Einflüssen</th></tr>
<tr><td>▪ Atmung<br>▪ Flüssigkeitsaufnahme<br>▪ Nahrungsaufnahme<br>▪ Ausscheidung<br>▪ Gleichgewicht von Ruhe und Aktivität<br>▪ Vorbeugung von Gefahren<br>▪ Gleichgewicht zwischen Einsamkeit und sozialer Interaktion<br>▪ Aktivität und Entwicklung innerhalb der sozialen Gruppen und Bedürfnis nach Normalität</td><td>▪ Des Ungeborenen<br>▪ Des Neugeborenen<br>▪ Des Kleinkindes<br>▪ Des Kindes<br>▪ Des Jugendlichen<br>▪ Des Erwachsenen<br>▪ Der Schwangeren</td><td>▪ Fehlende Erziehung und Bildung<br>▪ Beeinträchtigung der sozialen Anpassung<br>▪ Verlust von Freunden, Verwandten, Bekannten<br>▪ Verlust von beruflicher Sicherheit und Besitz<br>▪ Abrupte Veränderung des Wohnsitzes in unbekannte Umgebung<br>▪ Schlechte Gesundheit oder Invalidität<br>▪ Bedrückende oder unterdrückende Lebensbedingungen<br>▪ Terminale Krankheit oder bevorstehender Tod</td><td>▪ Krankheit<br>▪ Verletzung<br>▪ Behinderung<br>▪ Diagnostischen und therapeutischen Maßnahmen<br>▪ Veränderung der Struktur und der Funktion<br>▪ Veränderung im Verhalten oder den Gewohnheiten des Lebens</td></tr>
</table>

Die verschiedenen Selbstpflegeerfordernisse nach Orem *(aus: Pflege heute. 3. Aufl., Urban & Fischer Verlag, München 2004).*

## 2.6 Pflegemodelle: Hilfestellung oder Verwirrung?

Bereits 1970 entwickelten sich in den USA erste Diskussionen über Pflegemodelle und erreichten 15 Jahre später auch Europa.

Die Entwicklung und empirische Überprüfung von Pflegemodellen fand verstärkt in den Ländern statt, in denen es die Möglichkeit eines pflegewissenschaftlichen Studiums gab (vgl. Mischo-Kelling/Zeidler, S. 16).

Berücksichtigen wir, dass Absolventinnen pflegewissenschaftlicher Studiengänge in Deutschland erst in neuester Zeit verstärkt Wirkungskreise gefunden haben, wird verständlich, warum die Integration von Pflegemodellen in viele Krankenhäusern erst jetzt begonnen hat.

Pflegemodelle sind eine bedeutende „Hilfestellung", da sie Pflege mit Inhalt füllen.

Meiner Ansicht nach werden Krankenhäuser in der Zukunft nicht mehr ohne ein festgelegtes Pflegemodell und eine daraus abgeleitete Pflegekonzeption wirken können.

**Ein Modell soll der Praxis, Ausbildung, Verwaltung und Erforschung der Pflege dienen.**
Es soll in der Praxis einen Rahmen für die Handlungen, in der Ausbildung einen Rahmen für die Organisation des Curriculums (Wissen, Fähigkeiten und Vorgehensweisen, die für das Erlernen der Praxis notwendig sind) schaffen, in der Verwaltung allgemeine Ziele umreißen und in der Forschung Richtlinien setzen (vgl. Roper et al., S. 31).
Pflegemodelle liefern uns Pflegekräften professionelles Wissen und stellen eine Verbindung zwischen Theorie und Praxis her.

☺ Pflegepraxis ohne Theorie wird blind, Pflegetheorie ohne Praxis bleibt leer (vgl. Drerup, S. 17).

Aus ethischen, rechtlichen und professionellen Gründen ist es wichtig, dass Pflegefachkräfte sorgfältig abwägen, *wie* sie die Pflege planen, durchführen und schließlich evaluieren wollen. Pflegemodelle unterstützen bzw. begleiten diesen Prozess (vgl. Cavanagh, S. 13).

## 2.7 Unternehmensleitbild und Pflegeleitbild

Das Leitbild spiegelt die grundsätzlichen Ziele, Werte und Vorstellungen eines Unternehmens wieder. Damit wird versucht, ein *realistisches Idealbild* anzustreben.

### Unternehmensleitbild

Ein Unternehmensleitbild beschreibt, welche Grundsätze, Werte, Ziele und Handlungsprinzipien in einem Unternehmen vertreten bzw. angestrebt werden. Ein Unternehmensleitbild konzentriert sich dabei auf betriebliche Zielsetzungen. Dabei gilt es, die Interessen verschiedener Arbeitsbereiche „auf einen grundsätzlichen Nenner" zu bringen.

☺ Das Unternehmensleitbild macht transparent, welche Philosophie ein Unternehmen vertritt und kann damit als eine Art gemeinsamer Wegweiser verstanden werden, der den Mitarbeiterinnen eine Orientierung bietet. Diese Philosophie wird in der Öffentlichkeit repräsentiert.

## Pflegeleitbild

Das Pflegeleitbild und das Unternehmensleitbild dürfen sich nicht widersprechen. Was aber beschreibt ein Pflegeleitbild?

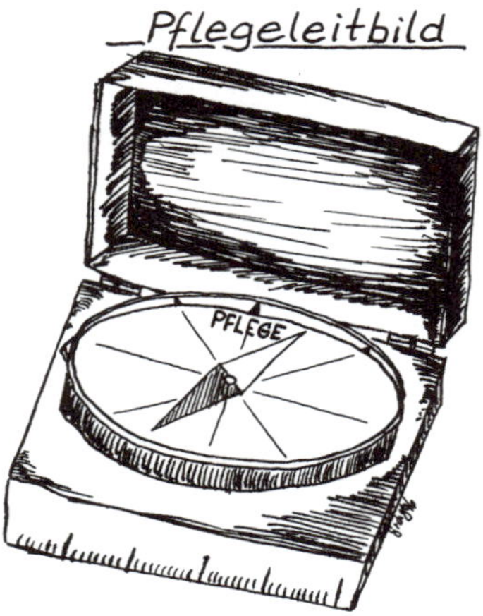


Jede Pflegekraft hat eine persönliche Vorstellung, was Pflege für sie bedeutet. Überlegen Sie kurz, welche Zielsetzungen Sie mit der Pflege der Klientinnen verfolgen. Würden Sie in ihrem pflegerischen Arbeitsbereich den Kolleginnen diese Frage stellen, bekämen Sie mit hoher Wahrscheinlichkeit vielfältige und unterschiedliche Antworten. Diese persönlichen Vorstellungen beeinflussen unsere Entscheidungs- und Handlungsweisen.

Wie kann sich die Pflege in einem Unternehmen weiterentwickeln, wenn alle Pflegekräfte eine unterschiedliche Vorstellung haben? Es stellen sich die Fragen, was in diesem Unternehmen unter Pflege verstanden und welche Zielsetzungen verfolgt werden sollen.

### Beispiel

Bei der Suche nach einem neuen Arbeitsplatz stellen wir uns viele Fragen, z.B. wird in der Klinik funktionell oder menschenorientiert gepflegt? Werden pflegewissenschaftliche Erkenntnisse in die Pflegepraxis integriert? Gibt es Fort- und Weiterbildungsmöglichkeiten? Ist meine Kreativität gefragt? Welche Erwartungen werden an mich gestellt? usw.

Die Pflege wird z.B. in einer christlich orientierten Institution andere Inhalte aufweisen als in einer anthroposophisch[1] ausgerichteten Institution.

Wir suchen nach Informationen, die uns aufzeigen, ob wir uns mit der Pflege in der jeweiligen Institution identifizieren können oder ob wir ein gänzlich anderes Verständnis haben. Ein Pflegeleitbild spiegelt diese Informationen wieder.

Ein Pflegeleitbild beschreibt, welche pflegerischen Zielsetzungen in einem Unternehmen verfolgt werden und bietet somit einen „roten Faden" für die Pflegepraxis. Weiterhin zeigt ein Pflegeleitbild der potentiellen Klientin auf, wie Pflege in dieser Institution verstanden bzw. definiert wird.

## Bestehen Verbindungen zwischen Pflegemodellen und Pflegeleitbild?

Anhand des vorangegangenen Kapitels erkennen Sie Schnittpunkte zwischen Pflegeleitbild und Pflegemodellen. Da ein Pflegeleitbild pflegerische Zielsetzungen beinhaltet und richtungweisend fungiert, setzt es sich mit dem, was Pflege beinhaltet, auseinander. Genau diese Inhalte werden wiederum in Pflegemodellen beschrieben. Ein pflegerischer Wirrwar? Nein! Es ist ganz einfach und logisch!

**Beispiel**

In Ihrer Institution hat sich eine Projektgruppe gebildet, die sich mit der Thematik „Entwicklung eines Pflegeleitbilds" auseinandersetzt. Als erstes sollte geklärt werden, mit welchem Inhalt Sie den Begriff „Pflege" füllen wollen. Genau dieser Inhalt wird in den verschiedenen Pflegemodellen beschrieben. Unter Berücksichtigung der individuellen Rahmenbedingungen werden Sie sich auf ein bestimmtes Pflegemodell festlegen oder Aspekte aus verschiedenen Modellen integrieren.

Pflegeleitbilder basieren auf der Grundlage von Pflegemodellen!

## Pflegekonzeption

Eine Pflegekonzeption (vgl. Barth, S. 80 ff.) ist ein differenzierter Plan zur Umsetzung eines Pflegeleitbildes in der Praxis. Die Konzeption beinhaltet Aussagen der Institution zu dem angewandten Pflegesystem, der Ablauforganisation, den verwendeten Standards, dem Leistungsangebot und dem Anforderungsprofil der Mitarbeiterinnen in Bezug auf die Aktivitäten bzw. Bedürfnisse des jeweiligen Pflegemodells. Konzeptionen einzelner Leistungsbereiche dürfen sich nicht widersprechen. Es ist unumgänglich, dass sich die abgestimmte Konzeption einer Einrichtung auch in der Dokumentation niederschlägt.

---

[1] Die Anthroposophie ist eine im Jahr 1913 von Rudolf Steiner begründete und kontrovers diskutierte Weltanschauungslehre, nach der der Mensch höhere seelische Fähigkeiten entwickeln und dadurch übersinnliche Erkenntnisse erlangen kann.

Zunehmend richten Institutionen die Pflege nach einem gewählten Pflegemodell aus, aktualisieren das Pflegeleitbild im Kontext mit dem Unternehmensleitbild, verändern die Dokumentation entsprechend und das Ganze meist mit geringem Erfolg.

Meines Erachtens fehlt seit Jahren eine konkrete Pflegekonzeption zur Integration des gewählten Pflegemodells! Ohne differenzierten Plan bleiben die Bemühungen meist eine leere Hülle!

## 2.8 Pflegeprozess – Pflegeplanung?

### Definition und Definitionsmangel

Allgemein bedeutet das Wort „Prozess“: Ablauf, Verlauf, Vorgang, Entwicklung.

An dieser Stelle müsste nun die verbindliche Definition von Pflege dargestellt werden, um zur Definition des Pflegeprozesses überleiten zu können. Leider kann dies nicht geschehen, da in Deutschland bisher nur die Erlaubnis zur Führung der Berufsbezeichnung, nicht aber die genauen Berufsinhalte und Tätigkeitsfelder der Pflegenden beschrieben bzw. geschützt sind.

Die Definition von Pflege der American Nursing Association (ANA) *„Pflege ist das Erkennen und Behandeln von menschlichen Reaktionen auf bestehende und potentielle Gesundheitsprobleme“*, ist nicht ohne weiteres auf deutsche Verhältnisse übertragbar, da sich die Ausbildungsstruktur der Pflege und das Gesundheitssystem unterscheiden. Weiterhin werden bei dieser Definition m. E. die Beziehungshandlungen der Pflege nicht angemessen berücksichtigt.

Wie aber soll Pflege verbindlich definiert werden, wenn Pflege kaum politisch beteiligt ist und ihre Berufsinhalte nicht deutlich macht? Wie soll der Pflegeprozess definiert werden, wenn wir nicht einmal schlüssig sind, was Pflege ist?

Aus dieser Sachlage ergeben sich zwei Hauptrichtungen:

- Definiert sich Pflege als Interaktionsgeschehen, kann der Pflegeprozess als Beziehungsprozess gesehen werden
- Definiert sich Pflege als Problemlösungsgeschehen, wird der Pflegeprozess als Problemlösungsprozess gesehen.

Reinhard Lay schlägt einen Kompromiss vor. Er definiert Pflege als gezielte Interaktion zur Förderung von Selbständigkeit und Wohlbefinden in den Alltagsaktivitäten (vgl. Lay 2004).

## Pflegeprozess: Was ist damit gemeint?

Nach der traditionellen Vorstellung vom Pflegeprozess verläuft Pflege kreisförmig und enthält verschiedene Phasen (je nach Modell: vier, fünf oder sechs Phasen):

**Sechs-Phasen-Modell**

1. Phase: Informationssammlung
2. Phase: Erkennen von Ressourcen und Pflegeproblemen
3. Phase: Detaillierte Festlegung von Pflegezielen
4. Phase: Planung der Pflegemaßnahmen
5. Phase: Durchführung der geplanten Pflegemaßnahmen
6. Phase: Beurteilung/Bewertung der Pflege.

Da der im Kontext mit dem Pflegeprozess dargestellte Regelkreislauf für die Pflegeplanung Anwendung gefunden hat, wurden die Begriffe Pflegeprozess und Pflegeplanung teilweise synonym behandelt. Diese „Gleichstellung" ist m. E. nicht fachgerecht, da der im Kontext mit dem Pflegeprozess dargestellte Regelkreislauf ausschließlich *eine* von mehreren Möglichkeiten der Planungsstruktur bietet und keineswegs identisch ist mit der täglichen pflegerischen Arbeit.

Der Pflegeprozess ist viel umfassender als die Pflegeplanung!

Stellen Sie sich vor, Ihre gesamte pflegerische Arbeit und der damit verbundene pflegerische Prozess ließe sich mittels *einer* Methode, nämlich der Pflegeplanung darstellen. Welch ein utopischer Glaube!

Daher möchte ich zwei Definitionen anbieten, die in der Grundaussage ähnlich sind, obwohl sie unabhängig voneinander entstanden:

- Pflegeprozess: Umfassendes Gebilde, welches alles, was sich bei der Pflege eines Menschen entwickelt, integriert (Budnik)
- Der Prozess der Pflege ist allgemein das sich entwickelnde Geschehen in der Pflege von Menschen (Lay/Menzel 1999, S. 45).

*Ich stimme der Meinung von Herrn Lay und Herrn Prof. Brandenburg zu, den irreführenden Begriff* Pflegeprozess *durch den in der Schweiz gebräuchlichen Ausdruck* Pflegeplanung *zu ersetzen (Lay/Brandenburg: Pflegeplanung abschaffen? Die Schwester/Der Pfleger, Heft 11/2001). In meinen weiteren Ausführungen verwende ich daher nur den Begriff* Pflegeplanung.

## Pflegeplanung

### Definitionen

- Pflegeplanung ist *eine* Planungsstruktur bzw. Methode zur geplanten und nachvollziehbaren Pflege. Sie beinhaltet verschiedene Schritte, welche in dynamischer Wechselbeziehung miteinander stehen. Die inhaltliche Gestaltung ist nicht festgelegt (Budnik)
- Pflegeplanung schlägt ein grobes Grundgerüst geplanter Pflege vor. Ein zirkuläres Verfahren in mehreren Schritten. Inhaltliche Details der Pflege sind damit nicht vorgegeben (Höhmann)
- Pflegeplanung ist ein pflegerisches Steuerungsinstrument, mit dem Beziehungsprozesse gestaltet und gesundheitliche Entwicklungsprozesse beeinflusst werden sollen (Lay/Brandenburg).

Alle drei Definitionen beinhalten die Planbarkeit von Pflege, wobei die Pflegeplanung als ein Instrument gesehen wird, um dies zu unterstützen. Damit wird die Pflegeplanung m. E. endlich von „dem hohen Anspruch" befreit, die vielschichtigen Probleme der Pflege lösen zu können.

**Zusammengefasst**

- Pflegeplanung ist nicht gleichbedeutend mit Pflegeprozess!
- Pflegeplanung ist ein pflegerisches Steuerungsinstrument bzw. Grundgerüst zur geplanten Pflege. Nicht mehr und nicht weniger!
- Pflegeplanung ist nicht starr, sondern entwickelt sich ständig weiter. Dabei muss die Gesamtsituation der Pflege berücksichtigt werden!
- Es gibt nicht ausschließlich eine richtige Art und Weise der Pflegeplanung, sondern verschiedene Möglichkeiten (je nach Intention und Zielrichtung)!

# 3 Pflegeplanung – Theoriegebilde oder Praxisinstrument?

In der Praxis stieß ich bezüglich der Pflegeplanung häufig auf Ablehnung: „Alles Theorie, nicht praktikabel, zu viel Schreibkram, keine Zeit ...“ Pflegende haben bei diesen Aussagen meist die Pflegepläne vor Augen, die sie in ihrer Ausbildung erstellt haben, bzw. ihnen durch die Auszubildenden bekannt wurden.

Diese Form der Pflegeplanung ist meines Erachtens unter den gegebenen Arbeitsbedingungen tatsächlich Träumerei und realitätsfern. Es ist an der Zeit „alte Zöpfe“ abzuschneiden und neue, sinnvolle Wege zu wagen. Dies betrifft meiner Ansicht nach nicht nur die Pflegepraxis, sondern auch die Pflegeausbildung und das Pflegemanagement.

Schauen wir uns an, welche pflegerischen und gesetzlichen Entwicklungen sich in den letzten Jahren abgezeichnet haben, ist das bisherige Konzept der Pflegeplanung dringend überarbeitungsbedürftig!

Mit der Pflegeplanung wurde die Umsetzung des Pflegeprozesses mit all seinen Idealen angestrebt. Damit wurde die Pflegeplanung zu einem für „Alles“ heilsamen Instrument stilisiert. Werfen wir einen Blick in die Realität der Pflegepraxis, so müssen wir allerdings feststellen, dass Pflegeplanung, wie wir sie in der pflegerischen Ausbildung kennen gelernt haben, nicht vorzufinden ist; obwohl Pflegeschulen seit 1985 Pflegeplanung in die Ausbildung integriert haben und die „frisch“ examinierten Pflegekräfte über das Grundlagenwissen verfügen sollten.

## Haben wir die Pflegeplanung missverstanden?

Meiner Meinung nach ist deutlich geworden, dass die Pflegeplanung wie wir sie aus der Ausbildung kennen, überarbeitungsbedürftig ist. Die Kluft zwischen Theorie und Praxis im Pflegealltag konnte bis heute nicht geschlossen werden.

Was bedeutet das Wort Pflegeplanung eigentlich? Es ist zusammengesetzt aus „Pflege“ und „Planung“. Das Krankenpflegegesetz von 1985 forderte eine geplante Pflege. Vor diesem Hintergrund wurde die Pflegeplanung integriert. Da zum damaligen Zeitpunkt Pflege nicht detailliert geplant und dokumentiert wurde, ist zu überlegen, welche Zielsetzung die „altbekannte“ Pflegeplanung bisher verfolgt hat und ob dies noch zeitgemäß ist.

Im Gegensatz zu heute verfügten 1985 die wenigsten Institutionen über Elemente wie z. B. Pflegeanamnese/Biographie, Pflegebedarfserhebung, Tätigkeitsnachweise und Pflegeberichte. Damals wurden Informationen nur mündlich übermittelt,

Notizen wurden mittels Stationshandbuch, Übergabebuch, Tropfen- und Diagnoseplänen vorgenommen. Die Pflege selbst wurde kaum dokumentiert. Mit der Dokumentations- und Nachweispflicht wurde die Pflegedokumentation detaillierter.

In vielen Institutionen hat sich innerhalb der letzten Jahre eine Entwicklung abgezeichnet. Umstrukturierungen zu klientinnenorientierten Pflegeformen finden statt, Elemente wie Pflegeanamnese/Biographie (Informationssammlung), Pflegebedarfsermittlung (in welchen Lebensbereichen ist die Betroffene eigenständig, in welchen eingeschränkt, über welche Ressourcen verfügt sie), Tätigkeitsnachweise (Planung und mit Handzeichen gekennzeichnete Durchführung der Maßnahmen) und Pflegeberichte (inkl. Beurteilung der Pflege) wurden integriert. Dies sind Elemente, die sich in der Pflegeplanung wieder finden. Man könnte sagen, wir gestalten schon einen Teil der Pflegeplanung.

## Welche Aufgabe kommt unter diesen Aspekten der Pflegeplanung zu?

*Meines Erachtens wird der Erkennung der Ressourcen, der individuellen Problemerfassung, der Pflegezielsetzung und der Evaluation noch zu wenig Beachtung geschenkt. Weiterhin werden diese Elemente sowie Pflegeergebnisse oft unzureichend dokumentiert. Diese Lücke gilt es zu schließen.*

Pflegeplanung besteht nicht ausschließlich aus dem aus der Ausbildung bekannten Pflegeplanungsformular! Der gesamte Kontext der Pflege, die Wahl des Pflegemodells inkl. abgeleiteter Konzeption und deren Dokumentation muss betrachtet werden.

*Bei jeder Klientin muss geplant gepflegt werden, sowie ein lückenloser und nachvollziehbarer Pflegeverlauf ersichtlich sein. Dies heißt nicht, dass seitenlange Pflegepläne mit teilweise „unnötigen" Erhebungen geschrieben werden müssen!*

Damit die Pflegeplanung in die Praxis integriert werden kann, bedarf es nach meiner Ansicht dringend der Unterscheidung der didaktischen (schulischen) und praktischen Pflegeplanung. Weiterhin ist ein geeignetes Dokumentationssystem ein nicht zu unterschätzender Faktor bei der Praktikabilität der Pflegeplanung. Dabei wird die Dokumentation je nach Institution/Pflegeschwerpunkt und Pflegekonzeption unterschiedlich gestaltet sein (z.B. nach ATL, AEDL oder Selbstpflegeerfordernis/Selbstpflegekompetenz/Selbstpflegedefizit).

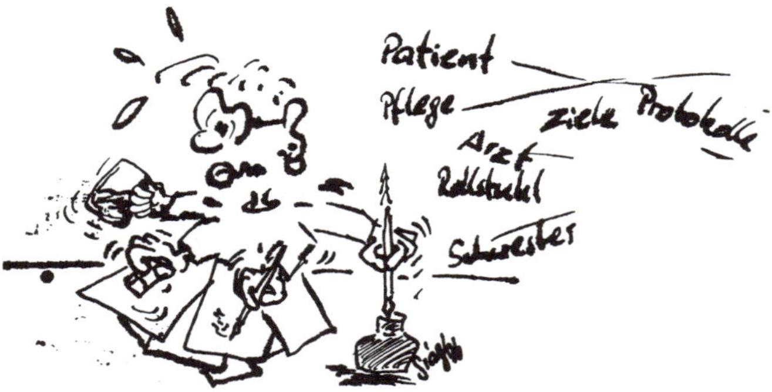


# 3.1 Unterschied zwischen der didaktischen und praktischen Pflegeplanung

## 3.1.1 Didaktische Pflegeplanung

Die genaue Analyse von Faktoren, die zu Pflegeproblemen führen können, steht bei dieser Methode im Vordergrund. Es werden prinzipiell bei allen Klientinnen alle Pflegeprobleme erfasst, im Detail aufgeführt und mittels der Pflegeplanung systematisch analysiert. Diese Methode ist weitgehend bekannt, denn sie wird in der Pflegeausbildung sowie bei Weiterbildungsmaßnahmen gelehrt.

Die Schülerinnen lernen die Bedeutung der Pflege in kleinen, genauen Schritten kennen. Bei jedem einzelnen Schritt steht der Lerneffekt im Vordergrund. Sie werden geschult, den Sinn und Zweck der Pflege in umfassender Art und Weise zu verstehen, therapeutische Zusammenhänge zu erkennen, zu begründen, zu planen, entsprechend durchzuführen und zu evaluieren. Daher verlaufen die erstellten Pflegepläne meist über mehrere Seiten. Diese Methode ist aufgrund der intensivierten Lernform sehr detailliert und zeitaufwändig.

Mit Inkrafttreten des neuen Krankenpflegegesetzes werden die Erhebung um Aspekte der Klienten- und Angehörigenberatung sowie die Integration beteiligter therapeutischer Berufsgruppen (z.B. Ergotherapie, Physiotherapie) zukünftig einen größeren Stellenwert einnehmen müssen.

Erst mit zunehmender Erfahrung und erweiterten Fachkenntnissen werden Schülerinnen in der Lage sein, den Kern der Pflegeplanung zu erkennen und von der didaktischen zur praktischen Pflegeplanung gelangen.

Durch Praxisanleitung und klinischen Unterricht wurde die Pflegepraxis ausschließlich mit der didaktischen Methode der Pflegeplanung konfrontiert und vertritt seither die Meinung, Pflegeplanung sei nicht praktikabel.

Die didaktische Pflegeplanung ist ein Lehr- und Lernmittel, um professionelle Pflege zu lernen und zu verstehen. Für die alltägliche Pflegepraxis ist diese Methode jedoch unrealistisch; sie ist nicht nur zu umfassend und zeitaufwendig, sondern wäre unter wirtschaftlichen Gesichtspunkten nicht rationell.

## 3.1.2 Praktische Pflegeplanung

Die praktische Pflegeplanung ist ein Hilfsmittel zur individuellen Pflege und keine Arbeitsbeschaffungsmaßnahme! Sie muss einfach, übersichtlich, logisch und rationell sein. Gerade diese Aspekte erfordern die Anwendung integrativer Systeme, welche praxisorientiert funktionieren.

Ich möchte betonen, dass es nicht ausschließlich *eine* richtige Art und Weise der Pflegeplanung gibt, sondern verschiedene Möglichkeiten, die je nach Intention und Zielrichtung variieren, ohne unbedingt voneinander abzustammen – oder mit Herrn Lays Worten ausgedrückt: „Ist ein Messer von einer Gabel ableitbar oder ein Fahrrad von einem Motorrad?"

Die praktische Pflegeplanung befasst sich mit den klientinnenspezifischen (individuellen) Pflegeproblemen. Dabei wird *kontinuierlich* eingeschätzt, geplant, durchgeführt, geprüft und ausgewertet. So können generelle Pflegeprobleme, wie z.B. die potentielle Dekubitusgefahr oder die Pneumoniegefahr, mittels Standardisierung abgedeckt werden. Dabei ist zu beachten, dass die potentielle Gefahr erkannt (z.B. Waterloo-, Norton-, Braden-Skala), entsprechend in der Dokumentation festgehalten und das Handeln in der Pflege (Durchführung entsprechender prophylaktischer Maßnahmen) nachweisbar dokumentiert wird.

*Hinweis:* Aus der Dokumentation des Standards muss genau hervorgehen, welche Maßnahme durchgeführt wurde. Ich betone dies, da in Standards oft eine Auswahl an Möglichkeiten genannt wird, ohne diese entsprechend zu gliedern. So wird in der Dokumentation häufig nur das Standardkürzel aufgezeigt, z.B. D 1, in dem aber mehrere Maßnahmemöglichkeiten angeboten werden. Damit ist nicht ersichtlich, welche konkrete Maßnahme durchgeführt wird, es muss korrekter Weise D 1.1 (Maßnahme 1.1: zweistündliche Lagerung/Bewegung) heißen. Eine Dokumentation mittels Bewegungs- bzw. Lagerungsplan ist selbstverständlich. Eine Fotodokumentation ist sehr empfehlenswert.

Weiterhin können diagnosebezogene Standardisierungen für bestimmte Klientinnengruppen, z. B. Klientinnen nach Operationen wie Cholezystektomie, erfolgen. Dabei müssen die Anwendung des Standards und die real durchgeführten Maßnahmen in der Dokumentation ersichtlich sein.

Mit diesen Beispielen wird deutlich, dass es nicht nur die Unterscheidung der didaktischen und der praktischen Pflegeplanung geben kann, sondern auch hier noch differenzierter gedacht werden muss. Aufgrund der zunehmenden Ansprüche im pflegerischen Alltag ist eine weitere Unterscheidung in die Bereiche *individuell* und *standardisiert* sinnvoll. Diese Unterscheidung und die damit verbundenen Dokumentationsvorteile sind meiner Meinung nach erleichternd und für die Zukunft nicht mehr wegzudenken.

## 3.1.3 Standardisierter Pflegeplan

- **Didaktisch:** zu Unterrichtszwecken erstellt, z. B. didaktischer Pflegeplan zur Pflege von Menschen mit Diabetes mellitus, Oberschenkelhalsfraktur
- **Praktisch:** zur praktischen Pflege erstellt, z. B. praktischer Pflegeplan zur Pflege von Menschen nach Cholezystektomie, Frauen nach Kaiserschnitt oder auch Pflegestandards zur z. B. Mundpflege, Dekubitusprophylaxe.

Dabei beziehen sich Standardisierungen immer auf eine Kategorie von Klientinnengruppen.

## 3.1.4 Individueller Pflegeplan

- **Didaktisch:** zu Unterrichtszwecken erstellt, z. B. konkretes Fallbeispiel für einen fiktiven pflegebedürftigen Menschen
- **Praktisch:** zur praktischen Pflege erstellt, bezieht sich auf eine reale Klientin im z. B. Krankenhaus.

## Die vier Grundformen von Pflegeplänen

| | Didaktisch | Praktisch |
|---|---|---|
| **Standardisiert** | **Standardisierter didaktischer Pflegeplan**<br>▪ Zu Unterrichtszwecken erstellt<br>▪ Bezieht sich nicht auf ein bestimmtes Individuum, sondern auf eine Kategorie pflegebedürftiger Menschen<br>**Beispiele:**<br>Didaktische Pflegepläne zur Pflege sturzgefährdeter Menschen, Pflege bei Diabetes mellitus, Pflege Neugeborener etc. | **Standardisierter praktischer Pflegeplan**<br>▪ Zur praktischen Pflege erstellt<br>▪ Bezieht sich nicht auf ein bestimmtes Individuum, sondern auf eine Kategorie pflegebedürftiger Menschen<br>**Beispiele:**<br>Pflegestandards, z. B. zur Mundpflege, zur Überwachung nach endoskopischen Untersuchungen, zur Gabe von Sondennahrung etc. (nach Ansicht der Autorin sind hier auch praktische standardisierte Pflegepläne wie „Pflegeplan Cholezystektomie" etc. einzuordnen) und praktische Pflegepläne zur Pflege von Menschen nach z. B. Appendektomie etc. |
| **Individuell** | **Individueller didaktischer Pflegeplan**<br>▪ Zu Unterrichtszwecken<br>▪ Bezieht sich auf ein fiktives Individuum, dessen konkrete Lebenssituation konstruiert und beschrieben wird<br>**Beispiel:**<br>Pflegeplan, der im Unterricht anhand eines konkreten Fallbeispiels erstellt wird | **Individueller praktischer Pflegeplan**<br>▪ Zur praktischen Pflege erstellt<br>▪ Bezieht sich auf eine reale Klientin und wird in der Regel mit ihr zusammen erstellt<br>**Beispiele:**<br>▪ Pflegeplan für eine konkrete Klientin im Krankenhaus<br>▪ Pflegeplan für eine neue Bewohnerin in einer stationären Altenpflegeeinrichtung<br>▪ Pflegeplan für eine Klientin, die ambulante Pflege benötigt |

*(aus: Lay/Menzel: Pflegeplanung – Pannenhilfe für eine pflegerische Verfahrensweise; 1999, modifiziert von B. Schröter)*

Für die Pflegepraxis ergibt sich damit eine Kombination von praktischer Pflegeplanung mittels Standardisierung und individueller Erhebung.

☺ Mit der grundlegenden Unterscheidung der didaktischen und praktischen Pflegeplanung sowie der Erleichterung durch die in der Praxis anwendbare Standardisierung, wird Pflegeplanung im Pflegealltag m. E. auf ein sinnvolles und leistbares Niveau gestellt.

## 3.2 Standards: Eingrenzung oder Hilfestellung?

Die Weltgesundheitsorganisation (WHO) definiert Standards in der Pflege als ein vereinbartes Maß an benötigter pflegerischer Betreuung für einen bestimmten Zweck; ausgerichtet auf ein erreichbares Leistungsniveau. Damit haben Standards eindeutig qualitätssichernde Aspekte. Die tatsächliche Leistung wird an ihnen gemessen (vgl. Stösser, S. 2). Dabei finden die Qualitätsebenen Struktur-, Prozess- und Ergebnisqualität Anwendung.

### 3.2.1 Warum Pflege standardisieren?

Jede Pflegende hat „ihre persönlichen Vorlieben". So kann es vorkommen, dass innerhalb eines Tages die verschiedensten Pflegemaßnahmen mit gleicher Zielsetzung durchgeführt werden, z.B. zur Dekubitusprophylaxe oder Aufnahme einer Klientin.

Alle Pflegekräfte handeln nach bestem Wissen mit der Annahme, ihre Vorgehensweise sei genau die Richtige. Die Klientin wundert sich evtl. über die Vielfalt der Pflegeinterventionen. Ratlosigkeit stellt sich ein, wenn sich die gewünschte Zielsetzung nicht erfüllt.

Durch die verbindliche Festlegung (Standardisierung) der Pflegeinterventionen wird eine *einheitliche Vorgehensweise* erreicht. Die Vorgehensweise wird exakt festgelegt und neue Pflegeerkenntnisse berücksichtigt.

Pflegeaufgaben werden immer umfassender und komplexer, teilweise ist es kaum möglich immer „auf dem neuesten Stand" zu sein. Pflegestandards unterstützen die Integration neuester Pflegeerkenntnisse, integrieren pflegewissenschaftliche Forschungsergebnisse und erleichtern es den Pflegekräften, „auf dem aktuellen Stand" zu bleiben.

Durch Pflegestandards werden Arbeitsvorgänge reflektiert, es wird über den Sinn und Zweck der Maßnahmen nachgedacht und diskutiert, bevor verbindliche Lösungen festgelegt werden. Altertümliche Rituale werden aufgedeckt und durch effektive, zielorientierte Maßnahmen ersetzt. Dabei werden andere Berufsgruppen (z.B. Ärztinnen, Physiotherapeutinnen) punktuell einbezogen.

Pflegestandards beinhalten generelle Kriterien, die individuellen Bedürfnisse der Klientin können hierbei nicht berücksichtigt werden. Das führte bei vielen Pflegekräften zu der Meinung, Pflegestandards seien starr. Es sollen und müssen natürlich weiterhin die individuellen Bedürfnisse der Klientin berücksichtigt werden, daher sind Standards immer dynamisch und begründete Abweichungen jederzeit möglich. Die Abweichungen dürfen jedoch nicht pauschal geschehen, sondern müssen immer fachlich begründet sein und dokumentiert werden.

**Beispiel 1**

Herr X. verträgt das im Standard M1 angegebene Mundpflegemittel nicht, er reagiert mit Würge- und Brechreiz. Die Mundpflege bei Herrn X wird mit einem anderen Präparat durchgeführt, die Sachlage und Abweichung wird entsprechend im Pflegebericht dokumentiert, die Änderung des Pflegemittels wird zusätzlich bei der Durchführung (Tätigkeitsnachweis) vermerkt, damit dies für alle Pflegekräfte sofort ersichtlich ist.

**Beispiel 2**

Herr Müller erhält Unterstützung bei der Körperpflege am Waschbecken (Standard K 3). Da Herr Müller aufgrund der gestörten Nachtruhe sehr erschöpft ist, wird von der festgelegten Pflegemaßnahme abgewichen. Die Unterstützung erfolgt begründet im Bett. Die Abweichung muss im Pflegebericht dokumentiert werden, z.B. heute Unterstützung bei der Körperpflege im Bett, da Herr Müller aufgrund gestörter Nachtruhe erschöpft ist und Hilfestellung im Bett möchte. Die durchgeführte Pflegemaßnahme wird vorerst einmalig im Tätigkeitsnachweis abgezeichnet.

## Vorteile der Pflegestandards

Pflegestandards (vgl. Barth, S. 118–119)

- Bieten Transparenz, da unsichtbare Pflegeanteile sichtbar gemacht werden
- Dienen als Leistungsnachweis und ermöglichen den Vergleich von Leistungen
- Vereinfachen und vervollständigen die Informationen und die Kommunikation
- Erleichtern die Dokumentation und gestalten diese übersichtlicher
- Liefern einen Überblick über Art und Umfang von Hilfsmitteln
- Erleichtern die Einarbeitung neuer Mitarbeiterinnen und die Anleitung von Schülerinnen
- Können im Streitfall beweisführend fungieren
- Können durch exakte Tätigkeitsbeschreibungen Spannungen aufgrund unterschiedlicher Sichtweisen der Mitarbeiterinnen vermindern
- Können die interne Einsatzplanung erleichtern, da die Qualifikation der durchführenden Mitarbeiterin angegeben wird
- Erleichtern die Erstellung und Auswertung von Statistiken; z.B. wie oft wurde von Standard M1 abgewichen?

## 3.2.2 Inhalte und Aufbau eines Standards

(vgl. Barth, S. 119–120)

Grundsätzlich sollte ein Standard anwenderfreundlich gestaltet sein, d.h. der Aufbau sollte sich am tatsächlichen Handlungsablauf orientieren, die Schriftgröße nicht zu klein sein und wichtige Informationen durch bunte, fette oder kursive Formate hervorgehoben werden.

Die Beschreibungen sind auf das Wesentliche zu beschränken, dabei empfiehlt sich eine Seite pro Thema. Eingeschweißte und desinfizierbare Standards erleichtern die Anwendung im Praxisalltag.

Bei optimaler Ausführung beinhaltet ein Standard folgende Angaben:

- Verantwortlichkeit der Freigabe und Urheberrecht
- Identifikationsnummer/Versionsnummer
- Erstellungsdatum/Überarbeitungsdatum
- Freigabedatum
- Name der Pflegemaßnahme
- Einführung bzw. allgemeine Hinweise zur Thematik
- Zielgruppe der Klientinnen
- Ziel/e der Pflegemaßnahme/n
- Anzahl der Pflegekräfte mit Qualifikation, evtl. Delegationsmöglichkeiten
- Material, Vorbereitung, Durchführung, Nachbereitung
- Dauer der Durchführung/Richtwert (nicht zwingend)
- Besonderheiten
- Platz für Änderungsdokumentation und Querverweise
- Literaturangaben
- Seitenanzahl.

*Hinweis:* Wird im Standard eine Auswahl an Pflegemitteln bzw. Vorgehensweisen zur Verfügung gestellt, z.B. verschiedene Mundpflegemittel, Lagerungsarten und/oder -materialien, müssen diese nummeriert oder alphabetisch gekennzeichnet sein. Nur so ist eine eindeutige und nachweisbare Dokumentation möglich!

Die Pflegestandards entsprechen einer Pflegeverordnung und müssen daher den Pflegekräften bekannt sein und jeder Zeit zur Einsicht vorliegen. Ordner, welche im Regal des Stationszimmers Staub ansammeln, erfüllen diesen Zweck nicht!

Pflegestandards werden nicht für die Ewigkeit festgelegt. Da sie sich an neuesten Erkenntnissen orientieren, müssen sie regelmäßig überarbeitet und aktualisiert werden.

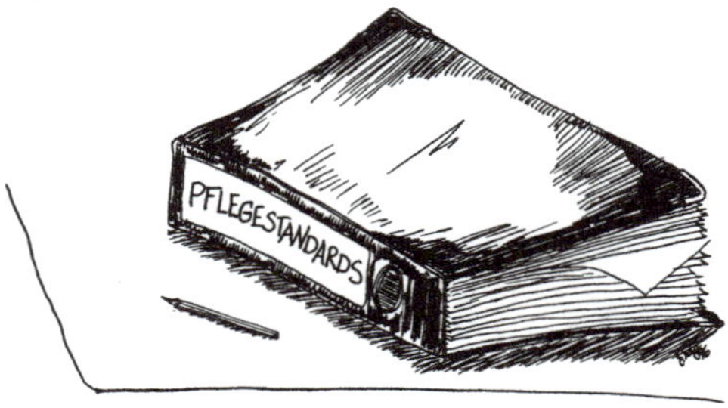


## 3.3 Exkurs in die Pflegeorganisationsformen

Mit Hilfe von Pflegeorganisationsformen wird beschrieben, nach welchem System die Arbeit der Pflegekräfte organisiert ist, z.B. Funktionspflege, Gruppenpflege, Bereichspflege, Zimmerpflege, Bezugspflege, Primary Nursing.

Es lassen sich zwei Hauptgruppen von Organisationsformen ableiten:

- Funktionell orientierte Arbeitsformen (Funktionspflege)
- Klientinnenorientierte Arbeitsformen (Gruppen-, Bereichs-, Zimmer-, Bezugspflege, Primary Nursing).

Die Funktionspflege ist ein „alter Hut“, da sie in ihrer ursprünglichen Form heute kaum noch praktiziert wird. Dies bedeutet aber nicht, dass klientinnenorientierte Pflegeorganisationsformen Anwendung finden. Viele Pflegekräfte sind zwar der Ansicht, im Sinne der Bereichspflege zu arbeiten, bei genauerer Betrachtung entpuppt sich die so genannte Bereichspflege jedoch eher als eine Mischform, welche funktionale Elemente integriert. Daher möchte ich die Kernpunkte der funktionsorientierten und der klientinnenorientierten Pflege kurz erläutern.

### 3.3.1 Ein alter Hut: Funktionspflege

Der Leitgedanke dieser Arbeitsform ist die funktionelle Arbeitsteilung. Diese Arbeitsform gliedert die Gesamtpflege in Einzeltätigkeiten/Teilfunktionen auf. Eine Tätigkeit wird von einer Pflegekraft bei allen Klientinnen durchgeführt: z.B. eine Pflegekraft verteilt Medikamente, eine misst den Blutdruck, eine andere führt alle Verbandwechsel durch. Die einzelne Pflegekraft kann immer nur Teilaspekte erfassen, nie aber die Gesamtsituation einer Klientin. Die Tätigkeiten werden häufig hierarchisch verteilt, z.B. die ärztliche Visite wird von der Stationsleitung begleitet, wenn eine Klientin schellt, geht die Schülerin.

Allein die Stationsleitung ist für die Koordination und Organisation verantwortlich. Sie wird als zentrale Ansprechpartnerin (gerade für den ärztlichen Dienst) angesehen und soll jederzeit Auskunft über alle Klientinnen geben können. Bei der Pflegeübergabe liegt der Kommunikationsschwerpunkt bei den beiden Schichtleitungen.

Diese Arbeitsform stellt den funktionellen Ablauf in den Mittelpunkt und ist von einem medizinorientierten Pflegeverständnis geprägt.

Bei der funktionellen Pflegeorganisation werden die Klientinnen funktionell und aufgabenorientiert zergliedert. Pflegehandlungen werden automatisiert. Dies führt zur Verminderung von reflektiertem, bewusstem Handeln. Die Pflegekraft kann keine Zusammenhänge zwischen einzelnen Pflegetätigkeiten herstellen, z.B. kann sie den Grund für die Ermüdung der Klientin zur Mittagszeit nicht erklären, da die Mobilisation von einer anderen Pflegekraft unterstützt wurde.

Es entstehen Informationsdefizite, da der Gesamtblick für die Klientinnensituation nicht gewährleistet ist. Ein weiterer Grund für Informationsdefizite kann in der Gestaltung der Pflegeübergabe gesehen werden. Da diese im Schwerpunkt von beiden Schichtleitungen gestaltet wird, obwohl sie die direkte Pflege nicht ausgeführt haben, kommt es auch hier zu Fehlinformationen.

Ein Vertrauensverhältnis zwischen Pflegekräften und Klientinnen sowie deren Angehörigen, lässt sich nur schwerlich aufbauen. Die Klientin, die Angehörigen und auch die Pflegekräfte stehen „vielen Gesichtern" gegenüber. Dadurch findet weder die Klientin einen Bezug zu den Pflegekräften, noch kann die Pflegekraft einen Bezug zur Klientin und deren Angehörigen gewinnen. Dadurch werden eine adäquate Berücksichtigung von Gewohnheiten und Bedürfnissen der Klientin, sowie die Einbeziehung der Angehörigen verhindert.

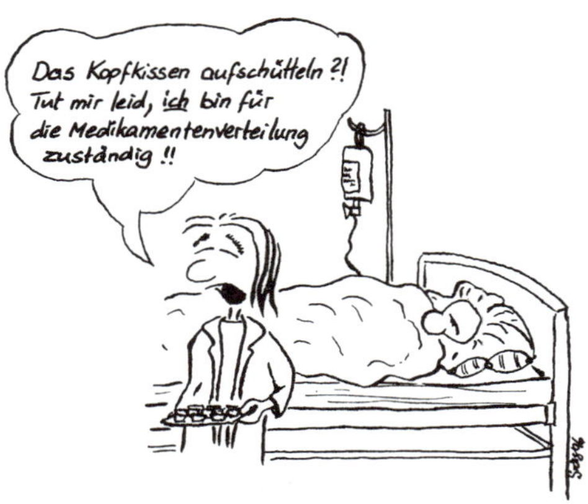

Durch die funktionelle Zergliederung und hierarchische Verteilung von Tätigkeiten werden Pflegekräfte unter- bzw. überfordert. In der Ausbildung erlerntes Pflegewissen kann teilweise nicht umgesetzt und persönliche kreative Potentiale können nicht gefördert werden. Fortschritte im Pflegeverlauf und Pflegeerfolge sind nur schwer erkennbar. Dadurch wird einerseits der qualitative Nachweis der erfolgten Pflege erschwert, andererseits kommt es zur Demotivation bei Pflegekräften mit klientinnenorientiertem Pflegeverständnis. Angesichts dieser Aspekte wird deutlich, dass in der Funktionspflege eine am Menschen orientierte Pflege nicht möglich ist.

## 3.3.2 Klientinnenorientierte Pflege

Diese Arbeitsform stellt die Klientin in den Mittelpunkt der Organisation und ist von einem am Menschen orientierten Pflegeverständnis geprägt.

### Gruppen-, Bereichs-, Zimmer-, Bezugspflege

Die Station wird in mehrere Bereiche aufgeteilt. Dies geschieht im Team und berücksichtigt die Pflegeintensität der jeweiligen Klientinnen. Eine Pflegekraft ist jeweils für eine begrenzte Anzahl von Klientinnen zuständig. Die zu betreuenden Zimmer sollten dabei nach Möglichkeit nebeneinander liegen. Bei den klientinnenorientierten Pflegeorganisationsformen werden Tätigkeiten nicht aufgabenorientiert zerteilt. Die zuständige Pflegekraft übernimmt alle Tätigkeiten bezüglich „ihrer" Klientinnen und ist für die geplante Pflege der ihr zugeordneten Klientinnen verantwortlich. Sie organisiert und koordiniert die Pflege in ihrem Bereich eigenständig. Dies beinhaltet auch die Begleitung der Arztvisite, die Dokumentation und die Zusammenarbeit mit anderen Berufsgruppen, z.B. Physiotherapie, Ergotherapie. Je nach Pflegeintensität und personellen Ressourcen wird die Pflegekraft von z.B. Auszubildenden in der Gesundheits- und Krankenpflege und Praktikantinnen unterstützt. Die Pflegeübergabe wird von der zuständigen Pflegekraft an die ablösende Pflegekraft gestaltet. Bei der Übergabe im Krankenhaus setzt sich die Form der „Pflegeübergabe mit der Klientin" vermehrt durch. Dabei findet die Übergabe nicht im Stationszimmer statt, sondern vor und im Klientenzimmer. Die Klientin wird integriert (unter Berücksichtigung des Gesundheitszustandes) und die Pflegekraft erhält einen direkten Einblick. Teilweise werden anfallende Außentätigkeiten wie Telefonannahme, gewisse Schreibarbeiten, Laborbefunde abheften etc. von Stationssekretärinnen, Arzthelferinnen oder einer weiteren Pflegekraft (Außendienst) übernommen.

Die in Deutschland wohl bekannteste Form der klientinnenorientierten Pflege ist die Bereichspflege. Der Begriff wird jedoch teilweise missverständlich eingesetzt. Wird etwas genauer „hinter die Kulissen" geschaut, tritt oftmals eine eher funktionale Bereichspflege zutage, z.B. eine Pflegekraft begleitet die Visite in ihrem Bereich, eine weitere Pflegekraft oder Schülerin führt in dieser Zeit die Pflegeverordnungen durch. Bei dieser Einteilung wird z.T. weiterhin funktionell vorgegangen, nur begrenzter und für einen kleineren Bereich. Diese Vorgehensweise mag teilweise in zu großen Bereichen oder auch in einer ungenügenden Personalbesetzung begründet sein, es spiegelt m. E. jedoch auch das jeweilige Pflegeverständnis wieder.

Eine „Mischung" kann durchaus einen Übergang von einem System zum anderen System darstellen. Wichtig ist jedoch, dass wir uns *bewusst* sind wie wir Pflege organisieren und welche Zusammenhänge und Auswirkungen entstehen.

Die Bezeichnung der Pflegeorganisationsform muss korrekt gewählt sein und darf nicht etwas vorspiegeln, das nicht vorhanden ist!

## Primary Nursing

Das sog. Primary Nursing ist ein Pflegesystem, das in den USA entwickelt wurde und überwiegend im englischsprachigen Raum zur Anwendung kommt. Bei diesem Pflegesystem ist eine Pflegekraft, die Primary Nurse, für die Pflege einer bestimmten Anzahl von Klientinnen verantwortlich. Diese Verantwortlichkeit erstreckt sich über die gesamte Aufenthaltszeit der Klientin innerhalb der Institution und 24 Stunden täglich. Damit wird nicht die ununterbrochene Präsenz erforderlich, vielmehr ist die Steuerung und Kontrolle der Pflege in einem definierten Verantwortungsbereich gemeint. Ist die Primary Nurse nicht anwesend, übernimmt eine andere Pflegekraft die Pflege, diese hält sich jedoch genau an den von der Primary Nurse aufgestellten Pflegeplan. Eine Ausnahme hierbei bilden akute Veränderungen der Klienten, bei denen die Primary Nurse nicht erreichbar ist. In solchen Fällen wird der Pflegeplan eigenverantwortlich angepasst.

Primary Nursing Teams lassen sich regional und/oder fachspezifisch strukturieren. Damit besteht die Möglichkeit, den Verantwortungsbereich für eine bestimmte Anzahl von Klientinnen (in der ambulanten Pflege ein bestimmtes Einzugsgebiet) oder für fachspezifische Behandlungsbilder (z.B. gerontopsychiatrisch, onkologisch) zuzuordnen.

Vorteile dieses Pflegesystems sind z.B., dass die Klientin und deren Angehörige sowie Mitarbeiterinnen anderer Berufsgruppen (z.B. Ärzte, Ergotherapeutinnen) eine verbindliche Bezugsperson bzw. Ansprechpartnerin haben, und dass eine klare Zuordnung der Verantwortung für den gesamten Pflegeprozess besteht. Durch die autonome und verbindliche Erstellung der Pflegepläne werden die Pflegeziele effektiver umgesetzt.

Nachteil für die Primary Nurse ist, ständig in einer Art „Stand-by-Betrieb" fungieren zu müssen.

Zu beachten ist, dass Primary Nursing eine Veränderung des Pflegesystems darstellt, die eine veränderte Rollenzuweisung der Pflegekräfte mit sich bringt. Systemveränderungen dieses Umfangs können weder per Dienstanweisung oder auf dem administrativen Weg, noch von „heute auf morgen“ erfolgversprechend funktionieren. Ein begleitendes Projektmanagement (inkl. kontinuierlicher Mitarbeiterinnenschulung) ist unumgänglich.

(vgl. Pflege Heute, 3. Auflage, S. 81–83; Pflege Aktuell, 10/2004: Primary Nursing in der Ambulanten Pflege, S. 520–522)

### 3.3.3 Klientinnenorientierte Organisationsformen: Utopie oder Grundlage der Pflegeplanung?

Bei den klientinnenorientierten Organisationsformen wird im Gegensatz zur Funktionspflege eine Pflegekontinuität gewährleistet. Die Gesamtsituation der Klientin kann erfasst werden. Es ist ausschlaggebend, für welche Art der klientinnenorientierten Organisationsform sich eine Institution entscheidet. Es gilt in jedem Fall, die Ist-Situation innerhalb einer Institution (Pflege und Rahmenbedingungen) zu berücksichtigen.

Ich habe in diesem Zusammenhang das Beispiel der Bereichspflege gewählt, da diese Arbeitsorganisationsform sehr verbreitet ist, obwohl Primary Nursing und Bezugspflege diskutiert werden.

Durch die verringerte Klientinnenanzahl kann sich ein Vertrauensverhältnis zwischen Pflegekraft, Klientin und Angehörigen entwickeln. Da die Pflege umfassend gestaltet ist, werden Pflegeverlauf und Pflegeerfolge erkennbar. Informationsdefizite werden durch die direkte Pflegeübergabe der Bereichspflegekräfte minimiert. Es könnte die Pflegeübergabe mit der Klientin praktiziert und die Klientin als aktives Mitglied in ihren Pflegeprozess einbezogen werden.

☺ Eine klientinnenorientierte Pflegeorganisationsform ist keine Utopie, sondern eine unverzichtbare Grundlage für die Umsetzung einer individuellen, geplanten Pflege!

## 3.4 Pflegeplanung: ein Problem?

Viele Pflegekräfte begegnen dem Begriff „Pflegeplanung“ mit Skepsis. Dabei ist Planung für uns beruflich wie privat etwas ganz normales. Wir planen unseren Urlaub, eine Geburtstagsfeier oder einen Möbelkauf. Berufliche Planung gehört zu unserem Alltag, denn wir planen und organisieren täglich den Stationsablauf. Um Beruf und Freizeit in Einklang zu bringen, planen wir erneut. Wir sind die reinsten Planungskünstler!

Ich möchte dies an einem **Beispiel** verdeutlichen: Stellen Sie sich vor, Sie möchten ihr Wohnzimmer neu einrichten. Welche Überlegungen stellen Sie an?

*Notizen:*

Sicherlich kommen Sie zu einem ähnlichen Ergebnis, wie hier dargestellt:

- Wie ist das Zimmer beschaffen (Größe, Lage des Zimmers etc.)
- Welches Mobiliar benötige ich?
- Welche Möbelarten gibt es? Was gefällt mir?
- Wie sind die Preise? Was kann ich mir leisten?
- Wer kann mir beim Aufbau behilflich sein?
- Liegen entsprechende Möbelhändler in Wohnortnähe?

Diese Liste könnte noch endlos verlängert werden. Ausschlaggebend ist, dass wir als ersten Schritt Informationen benötigen. Die gewonnenen Informationen beeinflussen maßgeblich unser Planen und Handeln. Sollten Sie ein 20 $m^2$ großes Zimmer besitzen, wird ihre Zimmerplanung anders ausfallen, als bei einem 10 $m^2$ großen Zimmer. Sollten Sie 5.000 € zur Verfügung haben, können Sie andere Planungen anstellen als mit 500 € Kapital.

## 3.4.1 Informationssammlung

### ■ Informationssammlung – warum?

Übertragen wir diese Gedanken auf unsere pflegerische Arbeit: Stellen Sie sich vor, Sie waren zwei Wochen im wohlverdienten Urlaub. Ihre Gedanken hängen noch der von Palmen umsäumten Urlaubsinsel nach. Erholt und voller Energie nehmen Sie ihren ersten Arbeitstag auf. Sie sollen die Zimmer 1 bis 8 der Pflegestation übernehmen.

Was benötigen Sie, um ihre Arbeit aufnehmen zu können?

*Notizen:*

Sie sind wahrscheinlich zu dem Ergebnis gekommen, dass Sie eine Pflegeübergabe benötigen. Genauer ausgedrückt, um ihre Pflegetätigkeiten aufnehmen zu können, benötigen Sie Informationen bezüglich der von Ihnen zu betreuenden Menschen.

☺ Ohne Informationen keine geplante Pflege!

## Wie erhalten wir Informationen?

Diese Informationen erhalten Sie auf verschiedene Art und Weise:

- Von der Klientin, durch ein gezieltes Aufnahmegespräch (wenn gesundheitlich möglich)
- Von Angehörigen (im Gespräch)
- Durch Aufnahmeformulare, evtl. vorliegende Pflegeanamnese/Biographie, Krankengeschichte, Anamnese, Befunde, Pflegeüberleitungsbögen etc.
- Durch eigene Beobachtungen
- Durch Beobachtungen von Personen, die an der Betreuung beteiligt sind, z.B. Kolleginnen aus dem Pflegeteam, Ärztinnen, Physiotherapeutinnen etc.

☺ Das Aufnahmegespräch bildet den Mittelpunkt der Informationssammlung!

### Aufnahmegespräch: Wann, wie, was?

Idealerweise sollte die Informationssammlung/Pflegeanamnese beim ersten Kontakt in Form eines Aufnahmegesprächs beginnen.

Das Aufnahmegespräch ist ein Austauschgespräch, das

- Gegenseitiges Kennenlernen ermöglicht
- Ängste vermindert und die Gelegenheit bietet, eine Vertrauensbasis aufzubauen
- Die Möglichkeit bietet, Fragen zu stellen und so ein Sicherheitsgefühl vermittelt
- Missverständnissen vorbeugen kann
- Eine Orientierung für Pflegekraft und Klientin bietet etc.

## Wichtig für das Aufnahmegespräch ist

- Eine ruhige Atmosphäre (evtl. Schild „Bitte nicht stören" anbringen)
- Nach Möglichkeit keine Mithörerinnen (evtl. separater Raum, Mitklientinnen hinaus bitten)
- Als Gespräch gestalten, d.h. Aufnahmeformulare nicht unreflektiert abfragen, sondern offene Fragen stellen (Fragen die nicht mit Ja/Nein beantwortet werden können)
- Angehörige situativ einbeziehen.

Das Aufnahmegespräch sollte keinesfalls mit einem Verhör verwechselt werden!

Es ist empfehlenswert, die Dokumentation der Aufnahmeanamnese so zu strukturieren, dass alle an der Therapie und Behandlung beteiligten Berufsgruppen (Ärztinnen, Pflegekräfte, Ergotherapeutin, Physiotherapeutin etc.) ihre Eintragungen in einem gemeinsamen Formblatt vornehmen können. Diese Vorgehensweise unterstützt das gemeinsame Agieren der Berufsgruppen, fördert die Erfassung der Gesamtsituation der Klientin, erleichtert die Festlegung von Behandlungspfaden und ist zeitsparend. Durch das Zusammenwirken der verschiedenen Berufsgruppen werden Informationslücken und doppelte Dokumentationen vermieden. Die Klientin wird nicht von mehreren Personen mit den gleichen Fragestellungen aufgesucht, sondern erlebt ein Zusammenwirken des therapeutischen Teams. Weiter ist zu überdenken, ob pflegerelevante Nebendiagnosen des DRG-Systems integriert werden müssen.

Der individuelle Zustand der Klientin muss in jedem Fall berücksichtigt werden!

Kann die Klientin aufgrund ihres Krankheitszustandes (z.B. Atemnot, Desorientiertheit, Schmerzen etc.) aktuell kein Aufnahmegespräch führen, müssen Prioritäten gesetzt und das Gespräch eingegrenzt werden. Sollte ein Aufnahmegespräch nicht möglich sein, versuchen Sie Informationen durch Angehörige und vorliegende Dokumente zu erfahren (Pflegeüberleitungsbögen sind hier eine bedeutende Informationsquelle).

Das Aufnahmegespräch bzw. die Vervollständigung der Informationssammlung müssen in solchen Fällen zu einem späteren Zeitpunkt erfolgen. Vermerken Sie sichtbar im Dokumentationssystem, dass ein Aufnahmegespräch nicht geführt werden konnte bzw. noch nicht alle Informationen erhoben wurden (mit Begründung), damit dies nicht in Vergessenheit gerät.

Die Informationssammlung ist damit nicht beendet! Die Informationssammlung setzt sich über den gesamten Aufenthalt fort, d.h. sie wird fortlaufend aktualisiert! Leider sind nicht alle Dokumentationssysteme hierfür geeignet.

## Welche Informationen benötigt die Klientin?

Die Einweisung in ein Krankenhaus ist für Menschen jeder Altersgruppe ein einschneidendes Erlebnis. Der vertraute und gewohnte Lebensbereich muss größtenteils unfreiwillig oder gezwungenermaßen verlassen werden. Die Institution ist der Klientin fremd, die Menschen nicht vertraut. Wir alle kennen ähnliche Situationen, z. B. ein Vorstellungsgespräch, der erste Arbeitstag in einem neuen Arbeitsfeld, der Umzug in eine fremde Stadt. In solchen Situationen benötigen wir Informationen und die Unterstützung durch andere Menschen.

Erhalten wir Informationen, z.B. über den neuen Arbeitgeber, das neue Arbeitsgebiet, die neue Stadt, bietet uns dies ein gewisses Maß an Sicherheit. Stehen uns zugewandte Menschen in diesen Situationen zur Seite, fühlen wir uns wohler bzw. integrierter.

Informationen sind nicht nur für das therapeutische Team wichtig, auch die Klientin benötigt Informationen! Informieren Sie die Klientin und – wenn anwesend – die Angehörigen über den vorübergehenden Lebensraum. Dies erstreckt sich z.B. auf das

- Vorstellen der Bezugspflegekräfte und Mitmenschen im Zimmer/Wohnbereich
- Erklären der Räumlichkeiten und Funktionen (z.B. Schrank, Nachttisch, Lichtquellen, Klingelanlage, Bad, Toilette, TV, Radio)
- Erklären der Station, z.B. wo befindet sich der Aufenthaltsraum, wo finde ich das Pflegepersonal
- Darstellen der relevanten Abläufe (z.B. Essenszeiten, Visitenzeiten)
- Aufzeigen von Möglichkeiten der Freizeitgestaltung (z.B. Cafeteria, Besucherregelung, Aufenthaltsraum, Hausbibliothek, Veranstaltungsangebot)
- Hinweisen auf Beratungsdienste (z.B. Sozialdienst, Diätberatung, Pastorin) und Serviceleistungen (z.B. Frisör, Fußpflege, ökumenischer Hilfsdienst)
- Einhalten unumgänglicher Richtlinien (z.B. Rauchverbot im Krankenzimmer, Information des Pflegepersonals bei Verlassen des Hauses)
- Individuelle und fortlaufende Information in Bezug auf die therapeutische Betreuung durch die jeweilige Berufsgruppe (Ärztin, Pflegekraft, Physiotherapeutin, Ergotherapeutin etc.).

☺ Grundlegende Informationen über die Institution sollten für die Klientin und deren Bezugsperson/en in einer Informationsbroschüre zugänglich sein!

## Welche Informationen brauche ich von der Klientin?

Um eine Klientin adäquat und individuell betreuen zu können, benötigen wir Informationen zu ihren persönlichen Lebensgewohnheiten und Bedürfnissen.

Eine Orientierung zur Erfassung der Lebensgewohnheiten bieten die LA (Roper et al.), ATL (Juchli), die AEDL (Krohwinkel) oder die Selbstpflegeerfordernisse (Orem).

| Die 12 Lebensaktivitäten (LA): Nancy Roper et al.* | Die 12 Aktivitäten des täglichen Lebens (ATL): Liliane Juchli* | Die 13 Aktivitäten und existentiellen Erfahrungen des Lebens (AEDL): Monika Krohwinkel | Die universellen Selbstpflegeerfordernisse (USPE): Dorothea Orem |
|---|---|---|---|
| Kommunizieren | Kommunizieren | Kommunizieren können | Gleichgewicht zwischen Einsamkeit und sozialer Interaktion |
| Sich bewegen | Sich bewegen | Sich bewegen können | – |
| Die Körpertemperatur regulieren | Regulierung der Körpertemperatur | – | – |
| Sich sauber halten und kleiden | Sich waschen und kleiden | Sich pflegen können | – |
| Essen und trinken | Essen und trinken | Essen und trinken können | Nahrungsaufnahme, Flüssigkeitszufuhr |
| Ausscheiden | Ausscheiden | Ausscheiden können | Ausscheidung |
| – | – | Sich kleiden können | – |
| Atmen | Atmen | Vitale Funktionen des Lebens aufrechterhalten können | Atmung |
| Schlafen | Ruhen und Schlafen | Ruhen und Schlafen können | Gleichgewicht von Ruhe und Aktivität |
| Sich beschäftigen | Raum und Zeit gestalten | Sich beschäftigen können | – |
| Sich als Mann oder Frau fühlen und verhalten | Mann, Frau, Kind sein | Sich als Frau oder Mann fühlen und verhalten können | – |
| Für Sicherheit der Umgebung sorgen | Für Sicherheit sorgen | Für eine sichere Umgebung sorgen können | Vorbeugung von Gefahren |
| – | – | Soziale Bereiche des Lebens sichern können | Aktivität und Entwicklung innerhalb der sozialen Gruppen und Bedürfnis nach Normalität |
| Sterben | Sinn finden | Mit existentiellen Erfahrungen des Lebens umgehen können | – |

*(* Bei den Modellen von Juchli und Roper sind die Bedürfnisse in der Reihenfolge geändert worden)*

*Hinweis*: Die Bereiche „Sich als Mann, Frau, Kind fühlen und verhalten“ (früher auch Sexualität genannt) und „Sinn finden/Sterben“ sollten m. E. nicht im Formblatt per Ankreuzverfahren abgehandelt werden. Da es sich um besonders sensible Lebensbereiche handelt, möchte ich davon abraten, diese prinzipiell bei allen Klientinnen zu erheben! Sollten Informationen zu diesen Bereichen für den Pflegeverlauf wichtig sein, sind sie von der Bereichspflegekraft oder auf Wunsch der Klientin, auch von einer anderen Vertrauensperson im Pflegeverlauf zu ermitteln.

## Wann müssen Lebensgewohnheiten erfasst werden?

Lebensgewohnheiten müssen erfasst werden, wenn

- Unterstützung/Anleitung in einem oder mehreren Lebensbereichen notwendig ist; z. B. Hilfestellung bei der Körperpflege aufgrund einer Hemiparese
- Bei einem selbständigen Menschen in absehbarer Zeit Unterstützung/Anleitung notwendig wird, z. B. durch eine geplante Operation
- Während des Pflegeverlaufs Probleme auftreten, z. B. wenn die Klientin unter ungewohnten Einschlafstörungen leidet
- Menschen sich ohne ersichtliche Gründe einschränken, z. B. liegt die Klientin tagsüber im Bett, obwohl der Gesundheitszustand Spaziergänge zulassen würde.

Bei Kindern müssen zusätzliche Informationen eingeholt werden, z. B.:

- Entspricht der Entwicklungsstand dem Alter?
- Gewohnheiten beim Spielen, Sprechen, z. B. Lieblingsschmusetier, Bezeichnung für Ausscheidungen, Essen etc.
- Gewohnheiten bezüglich der Beziehung zu Eltern, Geschwistern und anderen Angehörigen/Freunden
- Frühere Erlebnisse im Bereich von Gesundheits- und Krankeneinrichtungen
- Getroffene Vorbereitungen auf den bevorstehenden Aufenthalt (z. B. dem Kind die Station zeigen, kindgerechtes Buch über das Thema Krankenhaus gemeinsam ansehen).

☺ Die Erwartung, Bereitschaft und Fähigkeit der Bezugspersonen/Angehörigen bezüglich der Zusammenarbeit mit dem therapeutischen Team spielen eine erhebliche Rolle für den Genesungsprozess der Klientin. Möglichkeiten der Zusammenarbeit sollten in Erfahrung gebracht und berücksichtigt werden.

## Integration von Hobbys, Vorlieben und Abneigungen

Die Integration von Tätigkeiten zur gewohnten Freizeitgestaltung beeinflusst den Genesungsprozess positiv. Diese sollten unbedingt ermittelt und dokumentiert werden.

### Hobbys und Vorlieben

Klientin hört gern einen bestimmten Radiosender, Klientin liest gern Romane, Klientin strickt gern. Vorlieben sollten bekannt sein und berücksichtigt werden:

- Klientin trinkt gern Obstsäfte und Kaffee
- Klientin isst gern deftige Hausmannskost
- Lieblingsspeise der Klientin ist Apfelmus.

Die Einbeziehung der Vorlieben kann z.B. bei Klientinnen, die wenig trinken bzw. essen, von großer Bedeutung sein. Sollte eine Nahrungskarenz oder Schluckstörung vorliegen, können mittels dieser Informationen unter Anwendung der Facio-Oralen-Trakt-Therapie (F.O.T.T.®) ungeahnte Wege gegangen werden. Das folgende **Beispiel** (aus der Praxis der Basalen Stimulation) soll dies verdeutlichen:

Es handelt sich um einen Klienten, der aufgrund einer Facialisparese unter Schluckstörungen litt und keine Nahrung oral aufnehmen konnte. Nach Auskunft der Pflegekräfte und Ärzte, verschluckte sich der Klient bei Schluckversuchen laufend. Er erhielt eine PEG-Sonde. Der Klient wurde gefragt, was er besonders gern möge. Auf die Frage antwortete er spontan: „Apfelmus“. Wir wagten den Versuch, ihm die Lippen mit Apfelmus zu bestreichen. Sofort leckte sich der Klient das Apfelmus von den Lippen und dies mit einem freudigen Gesichtsausdruck! Daraufhin bestrichen wir zuerst die weniger betroffene, später die betroffene Mundhöhlenseite mit Apfelmus. Der Klient bewegte seine Zunge in jeden Mundwinkel und schluckte ohne zu husten. Seine Äußerung „schmeckt das gut“, zeigte seine Freude über den Lieblingsgeschmack. Durch die Stimulation mit Apfelmus wurde der Klient wacher und integrierte die hemiparetische Mundhälfte. Durch diese Fortschritte wurde erneut ein Schlucktraining in die Pflegeinterventionen aufgenommen.

*Hinweis:* Hustenreflex muss vorhanden sein. Schluckversuche nie mit Flüssigkeiten! Andicken von Flüssigkeiten mit z.B. Quick & Dick® möglich.

Orale Stimulation macht die Klientinnen neugierig, Bekanntes wird erfahren und durch die Zungenmotorik werden die Betroffenen wacher. Den Effekt wacher zu werden, kennen Sie vielleicht bei langen Autofahrten. Bei Müdigkeit fangen wir häufig an, ein Bonbon zu lutschen, Kaugummi zu kauen o. Ä.

### Abneigungen

Abneigungen spielen eine sehr wichtige Rolle. Beispiele:

- Klientin mag keinen Grießbrei oder Müsli
- Auf klassische Musik reagiert die Klientin mit Unruhe.

Abneigungen sollten unbedingt bekannt sein und immer berücksichtigt werden. Stellen Sie sich vor, Sie müssen viel trinken und bekommen von den Pflegekräften in gut gemeinter Absicht immer Früchtetee bereitet, obwohl Sie Früchtetee verabscheuen! Sie werden sicherlich nicht die gewünschte Trinkmenge erreichen!

## Informationssammlung und der gläserne Mensch

Die Informationssammlung darf nicht mit einer Informationsflut verwechselt werden.

An dieser Stelle möchte ich besonders betonen, dass nicht pauschal bei allen Klientinnen alle Lebensgewohnheiten erfasst werden müssen!

Ist eine Klientin bezüglich der Körperpflege eigenständig, ist es für uns nicht von Bedeutung, ob die Zähne vor oder nach dem Frühstück geputzt werden. Die Privatsphäre muss respektiert werden. Oftmals werden Informationen erhoben, die nicht benötigt werden!

Zur Untermauerung meiner Aussage möchte ich von einer Geschichte berichten, die sich tatsächlich so ereignet hat:

Eine Schülerin (erstes Ausbildungsjahr) erhob während der praktischen Begleitung die Informationssammlung eines Klienten. Das Erhebungsformblatt war nach den Aktivitäten des täglichen Lebens (ATL) gegliedert. Angekommen bei dem Lebensbereich „Sich als Mann, Frau fühlen und verhalten“ stellte sie die Frage: „Und, wie gestaltet sich ihre Sexualität?“ Der Klient war so verschüchtert, dass er spontan antwortete: „Einmal pro Woche habe ich Geschlechtsverkehr mit meiner Frau.“

Das Beispiel zeigt, dass gewisse Lebensbereiche nicht unreflektiert abgefragt werden bzw. für unsere pflegerische Tätigkeit nicht prinzipiell erfasst werden müssen. Dies muss bei der Erstellung und Anwendung von Formularen zur Erhebung der Pflegeanamnese unbedingt berücksichtigt werden. Wir benötigen keine „gläsernen Menschen“, um klientinnenorientierte und qualitative Pflege leisten zu können!

In den vorliegenden Formblättern wurden die Bereiche „Sich als Mann, Frau, Kind fühlen und verhalten“ und „Sinn finden“ bewusst ausgeklammert, da der generelle Vermerk auf einem Formblatt die Gefahr birgt, diese Informationen grundsätzlich zu erfragen. Diese Lebensbereiche sollten nur in angemessenen Situationen und mit viel Feingefühl einfließen.

Verschiedene Einrichtungen des Gesundheits- und Krankenwesens haben sehr unterschiedliche fachspezifische Dokumentationssysteme zur geplanten Pflege entwickelt. Fachspezifischen Ansprüchen sowie der Orientierung an einem bestimmten Pflegemodell können die folgenden Formulare zwar nicht gerecht werden. Sie stellen aber eine Orientierungshilfe dar, um pflegerelevante Informationen des Aufnahmegespräches dokumentieren zu können, und sind Ihnen evtl. eine Hilfestellung um eigene Formblätter zu entwickeln.

## Möglichkeit 1

### Gesundheits- und Krankenpflege

**Pflegestammblatt**
Erwachsenenpflege

Name: ____________ Vorname: ____________
Geb. Datum: ____________ Aufn.-Datum: ____________ Station: ____________

**Aufnahme:**
Gehfähig
☐ ja
☐ nein

☐ Erstaufnahme
☐ Wiederaufnahme
☐ Notfalleinweisung

Verlegung von: ____________
letzter KH-Aufenthalt: ____________
Aufnahmediagnose: ____________

**Besonders zu Beachten/Gefährdungen/Sonstiges**
(z.B. Allergien, Schrittmacher, Medikamente)
____________

**Vermerk über Wertsachen:** ____________
____________

**Ist die Station/Einrichtung erklärt worden?** ____________

**Der/die PatientIn ist über das folgende Aufnahmegespräch informiert worden:** ____________

**Wünsche zum Wohlbefinden?** ____________
____________
____________

**Norton-Skala**
**Punkte:** ___ ☐ Kontraktur ☐ Sonstiges: ____________

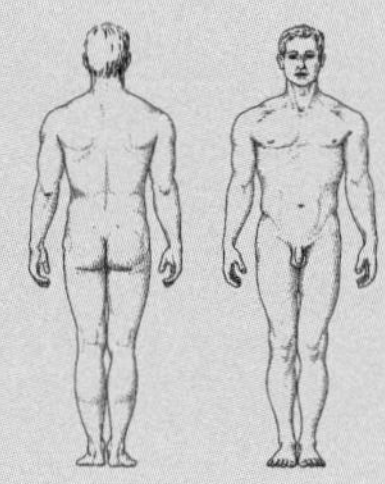

**Dekubitus**
1° 2° 3° 4°

**aktualisiert:**
Datum/Hz
**1.** ____________
**2.** ____________
**3.** ____________

**Berührungspunkt zur Ansprache:** ____________

**Sozialkontakte/häusliche Versorgung**
(wer kommt zu Besuch; ist die Person erreichbar?)
____________
____________
Tel.:

**Pflegeentlassungsbericht:**
Datum: ____________
☐ Sozialstation ☐ Seniorenheim
☐ sonstige Einrichtung: ____________

Datum/Unterschrift der Pflegekraft: ____________

*Nicht mehr in Verwendung. (Alle Formblätter mit freundlicher Genehmigung des Städtischen Krankenhauses Kiel GmbH)*

*Nicht mehr in Verwendung.*

## Möglichkcit 1

| | | |
|---|---|---|
| 1 2 3 **Atmen** | 1 2 3 **Essen und Trinken** | 1 2 3 **Ausscheiden** |
| Abhusten | Handhabung | Urin: |
| Besonderheiten: | besondere Vorlieben: | Stuhl: |
| 1 2 3 **Sich bewegen** | besondere Abneigungen: | Erbrechen: |
| Motorik: | Hilfsmittel: | Schwitzen: |
| Koordination: | Zahnprothese: ☐ oben ☐ unten | Ableitungen: |
| Einschränkungen: | gewohnte Kostform: | Gewohnheiten: |
| Hilfsmittel: | Gewohnheiten: | 1 2 3 **Sich Beschäftigen** |
| Rechtshänder☐ Linkshänder☐ | 1 2 3 **Kommunikation** | Gewohnheiten/Hobbies: |
| Gewohnheiten: | Hören: | Beruf/früher ausgeübter Beruf: |
| 1 2 3 **Waschen und Kleiden** | Sehen: | 1 2 3 **Für Sicherheit sorgen** |
| Körperpflege: | Sprache: | Aspekte/Gefahren bezügl. der Sicherheit der Klientin/des Klienten: |
| Mundhygiene: | Hilfsmittel: | **Pflegeanamnese/Besonderes** |
| An- und Auskleiden: | Gewohnheiten: | (frühere Krankenhaus-/Heimaufenthalte, Familie, Religion/Kultur etc.) |
| Gewohnheiten: | 1 2 3 **Ruhen und Schlafen** | |
| Hautzustand: | Einschlafen: | |
| Typ: ☐Normal ☐Trocken ☐Fett | Durchschlafen: | **1 selbständig** |
| Veränderung: | Rhythmus: | **2 z.T. hilfsbedürftig** |
| Eindruck: | Gewohnheiten: | **3 vollständig hilfsbedürftig** |

Datum/Unterschrift der aufnehmenden Pflegeperson: ____________

*Da durch das Ankreuzverfahren bei Aufnahme ausschließlich der Aufnahmezustand erfasst wird und keine Möglichkeit der fortlaufenden Aktualisierung besteht, ist es sinnvoller, die Einstufung (1/2/3) in der fortlaufenden Pflegekurve (s. Beispiel S. 151) zu integrieren.*

## Möglichkeit 2

### Stammblatt

**Patientendaten** (Aufkleber)

**Aufnahme am:** ____________

☐ Erstaufnahme
☐ Wiederaufnahme
☐ Notfalleinweisung

☐ gehfähig
☐ Trage

Verlegung von: ____________
letzter KH-Aufenthalt: ____________

**Hausarzt:** ____________

**Besonders zu beachten**
(z.B. Allergien, Schrittmacher, Medikamente)

____________
____________

**Aufnahmezustand:**
Puls: ____ BZ: ____ RR: ____ Temp: ___
Größe: ____ cm Gewicht: ____ kg

☐ orientiert
☐ verwirrt
☐ zeitlich
☐ örtlich
☐ zur Person
☐ Schmerzen: ____________

☐ erbrochen
☐ eingenässt
☐ eingekotet

**Bewusstseinslage:**
☐ ansprechbar ☐ somnolent ☐ bewusstlos

**Hautzustand:**
☐ normal ☐ trocken ☐ fett

**Sonstiges:** (z.B. Dekubitus, Kontraktur, Lähmung)

**Hilfsmittel:**

☐ Brille: ____________
☐ Ess-Trinkhilfe: ____________
☐ Kontaktlinsen ☐ rechts ☐ links
Zahnprothesen ☐ oben ☐ unten
☐ Hörgerät ☐ rechts ☐ links
☐ Gehhilfen: ____________
☐ Perücke
Haarteil
Weitere häusliche Hilfsmittel: ____________

**Sozialkontakte/häusliche Versorgung:**

**Sozialdienst/Entlassungsprobleme:**

**Pflegeevaluation:**

| | Aufnahme | | | Entlassung | | |
|---|---|---|---|---|---|---|
| Lebensaktivitäten | S | E | v.H. | S | E | v.H. |
| Ruhen und Schlafen | | | | | | |
| Bewegen | | | | | | |
| Waschen und Kleiden | | | | | | |
| Essen und Trinken | | | | | | |
| Ausscheiden | | | | | | |
| Vitalfunktionen (Körpertemp./Atmen) | | | | | | |
| Sicherheit | | | | | | |
| Beschäftigung | | | | | | |
| Kommunikation | | | | | | |
| Hz: | | | | | | |

S = selbständig E = eingeschränkt v.H. = vollständig Hilfebedürftig

**Pflegeüberleitungsbogen**
**Datum:**
**Einrichtung:** ____________

Datum/Unterschrift der aufnehmenden Pflegeperson: ____________

*Nicht mehr in Verwendung.*

## Möglichkeit 2

### Pflegeanamnese bei Aufnahme

**Ist der Patient/die Patientin über das Aufnahmegespräch informiert worden?**
☐ ja ☐ nein

**Ruhen und Schlafen**
Schlafgewohnheiten/Probleme:
☐ Einschlafen: ____
☐ Durchschlafen: ____
☐ Rhythmus: ____

**Vitalfunktionen**
☐ Zyanose
☐ Tracheostoma ☐ Schüttelfrost **Atemnot:**
☐ Hitzegefühl ☐ Hypertonus
Frieren ☐ Hypotonus
☐ Rauchen: ____
Sonstiges: ____

**Bewegung**
☐ Rechtshänder ☐ Linkshänder
☐ Einschränkungen (z.B. Koordination, Motorik, Kontrakturen, Lähmung): ____

Gehhilfen: ____

Gewohnheiten/Probleme: ____

**Waschen und Kleiden**
**Hautzustand:**
☐ normal ☐ trocken ☐ fett
Hautveränderungen/Eindruck: ____

☐ Erfassung Dekubitusrisiko:
**Gewohnheiten/Probleme bei der:**
☐ Körperpflege: ____
☐ Mundhygiene: ____
☐ Zahnprothese: ☐ rechts ☐ links
☐ Auskleiden: ____
☐ Perücke ☐ Haarteil

**Essen und Trinken**
☐ nüchtern ☐ Magensonde ☐ PEG ☐ Sondenkost
☐ Kostform: ____
Besondere Vorlieben: ____
Abneigungen: ____
Unverträglichkeiten: ____

Zahnprothese: ☐ oben ☐ unten
Hilfsmittel: ____

**Ausscheiden**
☐ Urininkontinenz: ____
☐ Dauerkatheter: ____ (Art/Größe)
☐ nächtliches Wasser lassen: ____
☐ Stuhlinkontinenz: ____
☐ Obstipation: ____
☐ Abführmittelgebrauch: ____
☐ Durchfall: ____
☐ Erbrechen: ____
☐ Schwitzen: ____
Gewohnheiten/Probleme: ____

**Sicherheit**
Berührungspunkt zur Ansprache: ____
Religion: ____
☐ Seelsorge erwünscht: ____
Kulturelle Besonderheiten: ____
☐ Kontaktlinsen: ____ ☐ rechts ☐ links
☐ Brille: ____
Sonstiges: ____

**Beschäftigung**
Beruf/vor der Rente ausgeübter Beruf: ____

Hobbies/Gewohnheiten: ____

**Kommunikation**
☐ Hörgerät: ____ ☐ rechts ☐ links
☐ Aphasie: ____
☐ Tachealkanüle: ____
☐ spricht kein deutsch/Muttersprache: ____
☐ Verständigung in Englisch möglich: ____
weitere Gewohnheiten/Probleme: ____

Datum/Unterschrift der Pflegekraft: ____

*Nicht mehr in Verwendung.*

## Möglichkeit 3

### Pflegeanamnese bei Aufnahme

Patientendaten (gr. Aufkleber)

**Aurnahme am:**

☐ Erstaufnahme ☐ Wiederaufnahme
Verlegung von:
☐ gefähig ☐ liegend ☐ sitzend

**Letzter Krankenhausaufenthalt:** ______

**Aufnahmezustand:**
Puls: ______ BZ: ______
RR: ______ Temp.: ______
Größe: ______ Gewicht: ______
☐ erbrochen ☐ eingenässt ☐ eingestuhlt
Schmerzen: ______
______
Sonstiges: ______

**Bewusstseinslage:**
☐ ansprechbar ☐ somnolent ☐ bewusstlos

**Orientierung:**
☐ orientiert ☐ verwirrt
☐ zeitlich ☐ örtlich ☐ zur Person

**Besonders zu beachten** (z.B. Allergien, Pässe, Schrittmacher):
______
______
______

Dekubitus bei Aufnahme ☐ ja (L 89) ☐ nein
Einstufung Braden-Skala ☐ ja ☐ nein

☐ Diabetes mellitus: ______
Medikation: ______
______
______

☐ Hören: ______
☐ Hörgerät: ☐ rechts ☐ links
☐ Sehen: ______
☐ Brille: ______
☐ Kontaktlinsen: ☐ rechts ☐ links
☐ Sprechen/Sprachstörungen: ______
☐ Aphasie: ______
☐ spricht kein deutsch/
Muttersprache: ______
☐ Verständigung in Englisch möglich
☐ Zahnprothese: ☐ oben ☐ unten

**Sozialkontakte/häusliche Versorgung/BetreuerIn:**
______
______
______
______

**Entlassungsprobleme:** ______
______

Pflegestufe nach SGB XI vorhanden ☐ ja ☐ nein

wenn ja, welche: ______

**Wertsachen:**
Pat. ist informiert, dass das Krankenhaus bei Verlust von Wertsachen nicht haftet
☐ ja ☐ nein
______

**Pflegeübergabe:**
Patient ist über die Pflegeübergabe am Patientenbett informiert: ☐ ja ☐ nein

Patient ist mit der Pfegeübergabe einverstanden:
☐ ja ☐ nein

Datum/Unterschrift der aufnehmenden Pflegeperson:
______

*Noch nicht in Verwendung.*

## Möglichkeit 3

# Pflegeanamnese bei Aufnahme

**Ruhen und Schlafen**
Schlafgewohnheiten/Bedürfnisse: ____

☐ Einschlafen: ____
☐ Durchschlafen: ____
☐ Schlafmittelgebrauch: ____

**Vitalfunktionen**
Atemnot: ☐ bei Belastung ☐ im Ruhezustand
☐ Zyanose ☐ Tracheostoma (Z 43.0)
☐ Hitzegefühl ☐ Frieren
☐ Schüttelfrost
Sonstiges: ____

**Bewegen**
☐ Rechtshänder ☐ Linkshänder
☐ Einschränkungen (z.B. Koordination, Motorik, Kontrakturen, Lähmungen): ____

☐ Hilfsmittel: ____

Gewohnheiten/Bedürfnisse: ____

**Waschen und Kleiden**
Hautzustand: ☐ normal ☐ trocken ☐ fettig
Hautveränderungen/Eindruck: ____

Gewohnheiten/Bedürfnisse bei der:
☐ Körperpflege: ____
☐ Mundhygiene: ____
☐ An- und Auskleiden: ____
☐ Sonstiges: ____

**Essen und Trinken**
☐ Magensonde ☐ PEG (43.1)
☐ Sondenkost
Kostform:
– Besondere Vorlieben: ____
– Abneigungen: ____
– Unverträglichkeit: ____
☐ Ess- und Trinkhilfen: ____
Gewohnheiten/Bedürfnisse: ____

**Ausscheiden**
☐ Urininkontinenz: (R 32) ____
☐ Dauerkatheter: ____ (Art/Größe)
☐ nächtliches Wasserlassen: ____
☐ Stuhlinkontinenz: (R 15) ____
☐ Obstipation: ____
letzter Stuhlgang ____
☐ Abführmittelgebrauch: ____
☐ Durchfall: ____
☐ Erbrechen: ____
☐ Schwitzen: ____
Gewohnheiten/Bedürfnisse: ____

**Sicherheit**
Berührungspunkt zur Ansprache: ____
Religion: ____
☐ Seelsorge erwünscht

**Beschäftigung**
Beruf/vor der Rente ausgeübter Beruf: ____

Hobby/Gewohnheiten: ____

**Kommunikation**
Besonderheiten: ____

Datum/Unterschrift der Pflegekraft: ____

*Noch nicht in Verwendung.*

## Stammblatt und Pflegeanamnese bei Aufnahme/Station 1A/Geburtshilfe

**Ist die Klientin über das Aufnahmegespräch informiert worden?** ☐ **ja** ☐ **nein** **Grund:** ____

**Die Klientin ist über die Selbstpflege informiert:** ☐ Lagerung der Bettwäsche und Wickelkommode für Kindersachen ☐ Benutzung Dusche/Bad/BD ☐ Besuchszeiten ☐ Getränkeentnahme ☐ Regelung der Essenszeiten incl. Information über Büfett

| | | |
|---|---|---|
| Klientinnendaten incl. Telefonnr. Angehöriger<br>*(großer Aufkleber)* | ☐ Hören: ____<br>☐ Hörgerät: ☐ rechts ☐ links<br>☐ Sehen: ____<br>☐ Brille: ____<br>☐ Kontaktlinsen: ☐ rechts ☐ links<br>☐ Sprechen: ____<br>☐ spricht kein deutsch/Muttersprache: ____<br>☐ Verständigung in Englisch möglich | **Ausscheiden**<br>☐ Obstipation: ____<br>☐ Abführmittelgebrauch: ____<br>Gewohnheiten/Probleme/Besonderheiten: ____<br>**Sicherheit**:<br>Besonderheiten: ____ |
| **Aufnahme am:** ____<br>☐ Erstaufnahme ☐ Wiederaufnahme Notfall<br>Verlegung von:<br>☐ gehfähig ☐ liegend ☐ sitzend<br>**letzter Krankenhausaufenthalt:** ____<br>**Besonders zu beachten** (z.B. Allergien, Pässe, Schrittmacher): ____ | **Waschen und Kleiden**<br>Hautveränderungen/Eindruck: ____<br>Gewohnheiten/Probleme bei der:<br>☐ Körperpflege: ____<br>☐ Mundhygiene: ____ | **Beschäftigung**<br>Beruf: ____<br>**Kommunikation**<br>Besonderheiten: ____<br>**Sozialdienst/Entlassungsprobleme:** ____ |
| Sonstiges: ____<br>**Wertsachen:**<br>Auf die Nichthaftung bei Verlust der Wertsachen wurde hingewiesen ☐ ja ☐ nein | **Essen und Trinken**<br>☐ Kostform: ____<br>Abneigung: ____<br>Unverträglichkeit: ____<br>Gewohnheiten/Probleme/Besonderheiten: ____ | Datum/Unterschrift der aufnehmenden Pflegeperson: ____ |

*Noch in Verwendung.*

## Kinderkrankenpflege

### Möglichkeit 1: unabhängig der Altersstufe

**Pflegestammblatt**/Kinderkrankenpflege

| | | |
|---|---|---|
| Datum: Zeit: | **Aufnahmestatus** | **Pflegeanamnese/Besonderheiten** |
| Patientenaufkleber | **Gewicht:** g/kg · **Länge** cm | |
| | **KU:** cm · **Puls:** /min | |
| | **Atemfreq.:** /min · **RR:** mm/Hg | |
| ☐ Erstaufnahme ☐ Wiederaufnahme ☐ Notfall | **Temperatur** · **oral** · **ax.:** · **rec.:** | |
| **Diagnose:** | ☛ | |
| War das Kind schon einmal im Krankenhaus? ☐ ja ☐ nein | Pupillenreaktion · links · rechts | |
| ☛ | Größe | |
| | Reaktion | |
| | Reaktion Größe · ++ prompt weit · + langsam mittel · - erschwert eng | **Nachträgliche Änderung** · **Dat.** · **Hz.** |
| **Familiäre Situation/Sicherheit** | | |
| Kind lebt bei den Eltern ☐ ja ☐ nein | **Allergie** ☐ nicht bekannt ☐ bekannt | |
| Sorgerecht: | | |
| Geschwister: | | |
| | **Sonstige Gefährdungen:** | **Atem** |
| Wer spricht deutsch? | | ☐ normal ☐ beschleunigt ☐ erschwert |
| mit aufgenommen: ☐ Mutter ☐ Vater ☐ andere Person | **Medikamente:** | ☐ Stridor ☐ Einziehungen |
| | | ☛ |
| | | Aufnahmegespräch am: Uhr: |
| | | geführt von: |

*Nicht mehr in Verwendung.*

*Nicht mehr in Verwendung.*

## Möglichkeit 1

| | | |
|---|---|---|
| 1 2 3 **Sich bewegen** | 1 2 3 **Essen und Trinken** | 1 2 3 **Ausscheiden** |
| Motorik | ☐ Vollkost ☐ Schonkost ☐ Breikost | Urin: |
| Koordination | Diät: | Stuhl: |
| Hilfsmittel | Wunschkost: | |
| Einschränkungen: | Lieblingsspeise: | Erbrechen: |
| | Lieblingsgetränk: | Schwitzen: |
| | Bes. Abneigungen: | ☐ Windeln ☐ nachts ☐ breit wickeln |
| Gewohnheiten: | Gewohnheiten: | ☐ Topf ☐ Toilette ☐ nachts Töpfchen |
| | | ☐ sagt Bescheid ☐ nein |
| Rechtshänder☐ Linkshänder☐ | | Kind nennt Stuhl: Urin: |
| **motorische Entwicklung:** | **Säugling** ☐ vollgestillt ☐ teilgestillt | Gewohnheiten: |
| sitzen ☐ krabbeln ☐ laufen ☐ | | |
| ☛ | Nahrung: Mz/Tag: | **Ableitungen:** |
| | | 1 2 3 **Kommunikation** |
| 1 2 3 **Waschen und Kleiden** | | Sehen: ☐ Brille ☐ Kontaktlinsen |
| Körperpflege | | Hören: |
| An- und Auskleiden | Gewohnheiten: | ☛ |
| Zahn-/Mundpflege | | Sprache: |
| Zahnklammer | | |
| Pkt. n. Norten-Skala (Ki): | ☐ Magensonde CH ☐ PEG | Welche Sprache spricht das Kind? |
| Hautzustand: | | |
| Typ: ☐ Normal ☐ Trocken ☐ Fett | **Ruhen und Schlafen** | **Sich Beschäftigen** |
| Eindruck: | Einschlafen: | Kindergarten: ☐ ja ☐ nein |
| | ☐ Beruhigungssauger ☐ Licht ☐ Bettgitter | Schule: Klasse: |
| | ☐ Lieblingskuscheltier: | Lieblingsbeschäftigung: |
| | Durchschlafen: | Hobby: |
| | Gewohnheiten: | ☛ **Besonderes; besonders zu beachten** |
| | | **1 selbständig** |
| Pflegemittel: | | **2 z.T. hilfsbedürftig** |
| | | **3 vollständig hilfsbedürftig** |

Datum/Unterschrift der Pflegekraft: ________________

*Da durch das Ankreuzverfahren bei Aufnahme ausschließlich der Aufnahmezustand erfasst wird und keine Möglichkeit der fortlaufenden Aktualisierung besteht, ist es sinnvoller, die Einstufung (1/2/3) in der fortlaufenden Pflegekurve (s. Beispiel S. 151) zu integrieren.*

## Möglichkeit 2: je nach Altersstufe

### Pflegestammblatt für Kinder und Jugendliche

**Datum:** **Zeit:**

Partientenaufkleber

Diagnose:

**Familiäre Situation/Sicherheit**

War das Kind schon einmal im Krankenhaus?
Dat./Ort:

Lebt das Kind bei den Eltern? ☐ ja ☐ nein

☎

Wer hat das Sorgerecht?

Darf jemand das Kind **nicht** besuchen?
☐ nein ☐ ja wer?

Geschwister

Nationalität

Wer spricht Deutsch?

**Rooming in:**

**Allergien:**

**Medikamente** ____________

**Besonderes:**

**Kinderarzt:**

**Waschen und Kleiden**

| | allein | mit Hilfe/Aufsicht bei | |
|---|---|---|---|
| **Waschen** | ☐ | ☐ | ____ |
| **An-/Auskleiden** | ☐ | ☐ | ____ |
| **Zahnpflege** | ☐ | ☐ | ____ |
| **Zahnspange** | ☐ | ☐ | ____ |

**Hauttyp** ☐ normal ☐ empfindlich ☐ trocken ☐ fett

**Besondere Pflegemittel** ____________

**Besonderes**

**Ausscheiden**

| | | | |
|---|---|---|---|
| Ist das Kind trocken? | tagsüber | ☐ ja | ☐ nein |
| | nachts | ☐ ja | ☐ nein |
| Geht es allein zur Toilette? | | ☐ ja | ☐ nein |
| Muss es gefragt werden? | | ☐ ja | ☐ nein |

Wie nennt es Toilette?
**Besonderes:** ____________

**Essen & Trinken**

**Das Kind isst** ☐ **allein** ☐ **mit Hilfe**
**muss gefüttert werden** ☐

**Unverträglichkeiten** ____________

**Diät:** ____________
Lieblingsspeisen ____________
Lieblingsgetränke ____________
Abneigungen ____________
Anzahl der Mahlzeiten ____________

Das Kind isst ☐ gut ☐ schlecht
**Besonderes:**

**Schlafen**

Schläft das Kind mit einem bestimmten Gegenstand ein?
____________

Fällt es leicht aus dem Bett ? ☐ ja ☐ nein
**Besonderes:**

**Kommunizieren**

Welche Muttersprache hat das Kind?
Sprachentwicklung altersgemäß

Hilfsmittel ☐ Brille ☐ Hörgerät
**Besonderes:**

**Sich bewegen**

☐ ruhig ☐ lebhaft ☐ temperamentvoll
☐ Rechtshänder ☐ Linkshänder

**Einschränkungen:**

**Spielen**

Kind besucht ☐ Kindergarten ☐ Schule Klasse ----
Soll Unterricht erhalten ☐ ja ☐ nein

Lieblingsspielzeug ____________
Lieblingsbeschäftigung/Hobby ____________

Aufnahmegespräch am: ____________

geführt von: ____________

weitere Info im Pflegebericht ☐ ja ☐ nein

Datum/Unterschrift der Pflegekraft: ____________

*Nicht mehr in Verwendung.*

## Möglichkeit 3

# Pflegeanamnese bei Aufnahme

| Pflegestammblatt – Säuglinge/Kleinkinder | | Städtisches Krankenhaus Kiel<br>Klinik für Kinder- und Jugendmedizin |
|---|---|---|
| **Datum:** ______ **Uhrzeit:** ______ | Früherer Krankenhausaufenthalt ☐ ja ☐ nein | Familiäre Situation: |
| Patientenaufkleber | | Kind lebt bei den Eltern: ☐ ja ☐ nein |
| | Gab es Schwierigkeiten? Wenn ja, welche? | |
| | | |
| **Diagnose/Einweisungsgrund:** | Wissen des Kindes/der Eltern über Erkrankung/<br>Krankenhausaufnahme: | Sorgerecht: |
| | | Telefon: |
| **Krankenvorgeschichte:** | **Allergien:** | Wer darf das Kind **nicht** besuchen? |
| | | Geschwister: |
| | **Medikamente:** | Nationalität: |
| | | Wer spricht deutsch? |
| | | |
| | | **Datenerhebung:** |
| **Aufnahmestatus:**<br>(Aussehen/Verhalten/Beobachtung) | Bevorzugte Einnahme: | ☐ Erstgespräch<br>☐ Angabe der Eltern/Angehörigen<br>☐ Patientenakte<br>☐ Beobachtungen<br>☐ Sonstiges |
| | | |
| | Kinderarzt: | |

*Nicht mehr in Verwendung.*

## Möglichkeit 3

**Essen und Trinken**

☐ **Säugling** ☐ **Kleinkind** **MZ:** ________

| | **Essen** | **Trinken** |
|---|---|---|
| ☐ vollgestillt | ☐ allein | ☐ alleine |
| ☐ teilgestillt | ☐ mit Hilfe | ☐ mit Hilfe |
| ☐ Flasche | ☐ muss gefüttert werden | |

Benutzt: ☐ Flasche ☐ Tasse

**Nahrung:**

MZ/ml/Tag:

Zusätzlich:

Lieblingsspeise/-getränk:

Abneigungen:

Unverträglichkeiten:

**Waschen und Kleiden**

| | allein | mit Hilfe/Aufsicht |
|---|---|---|
| Waschen | ☐ | ☐ |
| An-/Auskleiden | ☐ | ☐ |
| Zahnpflege | ☐ | ☐ |

Hauttyp: ☐ normal ☐ empfindlich ☐ trocken

Besondere Pflegemittel:

Gewohnheiten:

**Ausscheiden**

Ist das Kind trocken?

| | | |
|---|---|---|
| tagsüber | ☐ ja | ☐ nein |
| nachts | ☐ ja | ☐ nein |
| Muss gefragt werden | ☐ ja | ☐ nein |

Benutzt es Topf/Toilette? ☐ allein ☐ mit Hilfe

Bezeichnung des Kindes für
Stuhl: ________ / Urin: ________

Besonderheiten/Gewohnheiten:

**Schlafen**

Einschlafgewohnheiten (z.B. bes. Gegenstand):

Durchschlafen:

Bevorzugte Schlafposition:

**Kommunizieren**

Sprachentwickl. altersentsprechend? ☐ ja ☐ nein

Welche Muttersprache hat das Kind? ________

Hilfsmittel: ☐ Brille ☐ Hörgerät ☐ allein ☐ m. Hilfe

Besonderheiten:

**Sich bewegen**

☐ Sitzen ☐ Krabbeln ☐ Stehen ☐ Laufen

Motorik altersentsprechend? ☐ ja ☐ nein

☐ ruhig ☐ lebhaft ☐ temperamentvoll

☐ Rechtshänder ☐ Linkshänder

Einschränkungen:

**Spielen und lernen**

Kind besucht: ☐ Kinderhort ☐ Kindergarten ☐ Spielgruppe ☐ Vorschule

Lieblingsspielzeug: ________

Lieblingsbeschäftigung: ________

Aufnahmegespräch am: ________

Erhoben von/Hz: ________

*Nicht mehr in Verwendung.*

## Objektive und subjektive Informationen

Bei der Informationssammlung handelt es sich um objektive und subjektive Daten.

Der Begriff „**objektiv**" beschreibt Informationen als tatsächlich, sachlich und unvoreingenommen, unabhängig vom persönlichen Empfinden. Als objektiv können messbare Ergebnisse und Erhebungen mit bestimmten Kriterien bezeichnet werden, z.B. Blutdruck, Puls, Temperatur.

Das Wort „**subjektiv**" wird beschrieben als persönlich, einseitig und abhängig vom persönlichen Empfinden. Als subjektiv können somit Äußerungen der Klientin und deren Angehörigen bezeichnet werden, da diese persönlich und individuell sind. Subjektive Informationen sind Aussagen z.B. über Schmerz, Müdigkeit, Sorgen, Ängste. Bei subjektiven Informationen kommen die individuellen Empfindungen zum Tragen, z.B. wird Müdigkeit ganz unterschiedlich empfunden. Ein Mensch ist nach drei Stunden Schlafentzug müde, ein anderer Mensch erst nach Schlafentzug einer gesamten Nacht.

Bei der Informationssammlung handelt es sich um eine Mischung von objektiven und subjektiven Daten. Es handelt sich jedoch nicht um Routineformalitäten, es sollen Lebensgewohnheiten und Bedürfnisse erfasst werden.

## Erfassen der Lebensgewohnheiten

Auf den ersten Blick bedeutet ein Aufnahmegespräch und eine fortlaufende Informationssammlung sicherlich Arbeit und nimmt Zeit in Anspruch. Oft werden jedoch Informationen über Klientinnen eher zufällig bekannt. Meist erhält sie die Person, die gerade Zeit für ein Gespräch hat. Teilweise werden diese Angaben nicht weitergeleitet und dokumentiert. Sie verbleiben bei der jeweiligen Zuhörerin. Gerade bei der zunehmenden Arbeitsbelastung gewinnt eine präzise Informationssammlung und deren Dokumentation immer mehr an Bedeutung. Eine korrekt durchgeführte und dokumentierte Pflegeanamnese bedeutet in jedem Fall Zeitersparnis und ermöglicht eine geplante, nachweisbare und klientinnenorientierte Pflege. Ich möchte nachfolgend diese Aussage exemplarisch verdeutlichen.

**Beispiel**

Sie haben mehrere Tage frei gehabt. Als Sie am Dienstag zur Spätschicht das Dienstzimmer betreten, sehen Sie schon auf der Plantafel, dass mehrere Klientinnen aufgenommen wurden, die Sie nicht kennen. Bei der Übergabe werden die Seiten ihres Notizheftes voller und voller. Mehrmals müssen Sie Fragen stellen, um detaillierte Informationen zu erhalten. Kann Herr Maier sich selbständig waschen? Darf Frau Müller schon im Sessel sitzen? Benötigt Frau Schulze Unterstützung bei der Nahrungsaufnahme? Aus welchem Grund kann Herr Schmidt nicht einschlafen? Herr Schröder mag keinen Tee zum Abendbrot oder war es Herr Weiland?

Zeitweise mussten Sie das Zimmer wieder verlassen und eine Kollegin um Hilfestellung bitten. Da Ihnen die entsprechenden Informationen fehlten, mussten Sie häufig doppelt laufen: Weil Sie nicht wussten, dass Frau Schulze jeden Abend noch eine Milchsuppe haben möchte; spezielles Pflegematerial fehlte usw. Die Informationen stückweise einzuholen, hat an diesem Tag viel Zeit in Anspruch genommen. Zum Dienstschluss sind Sie erschöpft, und das Gefühl, evtl. irgendetwas vergessen zu haben, nagt an Ihnen.

Haben Sie schon einmal eine ähnliche Situation erlebt? Wahrscheinlich wird jedem von uns diese Situation bekannt vorkommen. Wir fragen nach und schreiben alles sorgfältig in unser Notizheft, trotzdem benötigen wir noch mehrmals in dieser Schicht Informationen von Kolleginnen. Irgendwie haben wir den Eindruck, noch nicht den rechten Überblick erhalten zu haben.

## Wie könnte diese Situation anders aussehen?

Als Sie am Dienstag nach dem Urlaub zur Spätschicht erscheinen, bemerken Sie mit einem Blick auf die Plantafel, dass viele Klientinnen neu aufgenommen wurden. Sie erfahren bei der Bereichseinteilung, dass Sie die Zimmer 1 bis 8 als Bezugs- bzw. Bereichspflegekraft übernehmen sollen. Dieser Bereich wurde von Martin Strick betreut.

Sie dokumentieren namentlich auf der Plantafel, dass Sie für diesen Bereich die zuständige Pflegekraft sind. Dann begeben Sie sich mit dem Kurvenwagen und Martin Strick zur Pflegeübergabe, die vor und im Klientenzimmer stattfindet. Durch die gemeinsame Durchsicht des Dokumentationssystems erhalten Sie eine Gesamtübersicht und können „an Ort und Stelle“ offene Fragen an ihren Kollegen richten. Durch die Patientenkurven erhalten Sie einen Überblick über die entsprechenden medizinischen Parameter, z.B. welche Untersuchungen stattfanden, ob eine physiotherapeutische Behandlung erfolgte, Blutdruck/Puls/Temperatur unauffällig waren, Allergien bestehen usw.

In der erhobenen Pflegeanamnese können Sie auf einen Blick überschauen, bei welchen Lebensaktivitäten die jeweiligen Klientinnen der Unterstützung bedürfen, welche Gewohnheiten, Vorlieben und Abneigungen bestehen.

Durch die aktuelle Pflegedokumentation wird Ihnen die Ist-Situation der jeweiligen Klientinnen transparent. Da Sie gemeinsam mit ihrem Kollegen die Dokumentation einsehen, erfolgen gleichzeitig eine gemeinsame Kontrolle und ein Austausch bezüglich der geplanten und durchgeführten Pflege. Mit der anschließenden Begrüßung und dem Gespräch mit der jeweiligen Klientin, ist ein gegenseitiges kennen lernen sowie ein Informationsaustausch gewährleistet.

Die Klientin ist über den Schichtwechsel informiert, kennt „ihre Pflegekraft“ und wird in den Pflegeverlauf einbezogen. Sie kennen „das Gesicht der Klientin“ und können Informationen direkt von der Klientin erhalten (je nach Gesundheitszustand).

Durch die Dokumentation der ausgeführten bzw. auszuführenden Pflegetätigkeiten wird Ihnen sofort deutlich, wer, wann, wie oft, was, wie bei den entsprechenden Klientinnen durchgeführt hat. Gleichzeitig wird Ihnen deutlich, mit welchem Ziel die entsprechenden Pflegetätigkeiten durchgeführt werden. So wird z.B. Herr Seidel in der Körperpflege nach Bobath angeleitet, damit er lernt, seine mehrbetroffene Seite einzubeziehen. Im Pflegebericht sind aktuelle Veränderungen bezüglich des Befindens, sowie über den Verlauf und die Wirkung der Pflege dokumentiert. Da die gesamten Informationen im Dokumentationssystem vermerkt sind, benötigen Sie kein Notizbuch zur Mitschrift. Über das Dokumentationssystem und die Pflegeübergabe mit der Klientin erhalten Sie einen umfassenden Einblick in die individuellen Klientinnensituationen. Gleichzeitig begrüßen Sie ihre Klientinnen und informieren diese über den Schichtwechsel. Weil Sie die entsprechende Kurve zu ihren Pflegetätigkeiten mitnehmen, ersparen Sie sich das Einholen zusätzlicher Informationen bei Kolleginnen und zusätzliche Notizen. Durch diese Transparenz gewinnen Sie einen schnelleren Überblick über ihre pflegerische Arbeit, ohne mehr Zeit zu benötigen. Die Erfahrung zeigt, dass diese Form bei ca. 15 Klientinnen im Durchschnitt 30 Minuten dauert. Am Abend sind Sie zwar auch erschöpft, jedoch mit einem positiven Gefühl. Die zur Verfügung stehende Zeit wurde anders strukturiert. Sie hatten umfassendere und gezieltere Informationen und konnten daher geplanter und individueller pflegen, ohne mehr Zeit zu benötigen!

Informationssammlung, Fachgespräche, Pflegeübergaben und Dokumentation sind pflegerische Arbeit, nicht, wie oft dargestellt, verschwendete Zeit. Für eine individuelle und professionelle Betreuung sind diese Elemente unumgänglich!

**Beispiel:** Frau M., 85 Jahre, ist in ihrer häuslichen Umgebung gestürzt. Die Einweisungsdiagnose lautet „verschlechterter Allgemeinzustand/Exsikkose“. Es wird in Erfahrung gebracht, dass Frau M. von ihrem Sohn gepflegt wird, der bei ihr lebt. Manchmal schaut eine Freundin vorbei.
Diese Angaben klären keinesfalls, in welchen Zeiträumen Frau M. tatsächlich versorgt ist. Weitere Fragestellungen lassen die tatsächliche Situation differenzierter erscheinen: Der Sohn ist in der Zeit von 8.00–17.00 Uhr bei der Arbeit. Die Freundin besucht Frau M. unregelmäßig, festgelegte Zeiträume bestehen nicht. Daraus lässt sich ein Versorgungsdefizit in der Zeit von 8.00–17.00 Uhr ableiten. Bei Einsicht in die Krankenhausakte kommt ans Tageslicht, dass die Klientin vor drei Wochen mit der gleichen Einweisungsdiagnose stationär behandelt wurde. Ohne Klärung des bestehenden Versorgungsdefizits (z.B. Tagesklinik, ambulante Pflege) wäre eine Wiederholung des Geschehens sehr wahrscheinlich.

Wir müssen lernen unseren Blickwinkel zu erweitern und über den Tellerrand der eigenen Institution zu schauen!
Der Sachverhalt an sich ist schon traurig genug, jedoch kommt noch ein wirtschaftlicher Aspekt hinzu. Durch die Einführung der DRG's sind Fehlinformationen und damit entstehende Kosten (z.B. Wiederaufnahme mit gleicher Diagnose) künftig nicht mehr finanzierbar.

*(Beispiel von G. Bekel: Seminar zur Systematisierung der Pflegepraxis, November 2004, modifiziert durch B. Schröter)*

## Übungen zur Informationssammlung

Möchten Sie die Informationssammlung üben? Die beste und effektivste Art der Übung erfolgt in der pflegerischen Praxis. Sollten Sie keine Möglichkeit haben die Informationssammlung in ihrer täglichen Arbeit zu üben oder ziehen Sie aus anderen Gründen das Übungsbeispiel vor, wünsche ich Ihnen viel Spaß und Erfolg mit dem dargestellten Fallbeispiel.

### Übung 1

Lesen Sie das Fallbeispiel und übertragen Sie alle relevanten Informationen in das für Ihren Arbeitsbereich übliche Formular. Sollten Sie keine Formulare zur Verfügung haben, können Sie eines der beigefügten Formulare als Muster verwenden.

#### Fallbeispiel zur Informationssammlung

Herr Manfred Meier, 69 Jahre alt, 173 cm groß, 73 kg schwer, wurde am 14.02.2003 vom Notarzt in Ihre Klinik eingewiesen. Seine Ehefrau Maria, 62 Jahre alt, erkannte am Morgen, dass es ihrem Mann plötzlich schlecht ging. Er hatte eine graue Gesichtsfarbe und schweißige Hände. Auf ihre Zurufe reagierte er nicht.

Es wurde ein apoplektischer Insult diagnostiziert, der eine schlaffe Lähmung der gesamten rechten Seite und eine Aphasie zur Folge hatte. Als Ursache der Apoplexie stellte sich eine Bradykardie heraus, unter der der Klient seit mehreren Jahren leidet (Puls 40–50/Min.). Aufgrund der Bradykardie und des damit verbundenen verlangsamten Blutflusses, kam es zur Bildung eines Gerinnsels in der linken Herzhälfte, das in die linke Hirnhälfte wanderte.

Da die Bradykardie auf medikamentösem Wege nicht ausreichend zu behandeln ist, soll Herr Meier am 16.02.2003 einen Herzschrittmacher implantiert bekommen.

Herr Meier befindet sich in einem guten Allgemein- und Ernährungszustand. Die Lähmung des rechten Beines ist bereits rückläufig, der Arm weist weiterhin eine schlaffe Lähmung auf. Die Sprache ist teilweise verwaschen und schwer verständlich. Er reagiert auf Ansprache, ist jedoch zeitweise zeitlich und örtlich desorientiert und versucht aus dem Bett zu gelangen.

Zurzeit besteht noch die verordnete Bettruhe. Er soll ab dem 17.02.2003 mobilisiert werden. Die krankengymnastische Abteilung und die Logopädie wurden informiert.

Die Aphasie behindert ihn stark. Herr Meier reagiert auf diese Einschränkung zum Teil ungeduldig. Seine Ungeduld äußert sich in Form von Wut und Traurigkeit. In diesen Phasen schlägt er mit der nicht betroffenen Hand auf das Bett bzw. den Nachttisch oder wendet sich traurig ab. Sehr betroffen ist er über seine momentane Urininkontinenz und weint teilweise nach dem Betten.

Herr Meier ist stark kurzsichtig, seine Brille setzt er auch im Bett auf.

Nach Aufforderung wäscht er sich den Oberkörper eigenständig, vergisst jedoch, die mehrbetroffene Körperhälfte einzubeziehen.

Herr Meier hat eine Oberkieferzahnprothese. Beim Essen hat er vereinzelt Schluckbeschwerden, vor allem wenn er sich zur Eile getrieben fühlt.

Herr Meier lebt mit seiner Ehefrau und der Katze Max in einem Einfamilienhaus am Stadtrand. Ihr gemeinsamer Sohn lebt mit seiner Frau im Nachbarort. Besonders stolz ist Herr Meier auf seine zwei Enkelkinder Lena (3 Jahre) und Hendrik (1 Jahr). Den Kontakt bezeichnet seine Frau als gut. Herr Meier genießt nach Aussagen seiner Ehefrau das Rentnerleben. Früher war er als Bankangestellter tätig.

Er steht früh auf (meist gegen 6.30 Uhr) und holt regelmäßig Brötchen zum Frühstück. Am Morgen liest er gewöhnlich die Tageszeitung. Tagsüber beschäftigt er sich gern im Garten oder in seinem Gewächshaus. Nach dem Mittagessen zieht er sich ein Stündchen zum Mittagsschlaf zurück. Abends sieht er gern ein bis zwei Stunden fern oder hört klassische Musik. Am liebsten isst er deftige Hausmannskost; auf gar keinen Fall mag er Brei oder Pudding. Er trinkt mit Vorliebe Milchkaffee und Pfefferminztee. Herr Meier ist Nichtraucher und trinkt gelegentlich ein Bier. Besonderen Wert legt er, nach Auskunft seiner Frau, auf sein gepflegtes Äußeres. Er ist es gewohnt, jeden zweiten Tag zu duschen und benutzt täglich eine Munddusche zur Mund- und Zahnhygiene.

Herr Meier war im Kindesalter Linkshänder und wurde in der Schule zum Rechtshänder „umerzogen". Daher kann Herr Meier Tätigkeiten, wie Brot schneiden oder Schrauben anziehen beidseitig ausführen; vornehmlich benutzt er jedoch die rechte Hand. Mit der linken Hand kann Herr Meier nicht schreiben.

Es besteht eine Pflasterallergie gegen braunes Heftpflaster und eine Allergie auf menthol- und eukalyptushaltige Präparate.

Die Haut ist trocken, weist aber keine Läsionen oder Rötungen auf. Herr Meier hat eine Braunüle® am linken Handrücken.

Vitalwerte vom 14.02.2003: RR 140/80 mmHg, Puls 46/Min., Temp. 36,8 °C.

*(mit freundlicher Genehmigung von Andrea Braig, modifiziert durch B. Schröter)*

### Übung 2

Führen Sie ein Aufnahmegespräch mit einer Kollegin und/oder einer Klientin. Dokumentieren Sie die erhaltenen Informationen. Versuchen Sie ein Gespräch aufzubauen, ohne das Formblatt systematisch abzufragen. Sie können dabei das in Ihrem Haus übliche Formular oder ein Formular aus diesem Buch benutzen.

## 3.4.2 Ressourcen und Probleme

### Selbständigkeit fördern und erhalten

Geplante Pflege richtet ihr Augenmerk gezielt auf die Klientinnen. Die durch das Aufnahmegespräch gewonnenen Informationen werden fortlaufend aktualisiert und integriert. Dabei spielen die Ressourcen eine sehr wichtige Rolle!

☺ Die größtmögliche Selbständigkeit der Klientin zu erhalten und zu fördern, ist die Grundlage für wirksame Pflege.

### Was sind Ressourcen und welchen Einfluss haben sie auf die geplante Pflege?

Jede pflegerische Intervention beginnt mit den Fragen: Was kann die Klientin allein, wo benötigt sie unsere fachliche Anleitung, Unterstützung und wo/wann wird die Übernahme bestimmter Tätigkeiten durch das Pflegeteam notwendig?

Die Ressourcen beschreiben grundlegend, was die Klientin eigenständig bewältigen kann, sind jedoch noch weit reichender. Ressourcen haben starken Einfluss auf die Zielsetzung und die Auswahl der Pflegemaßnahmen; z.B. wenn eine Klientin sich das Gesicht oder den Oberkörper selbst waschen kann, werden Zielsetzung und Pflegemaßnahmen anders gelagert sein, als bei einer Klientin, die diese Fähigkeit nicht hat.

☺ Ressourcen sind Hilfsquellen der Klientin!
Bei jeder Klientin sind die Ressourcen unterschiedlich und müssen fortlaufend erfasst und aktualisiert werden!
Ressourcen beeinflussen den Genesungsprozess positiv und helfen der Klientin, die größtmögliche Selbständigkeit zu erhalten bzw. zu erreichen. Berücksichtigte Ressourcen steigern das Selbstwertgefühl der Klientinnen!
Erst durch die Berücksichtigung der Ressourcen wirkt Pflege aktivierend und nicht kompensierend!

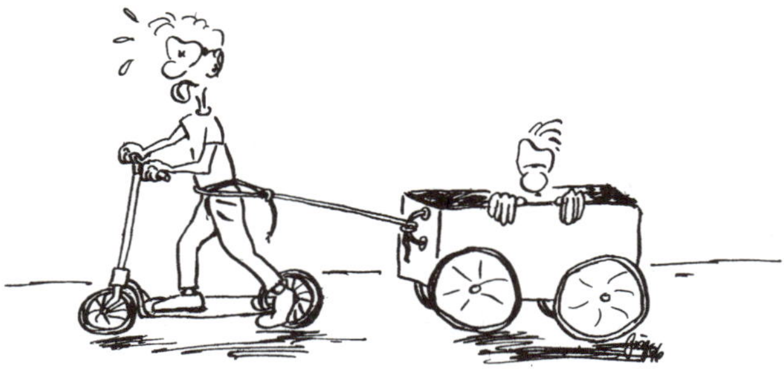

*Kompensierende Pflege*

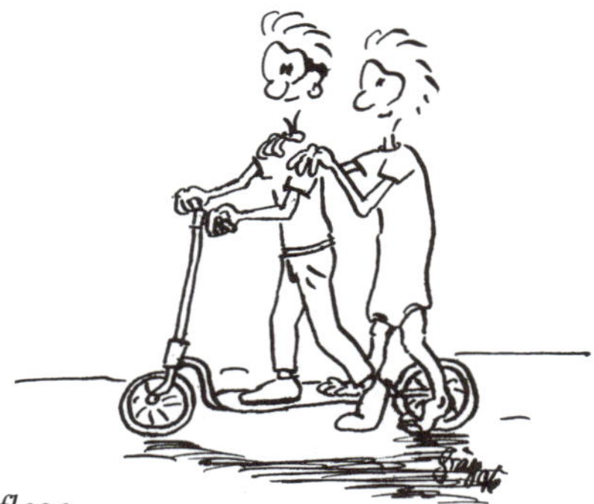

*Aktivierende Pflege*

## ■ Beispielhafte Ressourcengruppen

### 1. Klienteneigene Motivation

Die Motivation der Klientin spielt eine ausschlaggebende Rolle, um pflegerische Interventionen einleiten zu können.

Als Motivationen können z. B. bezeichnet werden:

- Die Bereitschaft, professionelle Unterstützung des gesamten therapeutischen Teams und der Angehörigen anzunehmen
- Die Akzeptanz bzw. die Toleranz der momentanen Einschränkung/en
- Die Bereitschaft, sich aktiv an der Bewältigung der Krankheit/Einschränkungen und des Genesungsprozesses zu beteiligen
- Lernbereitschaft zu zeigen, etc.

**Beispiele**

Die Klientin wendet logopädische Übungen an, um ihre Sprachstörung zu überwinden. Sie akzeptiert die angeordnete Bettruhe. Sie möchte an einer Diätberatung teilnehmen.

## 2. Klienteneigene Fähigkeiten, Möglichkeiten und Kräfte (Können und Wissen)

Tätigkeiten, die die Klientin eigenständig ausführen bzw. Wissen, das sie anwenden kann. Beides fördert das Gefühl der Selbständigkeit. Jeder noch so kleine eigenständig ausführbare Teilschritt sollte Beachtung finden.

**Beispiele**

- Klientin kann das linke Bein aufstellen (Können)
- Klientin kann mit der linken Hand ihr Brot schmieren (Können)
- Klientin wäscht sich Gesicht und Oberkörper selbst (Können)
- Klientin kennt die Ursache ihrer momentanen Urininkontinenz (Wissen)
- Klientin kann Insulineinheiten selbständig berechnen (Können)
- Klientin kennt die Faktoren, die einen Herzinfarkt begünstigen (Wissen).

## 3. Einbeziehen der Angehörigen, die ihre Fähigkeiten und Unterstützung einbringen

Die Einbeziehung der Angehörigen gewinnt glücklicherweise zunehmend an Bedeutung. Bei der Betreuung von Kindern ist die Einbeziehung der Eltern und das sog. „Rooming in" zur Selbstverständlichkeit geworden. Eine ähnliche Vorgehensweise ist bei der Betreuung von Erwachsenen nicht weniger bedeutend. Angehörige sind für die Klientin vertraute Personen, die Einbeziehung dieser Vertrauenspersonen sollte grundsätzlich mehr Beachtung finden.

**Beispiele**

- Die Ehefrau kommt jeden Nachmittag und liest ihrem Mann Abschnitte aus der Tageszeitung vor (Aphasie)
- Die Enkeltochter kommt täglich zum gemeinsamen Abendbrot (fühlt sich allein)
- Die Tochter unterstützt ihre Mutter bei der Körperpflege. Die Hilfestellung durch das Pflegepersonal ist ihr unangenehm, sie schämt sich bei der Intimpflege.

Eine Einschätzung des Pflegeteams, wann und wie Angehörige einbezogen und angeleitet werden können und wann sie überfordert sind, muss auf jeden Fall vorausgehen. Bei der Übernahme pflegerischer Interventionen ist die gezielte Anleitung durch das Pflegepersonal eine wichtige Voraussetzung (z.B. Angehörige lernt stufenweise die Unterstützung bei der Körperpflege). Ebenso wichtig ist eine gute Beobachtungsgabe zur Einschätzung des Verhältnisses zwischen Klientin und Angehörigen. Die Unterstützung durch Angehörige kann sehr unterschiedlich empfunden werden: Was für die eine Klientin angenehm ist, kann von einer anderen Klientin als peinlich eingestuft werden. Da dies individuell verschieden ist, muss die Integration von Angehörigen der jeweiligen Situation angepasst sein.

In der Praxis konnte ich erfahren, dass Angehörige Interesse und Bereitschaft zur aktiven Unterstützung signalisieren und sich durch die Möglichkeit ihrer Mithilfe nicht mehr so hilflos fühlten.

Sicherlich kommen Ihnen jetzt Gedanken zur Arbeitszeit, die die Anleitung von Angehörigen erfordert. Der Zeitaspekt darf nicht außer Acht gelassen werden, doch überlegen Sie selbst, welche Relation der zeitliche Faktor einnimmt, wenn z. B. die Tochter ihren demenzkranken Vater beim täglichen Abendbrot unterstützt. Weiterhin sollten wir bedenken, dass es vornehmlich die Angehörigen sind, welche die Betroffene kontinuierlich über die institutionellen Grenzen hinaus begleiten, bzw. die weitere Betreuung zu Hause gewährleisten müssen (z.B. von der Intensivstation auf eine periphere Station, von dort aus in die Rehabilitationsklinik/ häusliche Umgebung o. Ä.).

*Hinweis:* Natürlich muss die individuelle Situation berücksichtigt werden und es lässt sich nicht ausschließen, dass Angehörige auch Fortschritte verhindern.

Weiterhin bin ich der Ansicht, dass sich nicht alle Mitarbeiterinnen einer Institution diesen Anforderungen gewachsen fühlen. Die Beratungs- und Anleitungskompetenz der Mitarbeiterinnen sollte daher durch spezielle Fortbildungsangebote gefördert werden.

## 4. Umgang mit Hilfsmitteln

Spezielle Materialien fördern und erhalten die Eigenständigkeit des Klienten. Nicht immer stehen alle speziellen Hilfsmittel in den Einrichtungen des Gesundheitswesens zur Verfügung. Einige der Hilfsmittel sind jedoch unverzichtbar, um professionelle Pflege gewährleisten zu können und sollten vorhanden sein; z.B. ein Rutschtuch, höhenverstellbare Betten für verschiedene Transferarten (Bobath, Kinästhetik), spezielle Ess- und Trinkhilfen.

Hilfsmittel, die von der Klientin über einen längeren Zeitraum benötigt werden, können von den Angehörigen bei der Krankenkasse beantragt werden (diese stimmt jedoch dem Antrag nicht immer zu). Aus der Praxis weiß ich, dass es nach einem informativen Gespräch, für die meisten Angehörigen selbstverständlich war, spezielle Hilfsmittel anzuschaffen. Meistens waren sie sogar dankbar, endlich einmal ein gezieltes Mitbringsel kaufen zu können, statt des üblichen Blumenstraußes (die Kosten sind weitgehend vergleichbar, so kostet z.B. ein spezielles Hemiplegiebrett ca. 15 €).

### Beispiele

- Klientin kann mit der linken Hand auf dem Hemiplegiebrett ihr Brot bestreichen
- Klientin kann mit der Tellerrandbegrenzung eigenständig ihr Mittagessen einnehmen.

Ressourcen sind nicht immer auf den ersten Blick zu erfassen. Sie erfordern eine geschulte Beobachtungsgabe und sind erst im Laufe der pflegerischen Interventionen erkennbar.

Ganz bewusst habe ich die Ressourcen *vor* der Erfassung der Pflegeprobleme genannt. Wir haben gelernt, blitzschnell die pflegerischen Probleme zu erfassen und gleich die entsprechenden Pflegehandlungen einzuleiten. Um die Selbständigkeit der Klientin zu fördern bzw. zu erhalten, müssen wir umlernen und den Ressourcen stärkere Beachtung schenken! Vorhandene Ressourcen sollen in jedem Fall genutzt werden! Werden der Klientin Tätigkeiten abgenommen, die sie selbst bewältigen könnte, führt dies zu einem verstärkten Krankheitsgefühl, zur Minderung des Selbstbewusstseins und zur erhöhten Pflegeabhängigkeit.

## Übung zum Erkennen von Ressourcen

Prüfen Sie sich selbst oder gemeinsam mit Kolleginnen. Lesen Sie die folgenden Aussagen. Prüfen Sie, ob es sich bei der jeweiligen Aussage um eine Ressource handelt oder nicht, und begründen Sie Ihre Entscheidung!

1. Die Tochter kommt regelmäßig zu Besuch und berichtet von Ereignissen in der Familie
2. Die Klientin hat zur Aufnahme des Mittagessens nur eine Hand zur Verfügung, besitzt jedoch eine Tellerrandbegrenzung, die sie anwenden kann
3. Die Klientin hat die Fähigkeit, sich das Gesicht und den Oberkörper selbst zu waschen
4. Die Klientin hat die Fähigkeit, sicher an der Bettkante zu sitzen
5. Die Klientin hat die Fähigkeit, sich eigenständig das Frühstücksbrot zu schmieren
6. Die Körperpflege wird von der Pflegekraft übernommen
7. Die Klientin akzeptiert die Bettruhe
8. Die Mahlzeiten werden von der Pflegekraft vorbereitet und der Klientin angereicht
9. Die hemiplegische Klientin verspürt ihren Harndrang und äußert dies
10. Die Klientin bestimmt selbständig den Blutzuckerspiegel, errechnet ihre Insulineinheiten und injiziert sich das Insulin selbst
11. Die Klientin hat die Fähigkeit, ihr Tracheostoma eigenständig zu versorgen.

*Notizen:*

### Vergleichen Sie Ihre Aussagen mit der folgenden Auflösung

Ihre Begründungen müssen nicht identisch mit den in der Auflösung aufgeführten Begründungen sein. Ausschlaggebend ist, dass Sie eine ähnliche Richtung verfolgt haben.

1. Ja! Die Klientin kann dadurch am gesellschaftlichen Leben teilhaben, fühlt sich integriert und kann sich mit Vertrauenspersonen austauschen. Denken Sie daran, welche wichtige Rolle Ihre Freunde und Bekannten in schwierigen Lebenssituationen für Sie spielen. Der Genesungsprozess wird positiv beeinflusst.
2. Ja! Haben Sie schon einmal versucht, das Mittagessen mit einer Hand einzunehmen? Die Nahrung auf die Gabel zu „schieben", gestaltet sich sehr schwierig, die Nahrung rutscht am Rand des Tellers herunter! Mit dem Anbringen einer Tellerrandbegrenzung wird dies verhindert, die Klientin kann eigenständig ihre Nahrung einnehmen. Was würde ohne dieses Hilfsmittel passieren? Wahrscheinlich würde der Klientin nach einem gewissen Zeitraum die Nahrung angereicht werden. Die Klientin würde sich dadurch in die Kleinkindphase zurückversetzt fühlen. Durch die Tellerrandbegrenzung wird diese Abhängigkeit verhindert, die Klientin ist aktiv statt passiv!
3. Ja! Die Klientin ist in dieser Lebensaktivität teilweise selbständig, nur Teilbereiche müssen von der Pflegekraft übernommen werden.
4. Ja! Die Fähigkeit der Klientin, sicher am Bettrand zu sitzen, ist der erste Schritt zu einer erfolgreichen Mobilisation. Kennen Sie das Lächeln der Klientinnen, wenn sie z.B. nach einer verordneten Bettruhe das erste Mal wieder an der Bettkante sitzen können? Oft hörte ich die Aussage: „Jetzt geht es aufwärts". Nicht nur die reine Fähigkeit, sich sicher am Bettrand halten zu können, sondern auch der psychische Aspekt wirkt sehr positiv auf den Genesungsprozess.
5. Ja! Die Klientin ist in dieser Lebensaktivität eigenständig, dies bedeutet, unabhängig vom Pflegepersonal zu sein.
6. Nein! Die Körperpflege wird von der Pflegekraft übernommen, die Klientin ist passiv.
7. Ja! Sie kennen bestimmt Beispiele aus ihrer täglichen Arbeit, wo die Klientin die Bettruhe nicht akzeptiert. Interventionen und Zielsetzungen des gesamten therapeutischen Teams können dadurch erschwert sein. Die Einsicht und Akzeptanz der Bettruhe wirken sich somit positiv auf die gesamte Genesung aus.
8. Nein! Die Klientin ist passiv, die Pflegekraft übernimmt die Vorbereitung der Nahrung und gibt sie der Klientin ein.
9. Ja! Diese Fähigkeit ist ein erster Schritt zur Kontinenz der Klientin. Wir wissen, wie wichtig diese Fähigkeit gerade beim Kontinenztraining ist. Das Verspüren des Harndrangs und die gezielte Mitteilung an das Pflegepersonal, bedeuten einen wichtigen Schritt im Lebensbereich Ausscheidung die Eigenständigkeit zurück zu erlangen.

10. Ja! Die Klientin ist bezüglich der Insulintherapie unabhängig vom Pflegepersonal.
11. Ja! Die Klientin benötigt bezüglich der Tracheostomaversorgung keine Hilfe durch das Pflegepersonal. Dies bedeutet Unabhängigkeit!

**Fallbeispiel zum Erkennen von Ressourcen**

Möchten Sie das Erkennen von Ressourcen noch vertiefen? Nein? Dann überspringen Sie diese Übung! Ja? Dann schlagen Sie erneut das Fallbeispiel zur Informationssammlung auf (Seite 60). Notieren Sie sich, welche Ressourcen Herr Meier aufweist!

*Notizen:*

**Auflösung**

1. Die Lähmung des rechten Beines ist rückläufig (müsste noch genauer differenziert werden, z.B. kann er das Bein aufstellen?).
2. Reaktion auf Ansprache (benennen, in welcher Art und Weise).
3. Bewegung des linken Arms möglich (ersichtlich, da er mit dem weniger betroffenen Arm auf das Bett bzw. den Nachttisch schlagen kann).
4. Selbständiges Waschen des Oberkörpers unter Anleitung.
5. Fähigkeit, Tätigkeiten (bis auf Schreiben) mit der linken Hand auszuführen (muss noch genauer beschrieben werden, z.B.: Kämmt sich mit linker Hand).

Haben Sie die Übung überschlagen bzw. beendet, so begleiten Sie mich in das nächste Kapitel. Es wird Ihnen sehr vertraut sein, da wir die Erfassung von pflegerischen Problemen gewohnt sind!

## Pflegeprobleme – Erkennen und Prioritäten setzen

Wir sind geübt darin, Probleme zu erfassen! Schwierigkeiten bereiten uns jedoch oftmals die Differenzierung der Probleme sowie deren Dokumentation und Auswertung. Für den Verlauf und die Wirkung der Pflege ist jedoch neben der korrekten Informationssammlung und Integration der Ressourcen die exakte Erfassung der Pflegeprobleme von großer Bedeutung.

## Was sind Pflegeprobleme?

Defizite können einen oder mehrere Lebensbereiche betreffen. Die vorliegenden Defizite werden in Form von Anleitung, Unterstützung/Begleitung bzw. Übernahme der Tätigkeit durch das Pflegeteam kompensiert.

Ein Pflegeproblem besteht, wenn Beeinträchtigungen die Selbständigkeit der Klientin einschränken und diese von ihr nicht eigenständig kompensiert werden können.
In dem Pflegeplan werden ausschließlich pflegerische Probleme aufgenommen, keine medizinischen Probleme!

Eine Abgrenzung ist nicht immer einfach, als Hilfestellung gilt: Pflegeprobleme können durch pflegerische Interventionen therapiert werden! Ich möchte die Abgrenzung zwischen pflegerischen und medizinischen Problemen am Beispiel der Diagnose Herzinfarkt darstellen:

**Diagnose: Herzinfarkt**

*Medizinische Problembereiche*
- Lokalisation/Schweregrad
- Vitale Bedrohung
- Intensivpflicht?
- Dyspnoe? Arrhythmie?
- Lysetherapie?

*Pflegerische Problembereiche*
- Äußert Angst vor erneuter Luftnot
- Äußert, dass ihm die Schweißausbrüche unangenehm sind
- Möchte den Stuhlgang nicht auf dem Steckbecken verrichten
- Sagt, dass ihm die Hilfestellung bei der Körperpflege unangenehm ist
- Möchte mit Laptop im Bett arbeiten (Angst um Arbeitsstelle).

Die Abgrenzung zwischen medizinischen und pflegerischen Problemen schließt eine konstruktive Zusammenarbeit des gesamten therapeutischen Teams keinesfalls aus! Sie wirkt förderlich, da die Pflegeplanung die pflegerische Vorgehensweise für andere Berufsgruppen (Ärztinnen, Physiotherapeutinnen, Diätassistentinnen, Logopädinnen etc.) transparent macht.

In der Intensivpflege und der rehabilitativen Pflege erscheint dies besonders anspruchsvoll, da hier die Übergänge zwischen medizinischer bzw. therapeutischer und pflegerischer Therapie in besonderem Maße sichtbar werden. Mit etwas Übung werden Sie jedoch bald die Unterschiede erkennen oder sich für die Entwicklung einer gemeinsamen Therapie- und Pflegeplanung unter Integration der anderen beteiligten Berufsgruppen entscheiden.

**Um unser Augenmerk zu schulen, sollten wir beachten, dass Pflegeprobleme in verschiedenen Situationen begründet sein können!**

### Aktuelle Pflegeprobleme

- Von der Klientin geäußert (z.B. klagt über Schmerzen im Operationsgebiet)
- Messbar (z.B. trinkt nicht ausreichend/nur 500 ml/Tag)
- Zu beobachten (z.B. nimmt Schonhaltung ein).

### Verdeckte/vermutete Pflegeprobleme

Begründen sich auf das Verhalten der Klientin und können sich körperlich manifestieren.

**Beispiel:** Die Klientin schaut ängstlich und bekommt Atemnot, wenn über ihre Entlassung gesprochen wird. Das vermutete Problem muss abgeklärt werden (z.B. „traut sich die Bewältigung des eigenen Haushaltes noch nicht zu").

## Wie werden Pflegeprobleme formuliert?

Pflegeprobleme werden folgendermaßen formuliert:

- **Kurz** und knapp (keine Romane, sondern das Wesentliche!)
- **Genau** und **detailliert** (Art und Weise des Defizits)
- So **objektiv** wie möglich (ohne Werturteil).

*Hinweis*: Formulierungen wie „hat Angst, hat Schmerzen" sind subjektive Einschätzungen. Dabei stellt sich die Frage, ob es sich hierbei um eine Aussage der Klientin handelt oder den von der Pflegenden gewonnenen Eindruck widerspiegelt. Ich finde die Formulierung „*äußert* Angst vor …, *äußert* Schmerzen (mit der Angabe des Schmerzgebietes)" sinnvoller, da die Bezugsquelle klar und deutlich zum Vorschein kommt.

Weiterhin sind Problembezeichnungen wie Braunüle®, Dauerkatheter (DK) meines Erachtens nicht korrekt! Dass eine Klientin eine Braunüle® etc. hat, ist eine TATSACHE und kein Pflegeproblem!! Aus dieser Tatsache lassen sich generelle Pflegeprobleme (Infektionsgefahr der Einstichstelle) und evtl. individuelle Pflegeprobleme (äußert, die Braunüle® schränke die Bewegungsfähigkeit ein) ableiten!

Um den Schreibaufwand möglichst gering zu halten und eine transparente Übersicht zu gewährleisten, empfehle ich bei den herkömmlichen Pflegeplanungsformularen folgende Einteilung:

- **Nennen Sie den betroffenen Lebensbereich (LA, ATL, AEDL, USPE) als Überschrift.** Es erleichtert die Übersicht (z.B. Waschen/Kleiden, Essen/Trinken etc.). Diese können im Dokumentationssystem auch vorgegeben sein
- **Sollte die Ursache der Einschränkungen für alle bzw. den Großteil der Pflegeprobleme identisch sein, kann sie zu Anfang genannt werden.** Da-

durch ersparen Sie sich Wiederholungen und reduzieren den Schreibaufwand (z.B. „Hemiparese rechts", „Wahrnehmungsdefizit rechts" als Oberpunkt anstatt: Kann sich aufgrund von Hemiparese rechts nicht eigenständig drehen. Kann sich aufgrund von Hemiparese rechts nicht selbst waschen. Kann sich aufgrund von Hemiparese rechts das Brot nicht eigenständig schmieren usw.). Sollten zukünftig einheitliche und verbindliche Pflegediagnosen im europäischen Raum Anwendung finden, könnten diese stellvertretend genannt werden
- **Verwenden Sie unterschiedliche Farben** zur besseren Übersicht (z.B. die betroffenen Lebensbereiche werden in rot, die Ressourcen in blau hervorgehoben).

☺ Unabhängig, für welches System Sie sich entscheiden, ausschlaggebend ist die einheitliche Anwendung im Pflegeteam!

Falls Sie anfänglich Schwierigkeiten haben, Pflegeprobleme zu formulieren, stellen Sie sich folgende Situation vor: Eine Kollegin hatte am Wochenende frei und kennt die Klientin nicht. Anhand Ihrer Formulierungen soll sie, ohne nachzufragen, genau über die vorliegenden Pflegeprobleme informiert sein. Dadurch, dass wir die Situationen der Klientin kennen, „unterschlagen" wir teilweise wichtige Informationen. Mit der genannten Situation vor Augen, wird es Ihnen leichter gelingen die genannten Grundlagen zur Formulierung von Pflegeproblemen zu berücksichtigen.

**Beispiele**

| | |
|---|---|
| **1. Klientin mit Oberschenkelamputation rechts, verändertes Körpergefühl** | |
| Bewegen | *Pflegeproblem:* Äußert, dass sie aufgrund der Gleichgewichtsstörungen Angst hat aufzustehen |
| **2. Klientin ist zeitweise desorientiert** | |
| Waschen und Kleiden | *Pflegeproblem:* Kann den Ablauf der Körperpflege nicht allein koordinieren |
| **3. Klientin mit Hemiparese rechts** | |
| Essen und Trinken | *Pflegeprobleme:* Kann ihr Brot nicht allein bestreichen, kann das Mittagessen nicht selbst vorbereiten, äußert Angst sich zu verschlucken |
| **4. Klientin mit Urininkontinenz** | |
| Ausscheiden | *Pflegeproblem:* Nimmt Harndrang nicht wahr, weint nach dem Einnässen, äußert, dass es ihr peinlich ist |

☺ Nur eine klare und eindeutige Problemformulierung gewährleistet, dass die darauf folgende Zielsetzung realistisch und exakt ist!

### Übung zur Problemformulierung

<table>
<tr><th colspan="2">1. Klientin mit linksseitiger Hemiparese</th></tr>
<tr><td>Sich bewegen</td><td>Pflegeproblem: Mobilisation eingeschränkt</td></tr>
<tr><td colspan="2">Es wird nicht ersichtlich, in welcher Art und Weise die Mobilität der Klientin eingeschränkt ist. Kann sie nicht allein aufstehen, ihre Lage im Bett nicht selbständig verändern, nicht zur Klingel greifen, die Beine nicht aufstellen?</td></tr>
<tr><td>Eine differenziertere Darstellung ist:</td><td>Pflegeproblem: Kann ihre Lage im Bett nicht eigenständig verändern</td></tr>
<tr><th colspan="2">2. Klientin mit einer Gipsschiene am rechten Arm</th></tr>
<tr><td>Essen und Trinken</td><td>Pflegeproblem: Kann Nahrungszufuhr nicht allein gestalten</td></tr>
<tr><td colspan="2">Das genaue Defizit ist nicht erfassbar. Kann die Klientin die Tasse nicht allein halten und zum Mund führen; fehlt ihr die Kraft, das Besteck zum Mund zu führen; kann sie das Brot nicht allein schmieren; verschüttet sie Getränke, da ihre Hände zittern?</td></tr>
<tr><td>Eine aussagekräftigere Darstellung ist:</td><td>Pflegeproblem: Kann sich das Brot nicht allein bestreichen</td></tr>
<tr><th colspan="2">3. Klientin mit einem endständigen Kolostoma</th></tr>
<tr><td>Kommunikation</td><td>Pflegeproblem: Ist launisch und schwierig</td></tr>
<tr><td colspan="2">Diese Formulierung ist nicht objektiv, es wird geurteilt. Aufgabe ist es, das wirkliche Problem herauszufinden. Warum verhält sich die Klientin so? (Gespräch anbieten) Fehlen der Klientin Informationen? Hat sie Angst nicht mehr gesellschaftsfähig zu sein? Wendet sie sich bei der Kolostomiepflege ab (Empfindet sie Ekel?)?</td></tr>
<tr><td>Das eigentliche Pflegeproblem könnte sein:</td><td>Pflegeprobleme: Schaut bei Kolostomiepflege weg; äußert Ekel vor dem Stoma</td></tr>
</table>

*Hinweis:* Die Ursache für das jeweilige Pflegeproblem kann wie beschrieben dargestellt werden. Sollten Sie diese Vorgehensweise nicht befürworten, kann die Ursache dem jeweiligen Problem zugeordnet werden, z.B. „kann sich das Brot nicht allein schmieren“ (Koordinationsschwierigkeiten).

## Generelle und individuelle Pflegeprobleme

Pflegeprobleme können grundsätzlich in zwei große Hauptgruppen eingeteilt werden:

- Generelle Pflegeprobleme
- Individuelle Pflegeprobleme.

Generelle Pflegeprobleme sind allen Klienten unter gleichen Bedingungen gemeinsam und damit voraussehbar. Durch professionelle Pflegeinterventionen können sie größtenteils vermieden oder pflegerisch routiniert behandelt werden.

**Beispiel**

Bei allen Klientinnen, die ihre Lage im Bett nicht eigenständig verändern können, besteht Dekubitusgefahr. Wir leiten zur Vermeidung prophylaktische Maßnahmen ein, z.B. zweistündliche 30°-Lagerung mit Keilkissen.

Individuelle Pflegeprobleme sind spezifische Probleme der Klientin. Diese sind personenbezogen und betreffen die ganz persönlichen Lebensumstände der Klientin und ihr Erleben.

**Beispiel**

Die Klientin weint, wenn sie urininkontinent ist.

## Welche Pflegeprobleme gehören in den praktischen Pflegeplan?

In der praktischen Anwendung der Pflegeplanung treten immer wieder Diskrepanzen bezüglich des Schreibaufwandes auf. Eine Erleichterung kann durch die Integration von Pflegestandards und diagnoseorientierten standardisierten Pflegeplänen gewährleistet werden. Diese beschreiben generelle bzw. krankheitsbezogene Pflegeprobleme, Pflegeziele und -maßnahmen. Die Anwendung wird in der betreffenden Klientinnenkurve dokumentiert. Dabei wird der jeweilige Standard benannt (z.B.: D1/die Nummer beschreibt den verwendeten Standard) und die Durchführung von der ausführenden Pflegekraft mit ihrem Unterschriftenkürzel gegengezeichnet. Genau diese generellen Pflegeprobleme erneut und damit doppelt in dem Pflegeplan zu dokumentieren, ist m. E. nicht zwingend. Sollte ein ähnliches System angewandt werden, müssen meiner Ansicht nach generelle Pflegeprobleme nicht zwingend in dem individuellen praktischen Pflegeplan erfasst werden.

Bei der Verwendung standardisierter Pflegepläne, welche sich auf die Diagnose bzw. auf ein bestimmtes Krankheitsbild beziehen, ist es empfehlenswert, einige Leerzeilen im Formular zu integrieren, um Raum für die Erfassung individueller Probleme zu ermöglichen.

Sollte diese Systematik nicht angewandt werden, bzw. nicht Ihre Zustimmung finden, müssen die individuellen Pflegeprobleme in den individuellen praktischen Pflegeplan integriert werden.

*Achtung: Generelle Pflegeprobleme können zu individuellen Pflegeproblemen werden!*

**Beispiel**

Obwohl die generelle Dekubitusgefahr der Klientin erkannt und prophylaktische Pflegeinterventionen durchgeführt wurden, hat die Klientin einen Dekubitus entwickelt! Ein aus dieser Situation sich ergebendes individuelles Problem könnte sein, dass die Klientin nicht in der 30°-Schräglage schlafen kann.

## Beispiele zur Erfassung genereller Pflegeprobleme

| Generelles Pflegeproblem | Generelle Pflegeziele |
|---|---|
| Kontrakturgefahr | ▪ Bewegt sich physiologisch* |
| * Hinweis: Eine physiologische Beweglichkeit ist bei älteren oder behinderten Menschen nicht immer realistisch. Hierbei könnte eine Erhaltung der vorhandenen Beweglichkeit angemessener sein | |
| Pneumoniegefahr | ▪ Atmet tief und gleichmäßig<br>▪ Hustet Sekret ab |
| Dekubitusgefahr | ▪ Dreht sich regelmäßig selbst |

Generelle Pflegeprobleme können durch standardisierte Pflegepläne oder Pflegestandards inkl. Tätigkeitsnachweis abgedeckt werden!

Individuelle Pflegeprobleme werden in den praktischen Pflegeplan aufgenommen! Wichtig ist das Erkennen von Pflegeproblemen. Nur Pflegeprobleme, die erkannt werden, können pflegerisch behandelt werden!

## Übung zur Problemerfassung

Lesen Sie die Fallbeispiele und überlegen Sie, ob sich Pflegeprobleme ableiten lassen:

1. Herr Schulze leidet unter Schwerhörigkeit auf dem linken Ohr und trägt ein Hörgerät, welches er eigenständig säubert und einsetzt.

Besteht ein Pflegeproblem: Ja/Nein? Formulieren Sie ggf. das Pflegeproblem!

*Notizen:*

2. Frau Beier trägt aufgrund einer Schwerhörigkeit auf dem rechten Ohr ein Hörgerät. Da sie unter Koordinationsstörungen leidet, wurden die Pflege und das Einsetzen des Hörgerätes zu Hause von ihrem Ehemann übernommen.

Besteht ein Pflegeproblem: Ja/Nein? Formulieren Sie ggf. das Pflegeproblem!

*Notizen:*

**Auflösung**

1. Allein die Tatsache, dass Herr Schulze ein Hörgerät trägt, ist noch kein Pflegeproblem. Er bewältigt das Säubern und Einsetzen eigenständig, es besteht kein Pflegeproblem, da er das Defizit allein kompensieren kann (vgl. Fiechter/Meier).
2. Anders sieht es bei Frau Beier aus, da die bestehende Koordinationsstörung ein selbständiges Einsetzen und Säubern des Hörgerätes nicht ermöglicht.

Kommunikation: Klientin mit Koordinationsstörungen.

*Pflegeproblem:* Kann ihr Hörgerät nicht allein säubern und einsetzen.

## 3.4.3 Pflegeziele

Nachdem Sie ihre Aufmerksamkeit dem Erfassen von Ressourcen und Pflegeproblemen geschenkt haben, kommen wir zu einem Kapitel, das für die Pflege noch recht ungewohnt ist: Das Festlegen der genauen Zielsetzung, d.h. was mit den Pflegeinterventionen erreicht werden soll.

Natürlich haben wir auch ohne die Anwendung der Pflegeplanung pflegerische Ziele, jedoch existieren diese meist im Kopf jeder einzelnen Pflegekraft und können daher auch von Person zu Person variieren. Der Klientin und den Angehörigen sind diese Ziele oftmals nicht transparent.

Bei der praktischen Pflegeplanung geht es jedoch darum, gemeinsam und einheitlich Pflegeziele festzulegen und auf sie hinzuarbeiten: Nach Möglichkeit sollten die Klientin, die Angehörigen und das gesamte Pflegeteam „an einem Strang ziehen“!

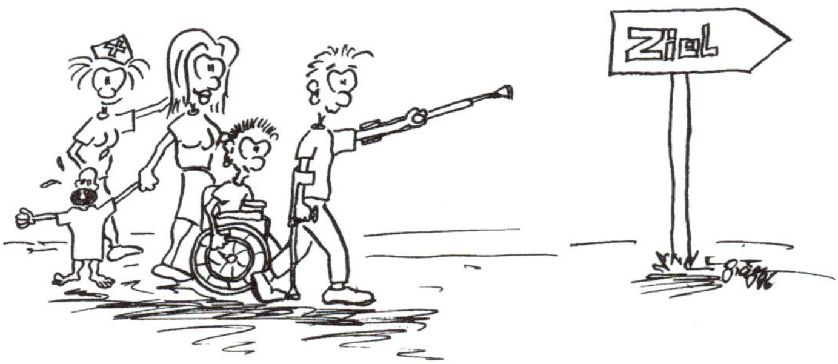


## Was sind Pflegeziele?

*Ein Pflegeziel ist ein Ergebnis, das die Klientin, das Pflegeteam und evtl. die Angehörigen in einem festgelegten Zeitraum erreichen wollen. Es beschreibt, welche Fortschritte und Eigenständigkeiten erreicht werden sollen.*

**Ein Pflegeziel gibt die Richtung der Pflegemaßnahmen an!**

- Bsp.: Hemiplegische Körperhälfte wahrnehmen.
- Bsp.: Eigenständig die Körperpflege durchführen.

**Es ist ein Kriterium, die Pflegemaßnahmen hinsichtlich ihrer Wirksamkeit und Qualität zu überprüfen: Sind die durchgeführten Pflegemaßnahmen erfolgreich?**

- Bsp.: Nimmt die Klientin durch die Anwendung des Bobath-Konzepts die hemiparetische Körperhälfte bewusster wahr?
- Bsp.: Konnte durch die Anleitung bei der Waschung, gezielt die Hand zum Gesicht und Oberkörper zu führen, ein Schritt in Richtung Eigenständigkeit bei der Körperpflege erreicht werden?

**Ein Pflegeziel zeigt die Veränderung bezüglich der Ausgangssituation und des Endresultats auf: Was wurde erreicht, verbessert?**

- Ausgang: z.B. Klientin nimmt die hemiplegische Körperhälfte nicht wahr.
- Endresultat: z.B. Klientin bezieht bei Tätigkeiten die hemiplegische Körperhälfte mit ein.
- Ausgang: z.B. Klientin kann sich nicht eigenständig waschen.
- Endresultat: z.B. Klientin wäscht sich Oberkörper und Gesicht selbständig.

### Ein Pflegeziel kann sich auf verschiedene Bereiche beziehen

**Den Zustand der Klientin, z.B.:**

- Ist mit ihrem Bewegungsradius zufrieden
- Atmet tief und gleichmäßig.

**Das Können der Klientin, z.B.:**

- Hält Gleichgewicht beim Stehen
- Kann sich Gesicht und Oberkörper waschen.

**Das Wissen der Klientin, z.B.:**

- Kennt die Wirkung des Insulins
- Kennt BE-Berechnung.

**Messbare Befunde der Klientin, z.B.:**

- Trinkt 2,5 l täglich
- Nimmt ein Kilo innerhalb einer Woche ab.

**Verhalten und Entwicklungsprozess der Klientin, z.B.:**

- Kann Ängste äußern
- Akzeptiert bzw. toleriert die verordnete Bettruhe
- Nimmt die Empfehlungen der Stomatherapeutin an.

Lay und Menzel vereinfachen diese Einteilung und definieren Pflegeziele als „positive Bilder vom zukünftigen Wissen, Fühlen oder Tun der Klientin“ (Lay/Menzel 1999, ☞ Kapitel 5.2).

## Pflegeziele können verschiedene Intentionen haben

### Zustandserhaltung (Erhaltungsziele)

Erhaltung des Ist-Zustands; z.B. intakte Haut erhalten, vorliegende Fähigkeiten/Ressourcen erhalten.

Aus juristischer Sicht besteht die Verpflichtung jeder einzelnen Pflegekraft zur Zustandserhaltung. Auch bei Zeitmangel haben die Erhaltungsziele immer Priorität!

Erhaltungsziele kommen besonders zum Tragen, wenn ein Rehabilitationsziel (Verbesserung) aktuell oder auch auf längere Sicht nicht realistisch erscheint. Gerade bei der Betreuung alter Menschen und/oder Menschen mit Behinderung begegnen uns solche Situationen vermehrt. Die Erhaltungsziele verfolgen hierbei die Zielsetzung, vorliegende Selbständigkeiten zu erhalten, um eine erhöhte Pflegeabhängigkeit zu minimieren bzw. zu verhindern.

Das Erhaltungsziel kann ausformuliert werden (Beispiel 1) oder sich auf die angegebene Ressource beziehen (Beispiel 2). Weiterhin kann wie auf S. 151 dargestellt verfahren werden.

**Beispiel 1:**

Pflegeziel: Wäscht sich weiterhin Gesicht und Oberkörper selbständig.

**Beispiel 2:**

Ressource: Kann sich Gesicht und Oberköper selbständig waschen.

Pflegeziel: Fähigkeit lt. Ressource bleibt erhalten.

### Zustandsverbesserung (Rehabilitationsziele)

Schritt der vom Ist- zum Soll-Zustand führt, z.B.:

- **Ist:** Hat keine Kenntnisse und Fertigkeiten bezüglich der Insulintherapie
- **Soll:** Ist bezüglich der täglichen Insulingabe unabhängig
- Schritt von Ist zu Soll:
  a) Kennt Zeichen der Hypo- und Hyperglykämie
  b) Kann Blutzucker allein bestimmen
  c) Kennt Maßnahmen um Hypoglykämie auszugleichen
  d) Kennt die Wirkung des Insulins etc.

### Zustandsverarbeitung (Bewältigungsziele)

Bewältigung veränderter Lebensbedingungen, z.B. toleriert verordnete Bettruhe, akzeptiert Maßnahmen der Umkehrisolation, nimmt an Diabetikerschulung teil, nimmt Kontakt zur Selbsthilfegruppe für Inkontinenz auf.

## Wie formuliere ich Pflegeziele?

Die Pflegezielsetzung bezieht sich auf die vorausgegangene Problemstellung und berücksichtigt die Ressourcen.

- Welche Ressourcen hat die Klientin im betroffenen Lebensbereich?
- Welches Pflegeproblem liegt im betroffenen Lebensbereich vor?
- Welche realistische Pflegezielsetzung kann abgeleitet werden?

Wir kennen Zielsetzungen verschiedenster Art aus unserem täglichen Leben. Sei es eine Urlaubsreise oder das Erlernen einer Fremdsprache. Unser Leben wird von den verschiedensten Zielen durchzogen. Um unsere Zielsetzungen zu erreichen, versuchen wir in Teilschritten dem ersehnten Ziel näher zu kommen. Wie sich dies gestalten kann, möchte ich an einem **Beispiel** verdeutlichen:

Stellen Sie sich vor, Sie haben am Strand die vielen Surferinnen beobachtet und waren begeistert von dieser Sportart. Sie haben sich das Ziel gesetzt, surfen zu lernen. Sie werden sich als Anfängerin bestimmt nicht gleich eine komplette Surfausrüstung kaufen und bei Windstärke sieben Ihre ersten Versuche starten. Wahrscheinlich werden Sie versuchen, schrittweise ihrem Ziel näher zu kommen:

1. Ausrüstung kennen lernen und vorbereiten
2. Sicher auf dem Brett stehen
3. Gabelbaum aus dem Wasser aufrichten
4. Zwei Meter surfen ohne ins Wasser zu fallen usw.

Sie werden Stück für Stück Fortschritte machen und nach einem gewissen Zeitraum das Surfvergnügen in vollen Zügen genießen können.

Die Vorgehensweise und damit auch die Formulierung von Pflegezielen gestaltet sich wie bei dem dargestellten Surfbeispiel: Schrittweise!

Greifen Sie bei der Zielformulierung nicht „zu den Sternen“, sondern betrachten Sie, was in der momentanen Situation wirklich erreichbar ist! Die vollständige Genesung und Selbständigkeit der Klientin ist selbstverständlich wünschenswert, aber nicht immer realistisch. Oft müssen viele kleine Teilschritte gegangen werden, bevor eine Selbständigkeit in dem betroffenen Lebensbereich erreicht wird. Teilweise ist eine Selbständigkeit sogar unerreichbar, z.B. durch eine vorliegende Behinderung. Eine Zielsetzung in diesem Fall wäre, die vorliegenden Fähigkeiten zu erhalten (Erhaltungsziel) und ggf. zu erweitern.

Ein Pflegeziel muss realistisch, d.h. für die Klientin *erreichbar* sein!

Die folgende Abbildung verdeutlicht, wie wichtig es ist, dass ein Pflegeziel der individuellen Situation der Klientin angepasst ist.

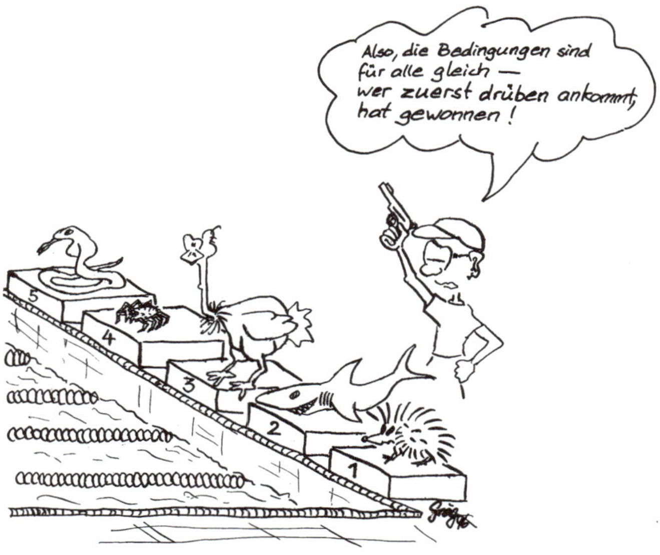


Realistische Pflegeziele sind kleine Schritte, die für kürzere Zeitabstände formuliert werden, *z.B. Klientin wäscht sich das Gesicht eigenständig (Ziel 1) → Datum der Zielerreichung und Handzeichen.* Ist dieses Pflegeziel erreicht, wird ein neues Pflegeziel festgelegt, *z.B. Klientin wäscht sich den Oberkörper selbständig (Ziel 2) → Datum der Zielerreichung und Handzeichen.*

Das erreichte Pflegeziel ist jeweils als Ressource anzusehen.

Waschen/Kleiden:

- Ressource: Wäscht sich das Gesicht selbständig (erreichtes Ziel 1)
- Pflegeproblem: Kann Körperpflege nicht eigenständig ausführen
- Pflegeziel: Kann sich den Oberkörper selbständig waschen

Diese Teilschritte werden als *Nahziele* bezeichnet! Durch die Formulierung überschaubarer Abschnitte kann festgestellt werden, ob die Klientin sich bis zum vorgegebenen Datum das Gesicht eigenständig waschen kann, d.h. Ergebnisse können gesichert werden! Dies ist ein Faktum, welches bei der Festlegung von Pflegezielen bedeutend ist.

Datum und Handzeichen nicht vergessen!

Pflegeziele müssen *überprüfbar* sein!

Sicherlich ist bei den täglichen Pflegeinterventionen eine Kontrolle der Fortschritte zu verzeichnen; dies reicht jedoch zur genauen Abprüfbarkeit nicht aus. Das Pflegeziel muss nach einem festgelegten Zeitraum (Datum) überprüft werden. Ohne die Angabe „bis wann" das Pflegeziel erreicht werden soll, ist eine Ergebnissicherung nicht möglich. Bei Erhaltungszielen kann die Zeitspanne der Überprüfung verlängert sein, z.B. wöchentlich mit genauen Terminangaben.

Durch die schrittweise fortlaufende Pflegezielsetzung und Ergebnissicherung kommt es zu sichtbaren Erfolgserlebnissen für die Klientin, das Pflegeteam und die Angehörigen. Das damit verbundene Gefühl „*wir* haben etwas erreicht", wirkt sich motivierend auf alle Beteiligten aus.

Die Fragestellung „Ist das Ziel erreicht?", muss klar mit „Ja" oder „Nein" beantwortet werden können (Ergebnissicherung). Nahziele sind überprüfbar!

Im besten Fall haben alle Beteiligten ein abschließendes Ziel vor Augen, z.B. *die Klientin pflegt sich mit Hilfe der Nachbarin Fr. K. in ihrer Wohnung selbst.* Inhaltlich kann diese Zielsetzung jedoch stark variieren und über den Zeitraum des z.B. Krankenhausaufenthaltes hinausgehen und in der Rehabilitationsklinik, der häuslichen Pflege oder dem Seniorenheim weiterverfolgt werden.

Diese abschließenden Ziele werden als *Fernziele* bezeichnet, da sie nach Ablauf der gesamten Pflegeinterventionen erreicht werden sollen!

Sollten Sie sich mit Literatur bezüglich der Pflegeplanung auseinandergesetzt haben, wird Ihnen bestimmt aufgefallen sein, dass oft Fernziele und anschließend Nahziele aufgeführt werden. Ein Fernziel ist wichtig, um nicht aus den Augen zu verlieren „wohin der Weg führt". In der Ausbildung ist die Integration von Fernzielen durchaus sinnvoll, um die analytischen Fähigkeiten der Schülerinnen zu schulen. Bei der täglichen Anwendung halte ich diese Vorgehensweise jedoch nicht für erforderlich, da die Nahziele fortlaufend überprüft und aktualisiert werden. Weiterhin erfolgt durch jedes erreichte Nahziel eine Annäherung an das Fernziel.

Formulieren Sie bei der praktischen Pflegeplanung immer Nahziele! Dies ist m. E. aktuell und verringert den Schreibaufwand.

**Anforderungen an ein Pflegeziel**

Ein Pflegeziel soll:

- Genau und detailliert formuliert sein
- Möglichst positiv formuliert sein
- Realistisch/erreichbar sein (Nahziel)
- Kurz und bündig formuliert sein
- Das angestrebte Wissen, Fühlen oder Tun der Klientin beschreiben
- Überprüfbar sein, um das Ergebnis sichern zu können (Angabe des Datums bis wann das Pflegeziel erreicht sein soll).

Ein Pflegeziel beschreibt ein Ergebnis, das erreicht werden soll. Es sagt nicht aus, was wir vermeiden, verhindern und nicht erreichen wollen! Daher ist die verneinende Form bei der Formulierung von Pflegezielen nach Möglichkeit zu vermeiden. Der folgende Comic verdeutlicht, warum es allgemein sinnvoller ist auszusagen *was* wir wollen, anstatt was wir *nicht* wollen.

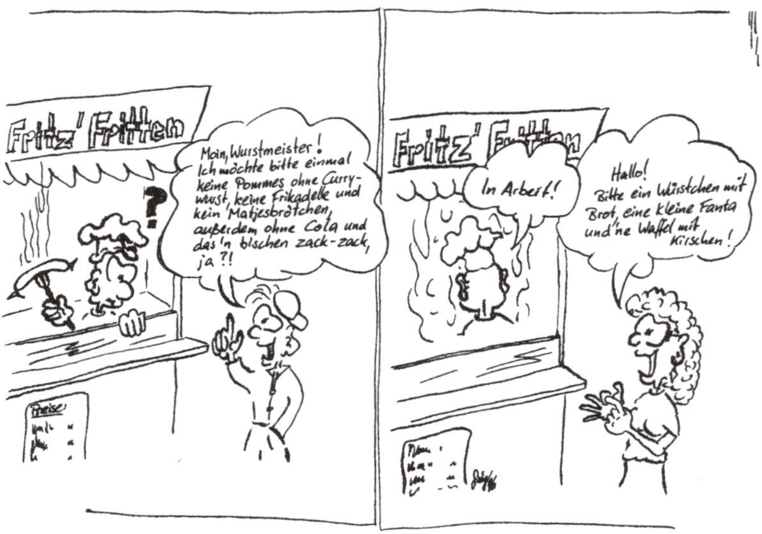

## Integration der Klientin bei der Pflegezielformulierung

Die Klientin ist eine mündige Bürgerin! Sie ist Betroffene und Partnerin zugleich. Die Pflegeziele betreffen ihren ganz persönlichen Genesungsprozess. Informieren Sie nach Möglichkeit die Klientin und die Angehörigen über die pflegerischen Zielsetzungen. Sollte der aktuelle Zustand dieses Vorgehen nicht ermöglichen, z.B. weil die Klientin nicht ansprechbar ist, versuchen Sie, die Angehörigen bei der Pflegezielsetzung einzubeziehen. Wird den Klientinnen und deren Angehörigen transparent gemacht, was erreicht werden soll, wird die Ebene einer konstruktiven Zusammenarbeit ermöglicht. Je nach Klientinnenzustand und -situation kann das Pflegeziel auch mit der Klientin zusammen formuliert werden; z.B. will bis … (Datum) ein Kilo abnehmen. Die gemeinsame Formulierung ist sehr empfehlenswert und effektiv, da die Klientin als gleichberechtigte Partnerin einbezogen wird. Bei der gemeinsamen Formulierung muss die jeweilige Pflegekraft jedoch geübt und sicher in der Anwendung der praktischen Pflegeplanung sein. Leider muss zum Ausdruck gebracht werden, dass die vorliegenden Rahmenbedingungen diese Vorgehensweise nicht immer begünstigen. Überstürzen Sie nichts, auch Pflegekräfte können nicht ganze Berge auf einmal versetzen! Auch wir müssen uns Nahziele setzen und Teilschritte bewältigen, um das endgültige Ziel zu erreichen (wie die Klientin). Sie können „Schritt für Schritt“ die Anwendung der praktischen Pflegeplanung erweitern! Wenn Sie sich noch nicht in der Lage fühlen, mit der Klientin und ggf. deren Angehörigen gemeinsame Ziele zu formulieren, versuchen Sie es zu einem späteren Zeitpunkt (wenn Sie sich sicherer in der Erstellung des Pflegeplans fühlen und wenn entsprechende Rahmenbedingungen vorliegen).

## Wiederholungsübung: Grundlagen der Pflegeziele

Möchten Sie „spielend leicht“ die wichtigsten Grundlagen zum Thema Pflegeziele wiederholen? Viel Spaß!

| | |
|---|---|
| **Waagerecht:** | 1. Welche Art von Zielen stehen im Pflegealltag im Vordergrund?<br>2. Welche Art von Zielen sollten dennoch nicht vergessen werden?<br>3. Was soll ein Pflegeziel **nicht** beschreiben?<br>4. Wie muss ein Pflegeziel formuliert sein, damit es erreichbar ist? |
| **Senkrecht:** | 5. Wie muss ein Pflegeziel formuliert sein, damit die Zielsetzung detailliert ersichtlich ist?<br>6. Was muss ein Pflegeziel enthalten, damit es überprüfbar ist?<br>7. Wie soll ein Pflegeziel formuliert sein, um den Schreibaufwand möglichst gering zu halten? |

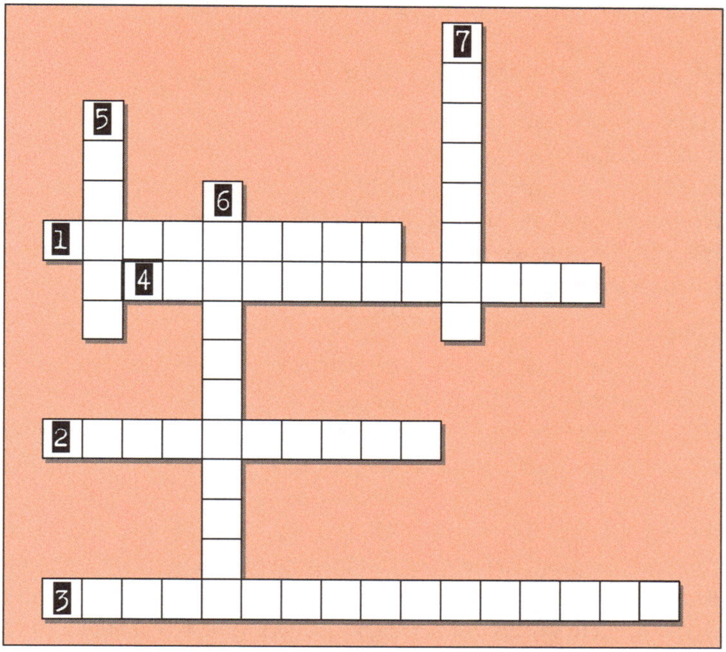


## Übung zur Pflegezielformulierung

Lesen Sie die Pflegeziele und überprüfen Sie, ob diese korrekt formuliert sind. Begründen Sie ihre Aussage!

1. Klientin weist symptomatisch eine Hemiparese links auf.
- Sich Bewegen:
  - Ressourcen: Kann rechte Körperhälfte bewegen, unterstützt den Lagerungswechsel mit rechter Körperhälfte
  - Pflegeproblem: Kann ihre Lage im Bett nicht eigenständig verändern
  - Pflegeziel: Nimmt bis … (Datum) bei Lagewechsel eigenständig die linke Hand mit.

2. Klientin hat eine Gipsschiene am rechten Arm, ist Rechtshänderin.
- Essen und Trinken:
  - Ressource: Kann linke Hand bewegen, am Tisch sitzen, kennt Sinn und Zweck des rutschfesten Brettchens

**Auflösung des Kreuzworträtsels**

**Waagerecht:** 1. Nahziele, 2. Fernziele, 3. Pflegemassnahme, 4. Realistisch
**Senkrecht:** 5. Genau, 6. Zeitangabe, 7. Buendig

 - Pflegeproblem: Kann sich das Brot nicht allein bestreichen, Brot rutscht vom Teller
 - Pflegeziel: Bewältigt Nahrungszubereitung eigenständig.

3. Klientin wird über eine Trachealkanüle beatmet:

- Kommunikation:
  - Ressource: Ist ansprechbar, zeitlich, örtlich und zur Person orientiert
  - Pflegeproblem: Kann nicht sprechen, kann nicht leserlich schreiben
  - Pflegeziel: Antwortet bis … (Datum) gezielt mit Kopfnicken- bzw. Kopfschütteln auf Fragen.

**Auflösung**

1. Ja! Die Formulierung ist genau/detailliert, enthält eine Zeitangabe (Datum) und beschreibt keine Pflegemaßnahme.
2. Nein! Die Formulierung ist ungenau und schwer überprüfbar. Bei der Zielsetzung „bewältigt Nahrungszubereitung eigenständig“ ist nicht ersichtlich, was genau erreicht werden soll. Die Formulierung enthält keine Zeitangabe. Es wird nicht deutlich, bis wann die Klientin die Zielsetzung erreicht haben soll. Die Zielsetzung ist dadurch nicht überprüfbar. Die korrekte Formulierung müsste lauten: *Bestreicht sich Brot bis (Datum) selbständig.*
3. Ja! Alle Aspekte wurden bei der Zielformulierung berücksichtigt.

## 3.4.4 Planung der Pflegemaßnahmen

### Wie wollen wir das Pflegeziel erreichen?

Es ist unser „tägliches Brot“, die Pflegemaßnahmen zu planen und durchzuführen. Der entscheidende Punkt dabei ist, dies nicht nur gedanklich zu tun, sondern es gezielt festzulegen und zu dokumentieren. Wir sind es mittlerweile gewohnt, durchgeführte Pflegemaßnahmen schriftlich zu fixieren. Die verbindliche und vollständige Festlegung von Pflegemaßnahmen findet jedoch nur bedingt statt. Um ein aufgestelltes Pflegeziel erreichen zu können, ist es allerdings unumgänglich, verbindliche Pflegemaßnahmen auszuwählen, durchzuführen und zu dokumentieren.

Es wird genau festgelegt *wie,* d.h. mit welchen Pflegemaßnahmen das aufgestellte Pflegeziel erreicht werden soll! Dies entspricht einer Pflegeverordnung und ist für das gesamte Pflegeteam verbindlich.

Veränderungen müssen fachlich begründet, den betreuenden Pflegekräften transparent sein und dokumentiert werden! Dadurch wird vermieden, dass jede Pflegekraft eine andere Pflegemaßnahme wählt. Die Pflegemaßnahmen werden vom gesamten Pflegeteam kontinuierlich, einheitlich und zielorientiert angewandt!

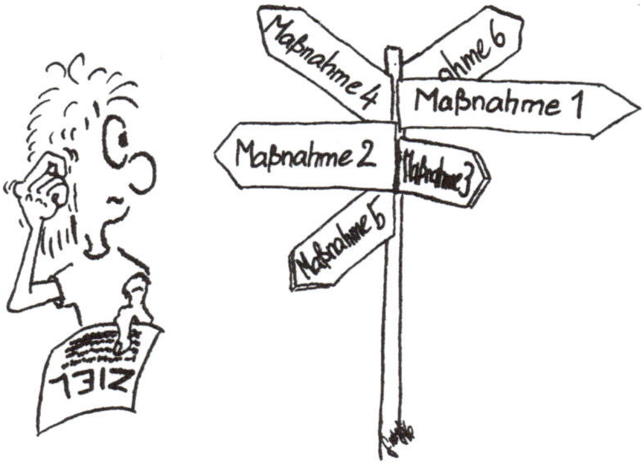


Dabei bezieht sich die Auswahl der Pflegemaßnahmen immer auf das jeweilige Pflegeproblem und die entsprechend abgeleitete Zielsetzung sowie auf die bestehenden Ressourcen.

Pflegemaßnahmen können

- **Vollständig kompensatorisch** sein, z.B. Klientin wird von der Pflegekraft gewaschen
- **Teilweise kompensatorisch** sein, z.B. die Klientin kann sich Gesicht und Oberkörper eigenständig waschen (Ressource); die Pflegekraft wäscht die verbleibenden Körperteile
- **Unterstützend** wirken; z.B. die Klientin wird angeleitet, welche Vorgehensweise zum Be- und Entkleiden sinnvoll ist; z.B. nach dem Bobath-Konzept. Die spezielle Vorgehensweise wird von der Pflegekraft (ggf. Ergotherapie) durch gezielte Anleitung vermittelt und trainiert (vgl. Orem, S. 48 ff.).

## Pflegemaßnahmen formulieren

Bei der Formulierung der Pflegemaßnahmen muss genau erkennbar sein, in welcher Art und Weise die durchzuführende Pflegemaßnahme erfolgen soll. Eine einzelne Angabe, wie z.B. Lagerung, wäre unzureichend, da Fragen unbeantwortet bleiben: Wie soll die Lagerung erfolgen (30 Grad Seitenlagerung, nach Bobath)? Wann und wie oft soll gelagert werden (stündlich, zweistündlich, zur Trachealtoilette, lt. Lagerungs- bzw. Bewegungsplan)?

☺ Die detaillierte Formulierung ist notwendig, um eine kontinuierliche Pflegetherapie gewährleisten zu können!

### Beispiel

Überlegen Sie, wie Sie folgender ärztlicher Anordnung nachkommen könnten: „Die Klientin X soll ein Antibiotikum erhalten."

Diese Anordnung können Sie nicht ausführen, da detaillierte Angaben fehlen. Welches Antibiotikum soll die Klientin erhalten, wie, wann/wie oft und in welcher Dosis soll es verabreicht werden?

Wie bei ärztlichen Anordnungen, muss auch bei geplanten Pflegemaßnahmen genau dokumentiert werden!

In der formulierten Pflegemaßnahme muss daher immer ersichtlich sein: was, wann, wie oft und wie durchgeführt werden soll.

Ebenso ist bei der Integration von Standardkürzeln auf die Vollständigkeit zu achten, ggf. muss das Standardkürzel stichwortartig erweitert werden.

Somit beinhaltet die Formulierung die konkrete Pflegemaßnahme (was und wie), inkl. der Angabe über die Häufigkeit und deren zeitliche Abstände (wie oft und wann).

Dabei soll die Formulierung möglichst genau, kurz und verständlich sein. Sie soll keine medizinische Therapie beschreiben und muss die Ressourcen berücksichtigen.

### Beispiele zur Pflegemaßnahmenformulierung

1. Bewegungseinschränkung durch Gipsschiene am linken Arm

- Essen und Trinken:
  - Ressourcen: Klientin ist Rechtshänderin, kennt Zweck des rutschfesten Brettchens, der Messergabel, der Tellerrandbegrenzung
  - Pflegeprobleme: Kann sich Brot nicht allein schmieren, Mittagessen rutscht über den Tellerrand
  - Pflegeziele: Schmiert und schneidet Brot bis … (Datum) eigenständig, kann bis … (Datum) mittags selbständig die Nahrung aufnehmen, ohne dass die Nahrung über den Tellerrand rutscht
  - Pflegemaßnahmen: Anleitung zur Nahrungsvorbereitung und -aufnahme zu den Mahlzeiten (oder Standardnummer angeben).

**Was:** Nahrungsvorbereitung und -aufnahme

**Wann/Wie oft:** Zu den Mahlzeiten

**Wie:** Hilfsmittel und deren Anwendung erklären, Anleitung zur Nahrungsvorbereitung und -aufnahme zu den Mahlzeiten etc. (oder „siehe Standard Nr…“)

2. Oberflächliche Atmung durch Schmerzen im OP-Gebiet, verordnete Bettruhe (Pneumoniegefahr)

- Atmen:
  - Ressourcen: Akzeptiert Bettruhe, beteiligt sich motiviert an Pflegemaßnahmen (konkrete Angabe)
  - Pflegeprobleme: Atmet oberflächlich und schnell, äußert Unruhe durch Schmerzen
  - Pflegeziele: Atmet tief und gleichmäßig, ist während der ASE (atemstimulierende Einreibung) entspannt und hat schmerzreduzierte Zeitintervalle
  - Pflegemaßnahmen: Atemgymnastik mit Triflo®: 2-stdl./10 Atemzüge, ASE (8.00/14.00/19.00 Uhr) in linker Seitenlage, mit W/O- Lotion: Name der Lotion (oder Standardnummer angeben).

**Was:** Atemgymnastik

**Wann/Wie oft:** 2-stdl./10 Atemzüge

**Wie:** Mit Triflo® (oder lt. Standard)

**Was:** ASE

**Wann/Wie oft:** 8.00/14.00/19.00 Uhr = 3 x tägl.

**Wie:** In linker Seitenlage, mit W/O-Lotion (Name der Lotion) oder Standardangabe

## Abgrenzungen der Maßnahmenformulierung bei der praktischen Pflegeplanung

Pflegeschülerinnen lernen beim Formulieren der Pflegemaßnahmen, genau darzustellen, wie sie die Pflegemaßnahme planen und anschließend durchführen wollen. Die Pflegemaßnahme wird detailliert beschrieben und ggf. benötigtes Material aufgeführt. Diese Vorgehensweise liegt im Lerneffekt begründet.

Für die praktische Pflegeplanung ist diese Vorgehensweise „übertrieben". Es muss davon ausgegangen werden, dass examinierte Pflegekräfte über die entsprechenden Fachkenntnisse verfügen oder diese ggf. über Fortbildungen erwerben.

Eine Beschreibung der atemstimulierenden Einreibung an dieser Stelle ist zu schreib- und zeitaufwändig.

Einen Beitrag zur detaillierten Maßnahmenbeschreibung leisten Pflegestandards, welche die genaue Vorgehensweise und benötigten Materialien beschreiben.

☺ Hausinterne Standards müssen auch den Schülerinnen nachweislich bekannt sein!

## Verwenden von Pflegestandards

☺ Die Dokumentation der Pflegemaßnahmen kann durch die Integration von Pflegestandards erheblich erleichtert werden!
Abweichungen vom vorgegebenen Standard müssen fachlich begründet und dokumentiert werden (siehe auch S. 29 ff.).

**Beispiel**

Klientin mit altersbedingter Immobilität bei Bettlägerigkeit

- Sich Bewegen:
  - Ressourcen: Reagiert auf Ansprache und konkrete Fragestellung, kann Arme und Beine bewegen
  - Pflegeproblem: Kann aus eigener Kraft ihre Lage nicht verändern
  - Pflegeziel: Liegt bequem, intakte Haut ist erhalten
  - Pflegemaßnahmen: Lagerung/Bewegung lt. Plan/Standard D1 a)[2]. Bequemlichkeit der Lage erfragen.

**Was:** Lagerung

**Wann/Wie oft:** lt. Lagerungs- bzw. Bewegungsplan

**Wie:** Nach Standard D1a)/erfragen

☺ Der Lagerungsplan gehört zum Dokumentationssystem und darf nicht verworfen werden. Er dient als Durchführungsnachweis!

### Abweichung vom Standard bei der Maßnahmenformulierung

**Beispiel**

Klientin mit Nahrungs- und Trinkkarenz aufgrund einer Pankreatitis. Abneigung gegen standardisiertes Mundpflegemittel (Brechreiz), potentielle Soor- und Parotisgefahr.

- Essen und Trinken:
  - Ressourcen: Kennt und akzeptiert Gründe der Nahrungs- und Trinkkarenz, trinkt gern Kräuter- und Früchtetees
  - Pflegeprobleme: Äußert Durstgefühl und unangenehmen Geschmack
  - Pflegeziele: Durstgefühl ist erträglich, hat angenehmen Geschmack, intakte Mundschleimhaut bleibt erhalten
  - Pflegemaßnahmen: 2-stdl. und bei Bedarf Mundpflege lt. Standard M1, mit Malventee.

**Was:** Mundpflege

**Wann/Wie oft:** 2-stdl. und zusätzlich bei Bedarf

---

2 *(D1 = Dekubitusprophylaxe; D1a) = 2-stdl. 30°-Seitenlagerung mit Keilkissen)*

**Wie:** Standard M1/Malventee (Apothekenqualität, keine Teebeutel!)

**Abweichung:** Mit Malventee (statt vorgegebener Mundpflegelösung)

**Fachliche Begründung:** Klientin verspürt Brechreiz bei Anwendung vorgegebener Mundpflegelösung; Einbeziehen der individuellen Vorliebe (Ressource)

## Übung zur Maßnahmenformulierung

Vielleicht möchten Sie Ihren Wissenstand bezüglich der Formulierung von Pflegemaßnahmen überprüfen? Kontrollieren Sie die dargestellten Maßnahmenformulierungen (was, wann, wie oft, wie)! Sind die Formulierungen korrekt oder fallen Ihnen Defizite auf? Unter „Bemerkung" können Sie die festgestellten Defizite dokumentieren.

1. *2-stündliche Lagerung nach Bobath lt. Plan*

**Bemerkung:**

2. *Therapeutische Waschung*

**Bemerkung:**

3. *8.00/19.00 Uhr Atemstimulierende Einreibung*

**Bemerkung:**

4. *8.00/18.00 Uhr: Verbandwechsel*

**Bemerkung:**

## Ergebnisse der Übungsbeispiele

### 1. Beispiel: Korrekt

**Was:** Lagerung

**Wann/Wie oft:** 2 stdl. lt. Lagerungsplan

**Wie:** Nach Bobath

### 2. Beispiel: Formulierung weist Defizite auf

**Was:** Waschung

**Wann:** Morgens, abends? Uhrzeit?

Dadurch fehlt die Angabe der Häufigkeit: Wie oft: 1x täglich, 2x täglich?

**Wie:** Aktivierend, beruhigend, nach Bobath? Mit therapeutischen Zusätzen? Im Bett, am Waschbecken?

Die korrekte Formulierung müsste wie folgt lauten:

19.00 Uhr (oder abends) beruhigende Waschung mit Lavendelzusatz im Bett.

**Wann/Wie oft:** 19.00 Uhr = 1x tägl.

### 3. Beispiel: Formulierung weist Defizite auf

**Was:** ASE

**Wann/Wie oft:** 8.00/19.00 Uhr = 2x tägl.

**Wie:** In Sitzposition, in Seitenlage, in Bauchlage? Welche Creme bzw. Lotion wird verwendet?

Die korrekte Formulierung müsste wie folgt lauten:

8.00/19.00 Uhr ASE mit pH 5 Eucerin Lotio F® in linker Seitenlage.

*Hinweis:* Bei beatmeten Klientinnen kann die ASE auch in Rückenlage am Thorax stattfinden.

### 4. Beispiel: Formulierung weist Defizit auf

**Was:** Verbandwechsel

**Wann/Wie oft:** 8.00/18.00 Uhr = 2x tägl.

**Wie:** Aseptischer Verbandwechsel, septischer Verbandwechsel; soll die Wunde trocken versorgt oder die Kompressen mit Ringer-Lösung® angefeuchtet werden, werden Medikamente aufgetragen? Hier kann auch die entsprechende Standardangabe genauere Hinweise geben.

Die korrekte Formulierung müsste wie folgt lauten:

8.00/18.00 Uhr aseptischer Verbandwechsel, Hautdesinfektion mit Kodan-Spray®, trocken verbinden mit Mullkompressen und Gitterpflaster oder 2x tägl. Standard V1.

## Pflegeprofessionalität: Nicht nur ein Begriff!

Die Pflegequalität steht in engem Zusammenhang mit der Auswahl der Pflegemaßnahmen!
Festgelegte Pflegemaßnahmen sollen auf dem „neuesten Stand" sein!

Diese Aussagen lesen sich einfach, die Forderungen, die damit verbunden sind, gestalten sich allerdings sehr umfassend. Um angemessene Pflegeinterventionen anwenden zu können, ist die kontinuierliche Fort- und Weiterbildung der Pflegekräfte erforderlich, evtl. sind fächerübergreifende/interdisziplinäre Fortbildungsveranstaltungen sinnvoll. Nur so können gezielt Auswahlkriterien zur Planung der Pflegemaßnahme stattfinden.

„Was ich nicht kenne, kann ich nicht bedenken, einbeziehen und anwenden." Schrecken Sie nicht gleich zurück! Alte Gewohnheiten loszulassen ist nicht einfach, doch die Ansicht: „Früher wurde das aber immer so gemacht", bedeutet Stillstand. Das gesamte Leben ist durchzogen von Veränderungen. Und empfinden Sie Stillstand nicht auch als langweilig?

Neue Möglichkeiten zu entdecken, bringt Kreativität in den Pflegealltag. Der Routineablauf wird belebt. Probieren Sie es aus! Die meisten Pflegekräfte gehen nach anfänglicher Skepsis und Unsicherheit wieder motivierter und mit mehr Spaß an ihre Arbeit. Die einzige Voraussetzung, die Sie mitbringen müssen, ist Offenheit. Sie müssen ja nicht für alle neuen Pflegeerkenntnisse „von heute auf morgen" die fachliche Kompetenz aufweisen. Niemand erwartet übermenschliche Fähigkeiten!

Pflege ist Teamarbeit! Das beinhaltet, „miteinander und voneinander" zu lernen. Sie werden erkennen, dass sich dies positiv auf Ihre Berufszufriedenheit und die Zufriedenheit der Klientinnen auswirken wird.

Die meisten Institutionen haben den Fortbildungsbedarf erkannt und durch Fortbildungsangebote und evtl. Praxisbegleitungen bzw. klinischen Unterricht abgedeckt. Aus verschiedenen Gründen ist es für Pflegekräfte nicht möglich, an jedem Fortbildungsangebot teilzunehmen. Teilweise fühlen sich Pflegekräfte den Anforderungen nicht gewachsen und fragen sich, wie sie die angebotene Fülle pflegerischer Neuerungen erlernen sollen. Geht es Ihnen ähnlich? Dann werden Sie den folgenden Vorschlag vielleicht interessiert verfolgen.

Fortbildung muss nicht im gewohnten „Schulstil“ an den Seminarraum gebunden sein! Fortbildungsveranstaltungen können auch stationsspezifisch und teamorientiert stattfinden. Beispielsweise besucht eine Pflegekraft einen Fortbildungskurs „Bobath-Konzept in der Pflege“, eine andere Pflegekraft hat ein Basisseminar Basale Stimulation® absolviert, eine weitere am Kinästhetik-Aufbaukurs und am Validations-Grundkurs teilgenommen.

Leider zeigt die Pflegepraxis, dass die Teilnehmerinnen meist „still und heimlich“ versuchen, die erlernten Kenntnisse umzusetzen. Es mangelt an Transparenz für das Pflegeteam und dadurch auch oft an Verständnis und Unterstützung! Diese Aspekte sind jedoch Voraussetzung, um teamorientiert arbeiten zu können. Die Teilnehmerinnen von Aus-, Fort- und Weiterbildungsmaßnahmen können einen entscheidenden Schritt zur Pflegeprofessionalität leisten, indem sie als Multiplikatoren agieren. Wird z.B. in der Teambesprechung von den Fortbildungs- und Unterrichtsinhalten berichtet, wird dem Pflegeteam transparent, welche neuen Erkenntnisse zur Verfügung stehen. Keine Panik, sicherlich müssen Multiplikatorinnen selbst die praktische Umsetzung einüben, keiner spricht von Perfektionismus. Pflegefachkräfte, wie z.B. spezielle Pflegetherapeutinnen, Lehrerinnen für Pflegeberufe, Pflegepädagoginnen und Praxisanleiterinnen stehen Ihnen bestimmt gern mit „Rat und Tat“ zur Seite.

Wichtig ist es, den persönlichen Defiziten mit echtem Interesse zu begegnen, und sie nicht pauschal mit dem Urteil „neumodischer Kram“ zu verwerfen.

Teilen Sie Ihren Kolleginnen mit, welche Pflegeinterventionen Ihnen noch nicht bekannt sind: „Die atemstimulierende Einreibung kenne ich nicht, kannst Du mir das zeigen?“ Aus persönlichen Erfahrungen kann ich berichten, dass die eine oder andere Pflegekraft so begeistert sein wird, dass sie an dem nächsten Fortbildungsangebot persönlich teilnehmen möchte. So beginnt ein Kreislauf, der meiner Ansicht nach viel versprechend verlaufen kann. Die Integration neuester Pflegeerkenntnisse erfolgt so schrittweise und der fachliche Austausch im Pflegeteam (auch stationsübergreifend) bildet dabei eine praxisorientierte Grundlage.

Aus-, Fort- und Weiterbildung ebnet den Weg zur Pflegeprofessionalität!
Pflegeprofessionalität sichert die Pflegequalität!

Es ist nicht der Sinn dieses Buches, inhaltlich auf neueste Pflegeerkenntnisse einzugehen. Ich möchte jedoch an einem Beispiel verdeutlichen, welche Auswirkungen die Wahl der Pflegemaßnahmen auf die Pflegezielsetzung haben kann.

**Beispiel**

Für eine Klientin mit Hemiplegie haben Sie das Pflegeziel „sitzt sicher im Stuhl" formuliert. Die Klientin soll vom Bett in den Sessel mobilisiert werden. Die Klientin hat durch die bestehende Hemiplegie und die damit verbundene Wahrnehmungsstörung eine Fallneigung zur betroffenen Seite und kann das eigene Körpergewicht nicht halten.

1. Pflegekraft ohne Fortbildungskenntnisse:
Zwei Pflegende versuchen mit gewohnten Mobilisationstechniken, der Pflegezielsetzung nachzukommen. Die Mobilisation ist für die Pflegekräfte sehr schweißtreibend, die Klientin versucht mit angsterfülltem Blick all ihre Kräfte aufzubringen. Für alle Beteiligten ist diese Maßnahme mit hoher Anstrengung verbunden. Die Durchführung dieser Maßnahme ist zudem äußerst gefährlich (Sturzgefahr). Die Pflegekräfte werden die Ansicht vertreten, das Pflegeziel sei unrealistisch und es verwerfen.

2. Pflegekraft kennt die Transfermöglichkeiten nach dem Bobath-Konzept:
Durch die Kenntnisse der speziellen Transfertechniken wird die Pflegekraft in der Lage sein, auf das geplante Pflegeziel hinzuarbeiten. Es wird eine sichere und schonende Mobilisation ermöglicht (ohne Rückenbelastung). Sie wird das Pflegeziel mittels dieser Kenntnisse leichter erreichen. Die Pflegekraft hält die Pflegezielsetzung für realistisch und erreichbar.

☺ Die Auswahl der geplanten Pflegemaßnahme beeinflusst, ob ein Pflegeziel erreicht werden kann oder nicht.

Utopie? Nein! Während der Begleitung einer Modellstation wurde ich bezüglich der Transfermöglichkeiten erstaunt gefragt: „Wie hast du Frau R. in den Stuhl bekommen? Wir haben es zu zweit nicht geschafft!" Anfänglich herrschte Verunsicherung und Skepsis. Durch praktische Übungen wurde daraus Fortbildungsbegeisterung.

## 3.4.5 Durchführung der geplanten Pflege

Dieser Schritt der Pflegeplanung beinhaltet, die geplanten Pflegemaßnahmen in die Tat umzusetzen. Dabei ist nicht nur von Bedeutung, dass Pflegetechniken durchgeführt werden. *Wie* wir etwas tun spielt eine entscheidende Rolle und sollte uns bei jeder Pflegeintervention begleiten. Soll z.B. eine beruhigende Waschung den gewünschten Erfolg zeigen, ist es wichtig, dass wir dieser Tätigkeit unsere volle Aufmerksamkeit und Ruhe schenken sowie Störungen (z.B. durch Reinigungskräfte, Ärzte, anderes Personal) vermieden werden.

Es ist zu beachten, dass die geplanten Pflegemaßnahmen für das gesamte Pflegeteam verbindlich sind. Begründete Abweichungen, wie schon in den Kapiteln „Standards“ und „Planung der Pflegemaßnahme“ dargestellt, sind jederzeit möglich.

**Beispiel**

Herr Mairat wird lt. Pflegeplan täglich zu den Mahlzeiten mobilisiert, er soll seine Nahrung sitzend am Tisch zu sich nehmen. Als Sie ihm das Mittagessen bereitstellen, fällt Ihnen auf, wie erschöpft Herr Mairat heute ist. Die radiologische Untersuchung am Vormittag hat ihn sehr geschwächt. Nun wäre es sicherlich nicht angemessen, Herrn Mairat aufgrund der festgelegten Pflegemaßnahme zu mobilisieren und seinen aktuellen Zustand außer Acht zu lassen. Natürlich muss der aktuelle Zustand von Herrn Mairat Beachtung finden. Sie berücksichtigen sein individuelles Bedürfnis und Herr Mairat nimmt aufgrund seiner Erschöpfung sein Mittagessen im Bett ein.

Ist damit die Pflegezielsetzung verfehlt? Muss das Pflegeziel verändert und die Pflegemaßnahme aktualisiert werden? Nein! Wahrscheinlich wird Herr Mairat gegen Abend wieder zu Kräften gekommen sein und die Durchführung kann wie geplant fortgesetzt werden.

Sie müssen nicht gleich den gesamten Pflegeplan ändern! Die Abweichung von der geplanten Pflegemaßnahme muss jedoch dokumentiert und begründet werden: „Heute Mittag nicht am Tisch gesessen (oder z.B. Standard 3 heute nicht durchgeführt), da von Röntgenuntersuchung erschöpft“. Hierfür steht der Pflegebericht zur Verfügung. Die veränderte Durchführung wird im Tätigkeitsnachweis dokumentiert.

*Hinweis:* In einigen Formularen zur Pflegeplanung sind die Schritte „Planung“ und „Durchführung“ getrennt aufgeführt.

Ich halte diese Vorgehensweise für zu schreibaufwändig und in gewisser Weise als „doppelt gemoppelt“. Es stellt sich die Frage, mit welcher Intention diese Trennung und die damit verbundene doppelte bzw. ähnliche Formulierung erfolgen soll.

**Tipp:** Durch eine Zuordnung, z.B. ATL/AEDL- Bereich und einer numerischen Gliederung zur entsprechenden Problemstellung mit Zielsetzung sowie vermerkten Ressourcen kann genau nachvollzogen werden, welche der dokumentierten Pflegemaßnahme/n für diesen Bereich ausgeführt werden sollen.

### 3.4.6 Beurteilung der Pflege

Der Pflegeplan ist ein zeitlich festgelegter pflegerischer Therapieplan. Hierbei werden die einzelnen Pflegeziele für einen bestimmten Zeitraum festgelegt. Der festgelegte Zeitraum, in dem ein Pflegeziel erreicht werden soll, variiert je nach Ausgangszustand der Klientin und der vereinbarten Zielsetzung. So kann das eine Pflegeziel realistisch in vier Tagen erreicht werden, ein anderes Pflegeziel erst in sieben Tagen (gewisse Zielsetzungen, z.B. in Therapie-, Rehabilitationseinrichtungen, können einen noch längeren Zeitraum in Anspruch nehmen). Am Tag des Kontrolldatums wird überprüft (evaluiert), ob die geplante Zielsetzung erreicht wurde bzw. ob die geplanten und durchgeführten Maßnahmen den erhofften Erfolg hatten. Das schließt die tägliche Beurteilung bei Pflegemaßnahmen nicht aus, z.B. die Beurteilung des Hautzustands bei jedem Lagerungswechsel mit der Pflegezielsetzung: Intakte Haut erhalten.

Die Erfassung und Beurteilung der aktuellen Gegebenheiten (Pflegewirkung und damit Annäherung an die Pflegezielsetzung) erfolgt täglich und wird im Pflegebericht dokumentiert, ggf. können auch gesonderte Formulare zur Evaluation Anwendung finden.

Es ist unumgänglich, ein Kontrolldatum für aufgestellte Pflegeziele anzugeben: Bis wann soll das Pflegeziel erreicht sein? Ohne die Angabe des Kontrolldatums ist es nicht möglich zu prüfen, ob das Pflegeziel erreicht wurde.

#### Beurteilungskriterien

In unserem Sprachgebrauch hat das Wort „beurteilen" eher einen negativen Charakter und ist begleitet von einem unangenehmen Beigeschmack. Wir denken an Prüfungen, Klausuren, Examen. Die negative Deutung dieses Begriffes mag mit den persönlichen Erlebnissen zusammenhängen, z.B. hatten wir bei einer Prüfung das Gefühl „verurteilt" zu werden. Diese beiden Bedeutungen des Wortes sollten wir jedoch nicht verwechseln!

Definieren wir den Begriff für uns neu: *Beurteilen ist das Beobachten und Bewerten einer bestimmten Situation. Sie erfordert eine Beschreibung des objektiven Ist-Zustandes.*

Dies hört sich im ersten Augenblick sehr kompliziert an. Ich möchte das Wort umschreiben. In Wörterbüchern finden wir folgende Vorschläge: abwägen, begutachten, denken über, diagnostizieren. Diese Umschreibungen lassen klarer erscheinen, was Beurteilung beinhaltet.

Die folgenden Fragestellungen können uns behilflich sein, unsere täglichen Pflegeinterventionen „unter die Lupe" zu nehmen: Wie ist der aktuelle Zustand der Klientin? Hat sich der Zustand verbessert bzw. verschlechtert? Hat die Klientin

Aussagen bezüglich ihrer Befindlichkeit gemacht? Haben sich Ressourcen und Problemstellungen aktuell verändert? Sind Fortschritte bezüglich der festgelegten Pflegeziele zu verzeichnen (Zielannäherung)? Welche Wirkung haben die Pflegemaßnahmen auf die Klientin? Wie ist die Reaktion auf die Pflegemaßnahmen? Warum konnten die Pflegemaßnahmen evtl. nicht wie geplant durchgeführt werden? Sind unvorhersehbare Ereignisse oder Komplikationen aufgetreten?

Wir sind diese Art der Beurteilung durch tägliche Beobachtungen und die Dokumentation im Pflegebericht gewohnt.

Durch die Pflegeplanung kommt ein neuer Aspekt hinzu:

- Die Beurteilung ob ein Pflegeziel erreicht wurde!
- Wurde das Pflegeziel erreicht, ist die Pflegemaßnahme abgeschlossen.

**Beispiel**

Der Vermerk, ob und wann ein Pflegeziel erreicht wurde, lässt sich am einfachsten im Pflegeplan direkt vermerken (siehe Beispiel 1, Pflegezielkontrolle). In der Praxis hat sich diese Vorgehensweise bewährt. Wird ein Pflegeziel vor dem festgelegten Kontrolldatum erreicht, lässt sich dies wie in Beispiel 2 (Pflegezielkontrolle) dokumentieren.

Ist ein Pflegeziel zum festgelegten Kontrolldatum nicht erreicht worden, z.B. durch unvorhersehbare Ereignisse, kann dies wie in Beispiel 3 (Pflegezielkontrolle) dargestellt, dokumentiert werden. Die Gründe, warum das Pflegeziel nicht zum festgelegten Datum erreicht wurde, müssen ebenfalls angegeben werden. Je nach Formular können die Gründe direkt im Pflegeplan, im Pflegebericht oder im Evaluationsformular vermerkt werden. Wichtig ist es, zu beurteilen ob ggf. neue Problemformulierungen mit den dazugehörigen Pflegezielsetzungen und Pflegemaßnahmen erfolgen müssen.

Pflegeziel: Wäscht sich Gesicht und Oberkörper selbständig.

Geplante Pflegezielkontrolle: 05.05.2005

## Praktischer Pflegeplan

| **Beispiel 1** | | | | | | |
|---|---|---|---|---|---|---|
| **Datum** | **HZ** | **Nr.** | **Individuelles Pflegeproblem** | **Pflegeziel** | **Geplante Pflegezielkontrolle** | **Pflegezielkontrolle (Datum/HZ)** |
| 27.05.05 | *Bu* | 1 | Kann sich nicht allein waschen | Wäscht sich Oberkörper und Gesicht eigenständig | 05.06.2005 | 05.06.05/*Bu* |
| **Beispiel 2** | | | | | | |
| 27.05.05 | *Bu* | 1 | Kann sich nicht allein waschen | Wäscht sich Oberkörper und Gesicht eigenständig | 05.06.2005 | 04.06.05/*Bu* Da sehr motiviert/konzentriert |
| **Beispiel 3** | | | | | | |
| 27.05.05 | *Bu* | 1 | Kann sich nicht allein waschen | Wäscht sich Oberkörper und Gesicht eigenständig | 05.06.05 | 05.06.05: Nicht erreicht/*Bu* Grund: Apoplex am 05.06.05 |
| Je nach Schweregrad des apoplektischen Insults und Ausmaß der Hemiplegie muss die Pflege der Klientin situationsgerecht angepasst werden und damit auch der Pflegeplan. Ein aktueller Pflegeplan muss erstellt werden! | | | | | | |

Sollte Ihnen diese Vorgehensweise nicht gefallen oder in Ihrem Dokumentationssystem nicht möglich sein, kann die Pflegezielkontrolle auch im Pflegebericht vermerkt werden.

## Pflegebericht

| **Beispiel 1** | | | |
|---|---|---|---|
| 05.06.05 | | | |
| F | 9.00 Uhr | Pflegeziel 1 erreicht | *Bu* |
| **Beispiel 2** | | | |
| 04.06.05 | | | |
| F | 9.00 Uhr | Pflegeziel 1 vorzeitig erreicht, da sehr motiviert und konzentriert geübt | *Bu* |

| Beispiel 3 | | | |
|---|---|---|---|
| 05.06.05 | | | |
| F | 8.00 Uhr | Pflegeziel 1 nicht erreicht, da apoplektischer Insult; Pflegeplan wurde neu erstellt | *Bu* |

## 3.4.7 Pflegeziel nicht erreicht: Was nun?

Wie in Beispiel 3 dargestellt, ist es nicht immer möglich das zu erreichen, was wir geplant hatten. In Bezug auf eine Pflegeplanung verhält sich die Situation ähnlich wie in der privaten Lebensplanung: „Manchmal durchkreuzen Situationen unsere Pläne und verändern sie; wir sind gefordert, andere Möglichkeiten zu suchen."

**Beispiel**

Sie wollten ihren Jahresurlaub in Australien verbringen. Sie haben kräftig gespart, plötzlich versagt ihr Auto. Die anliegende Reparatur fordert all ihr Erspartes. Sie benötigen das Auto jedoch dringend für ihren täglichen Arbeitsweg, da die Verbindung mit öffentlichen Verkehrsmitteln sehr schlecht ist.

Sie ändern ihren Plan! Dieses Jahr verbringen Sie ihren Urlaub an der Nordsee und arbeiten erneut auf ihr Urlaubsziel Australien hin. Ähnlich verhält es sich mit der pflegerischen Zielsetzung!

**Beispiel**

Pflegeziel 1 nicht vollständig erreicht, nur selbständiges Waschen des Gesichtes; bedingt durch Verschlechterung des Allgemeinzustandes nach Herzinfarkt. Die Ursachen für das Nichterreichen eines Pflegeziels können jedoch nicht nur in unvorhersehbaren Komplikationen begründet sein. Gerade in der Anfangsphase der

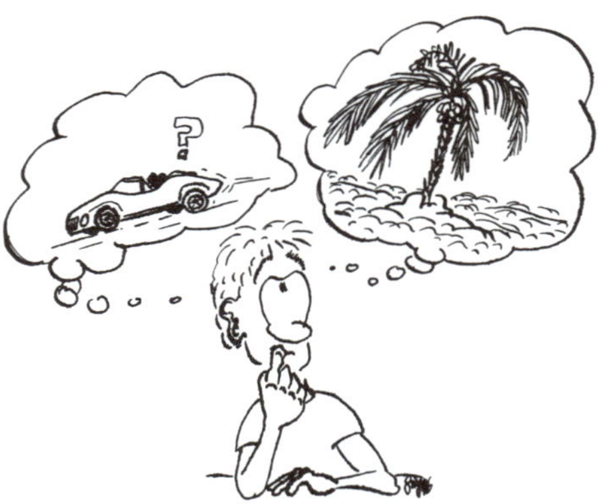

praktischen Pflegeplanung können folgende Gründe für eine Verfehlung der Pflegezielsetzung vorliegen:
- Lücken in der Informationssammlung/Informationsdefizite
- Falsche Einschätzung der Ressourcen
- Fehleinschätzung und Nichterkennen von Veränderungen der Pflegeprobleme
- Unrealistische Pflegezielsetzung
- Unangemessene Auswahl der Pflegemaßnahmen
- Unsachgemäße Durchführung der Pflegemaßnahmen.

Beurteilen Sie die Ursache der Pflegezielverfehlung selbstkritisch. Sie werden bemerken, wie schnell Sie aus Defiziten lernen. Betrachten Sie diese Ereignisse als Übungsbegleiterin. Ihren Kolleginnen ergeht es nicht anders, unterstützen Sie sich untereinander!

*Genialität – so nenne ich das Talent, den Dingen ins Gesicht zu sehen, sie geradlinig, ohne Umschweife, ohne verzerrten Blickwinkel und ohne Brechung so zu sehen, wie sie sind (…).*

*(Maude Adams)*

### 3.4.8 Pflegebericht früher und heute

Der Pflegebericht ist ein weiteres Element der gesamten Pflegedokumentation. Dabei erfüllt der Pflegebericht nicht mehr die umfassende Beschreibung der gesamten Pflege, wie noch vor einigen Jahren. Mit Hilfe des Pflegeberichts wurde früher der gesamte Verlauf der Pflege (Ausgangszustand/Endzustand) belegt. Diese Funktion kann in der heutigen Zeit nicht ausschließlich durch die Pflegeberichtsdokumentation abgedeckt werden.

Durch die erhöhten Anforderungen der Dokumentations- und Nachweispflicht sowie der Entwicklung detaillierter Dokumentationsunterlagen in der Pflege (Pflegeanamnese, Pflegeplan, Bewegungs-, Lagerungsplan etc.), kann dieser Anspruch nur durch die Gesamtdokumentation der Pflege erfüllt werden.

☺ Die Gesamtdokumentation muss den umfassenden Pflegeverlauf der Klientin vom Ausgangszustand (Aufnahme) bis zum Endzustand (Entlassung/Verlegung) nachweisbar belegen.

Im Pflegebericht werden natürlich weiterhin Elemente des Pflegeverlaufes, die Wirkung der Pflege sowie das aktuelle Befinden inkl. der Aussagen der Klientin beschrieben. Die Eintragungen sind mit Datum, Uhrzeit und Handzeichen zu dokumentieren.

### Aspekte der Dokumentationskontrolle

Die Dokumentation ist gesetzlich verpflichtend und gehört zu den Sorgfaltspflichten des Pflegedienstes. Doch gerade an arbeitsintensiven Tagen kann es vorkommen, dass ein Eintrag vergessen wird. Dann stehen Fragen offen: Wurde bei Frau K. der Verband gewechselt? Warum ist im Tätigkeitsnachweis die Standardnummer für die Übernahme der Körperpflege weiterhin geführt und abgezeichnet, obwohl Herr H. seit gestern zur eigenständigen Körperpflege aktiviert wird? Warum ist bei Herrn U. die Beurteilung der Pflegeziele nicht vorgenommen worden? Wahrscheinlich kennen Sie mindestens ein Beispiel für solche Sachverhalte. Gerade in Stresssituationen ist es menschlich, dass einmal etwas vergessen wird. Den Richter interessiert dies jedoch wenig!

Da bei der herkömmlichen Gestaltung der Pflegeübergabe nur der berichtenden Pflegekraft die Klientinnenakte vorliegt, ist der übernehmenden Pflegekraft eine Einsicht und Kontrolle nicht möglich. Durch die fehlende gemeinsame Einsicht werden Fehlerquellen zu spät oder gar nicht entdeckt.

☺ Die Gestaltung der Pflegeübergabe mit der Klientin kann Fehlerquellen in der Dokumentation durch gemeinsame Einsicht der Pflegekräfte aufdecken und damit verhindern.

## ■ Pflegebericht: Keine Romane schreiben!

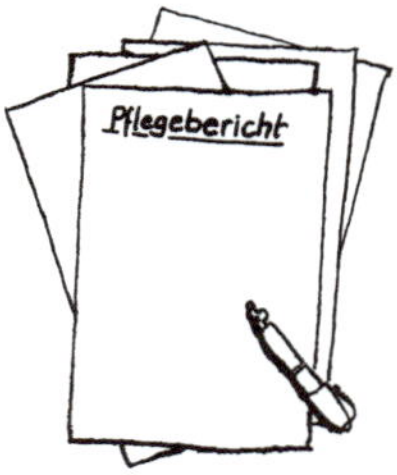


Wir sind es zwar gewohnt Pflegeberichte zu verfassen, aber wenn wir ehrlich sind, bereitet uns die korrekte Dokumentation immer wieder Schwierigkeiten. In der Praxis begegneten mir Fragen, wie „Was soll ich schreiben? Wie drücke ich das Geschehene aus? Was muss ich im Pflegebericht dokumentieren und was nicht?“. Resultat dieser unbeantworteten Fragen sind Pflegeberichte, die Romanen gleichen, Kurzfassungen ohne Aussage oder ein Tätigkeitsnachweis gespickt mit medizinischen Angaben. Aus diesem Grund erscheint es mir sinnvoll einige Aspekte zum Thema Pflegeberichte aufzuzeigen.

☺ Der Pflegebericht soll EIKLAN sein = Einfach, klar und anschaulich!

Wie der Name schon ausdrückt, liegt die Betonung auf **Pflege**bericht. Daher handelt es sich nicht um eine Ansammlung medizinischer Daten! Da der Pflegebericht ein Baustein der gesamten pflegerischen Dokumentation ist, muss er immer im Zusammenhang mit anderen Dokumentationsunterlagen gesehen werden. Wie umfassend ein Pflegebericht gestaltet sein muss, richtet sich danach, welche zusätzlichen Formulare zur Dokumentation geführt werden. Da die Dokumentationssysteme der verschiedenen Einrichtungen variieren, möchte ich einen Grundsatz vorausschicken:

Dokumentieren Sie nie doppelt! Sind Angaben in einem anderen Formular des Dokumentationssystems fixiert, brauchen diese nicht erneut erwähnt zu werden!
Es gilt der Grundsatz: **So viel wie nötig, so wenig wie möglich!**

Ggf. müssen veraltete Dokumentationssysteme überarbeitet bzw. ersetzt werden.

## Beispiele

1. Der Blutdruck von Herrn Schulze betrug 180/90 mmHg, er erhielt 10 mg Pidilat® s.l. Eine halbe Stunde nach der Medikamentengabe sinkt der Blutdruck von Herrn Schulze auf 150/70 mmHg. Der Blutdruckwert und die Medikamentenanordnung werden im fortlaufenden Kurvenblatt vermerkt. Sie brauchen Blutdruckwerte und Maßnahmen nicht im *Pflegebericht* aufzuführen (keine Ansammlung medizinischer Daten, kein Tätigkeitsnachweis).

Im Pflegebericht wird das Befinden dokumentiert, z.B.:

### Pflegebericht

Legende: F = Frühdienst, S = Spätdienst, N = Nachtdienst

| **12.05.2005** | | | |
|---|---|---|---|
| F | 7.30 Uhr | Äußert, dass er sich erschöpft fühlt und klagt über Kopfschmerzen ✓ | *Bu* |
| | 8.00 Uhr | Gibt an, dass er sich besser fühlt; möchte jedoch gern Hilfe bei der Körperpflege, da er Angst äußert zu kollabieren ✓ | *Bu* |

2. Frau Meier erhält täglich Unterstützung bei der Körperpflege. Da pflegerische Tätigkeiten nachweisbar dokumentiert werden, brauchen diese nicht zusätzlich im Pflegebericht aufgeführt zu werden.

| **Pflegemaßnahmen** | **12.05.05** | | | **13.05.05** | | | **14.05.05** | | |
|---|---|---|---|---|---|---|---|---|---|
| | F | S | N | F | S | N | F | S | N |
| 8.00/18.00 Uhr B1/WB | *Bu* | | | | | | | | |

Hinweis: Standard B1 = Unterstützung bei der Körperpflege, WB = Waschbecken

Im Pflegebericht werden die Wirkung der Pflegeintervention sowie das Befinden und die Äußerungen von Fr. Meier dokumentiert.

In der Praxis habe ich häufig die folgenden Eintragungen im Pflegebericht gefunden:

- *o.B.:* Fragen Sie sich selbst: Würde eine Klientin „ohne Befund“ im Krankenhaus verweilen?
- *Nichts Besonderes/unauffällig:* Was bedeutet das für Sie, was heißt denn „nichts Besonderes“ oder „unauffällig“? Diese Information ist nicht aussagekräftig!

Betrachten wir Pflegeberichte, finden wir diese Eintragungen bei vereinzelten Klientinnen über eine ganze Seite hinweg, hier und da durchzogen von einer wirklichen Information bzw. Aussage zur Befindlichkeit der Klientin.

**Pflegebericht**

| | | |
|---|---|---|
| **12.05.2005** | | |
| F | Nichts Besonderes | *Ka* |
| S | o.B. | *La* |
| N | Unauffällig | *Me* |
| **13.05.2005** | | |
| F | Ist von 9.00–17.00 Uhr beurlaubt, sonst nichts Besonderes | *Ka* |
| S | Äußert, dass der Tag mit der Familie sehr schön war | *La* |
| N | o.B. | *Me* |

Wenn ich Kolleginnen auf diese Tatsache angesprochen habe, kam oft die Aussage: *„Ja, aber ich weiß wirklich nicht, was ich bei der Klientin aufschreiben soll. Sie steht auf und versorgt sich selbständig.“*

Dokumentieren Sie im Pflegebericht, dass die Klientin aufsteht und sich selbst versorgt. Wo es wirklich nichts zu berichten gibt, muss auch nichts „herbeigezaubert“ werden.

Aufgrund der Rechtslage ist die Dokumentation im Pflegebericht innerhalb jeder Schicht nicht zwingend. Die Rechtsprechung verlangt aber einen ersichtlichen Pflegeverlauf.

Aus diesem Grund wurde in vielen Einrichtungen die Vorgehensweise entwickelt, zu jeder Klientin pro Schicht „etwas“ einzutragen. Handelt es sich jedoch um die Tatsache, dass auf mehreren Seiten die Dokumentation „nichts Besonderes“ zu finden ist, hat dies wenig mit Pflegeprofessionalität zu tun. Meiner Meinung nach gibt es auch bei mobilen Klientinnen einiges zu berichten!

**Beispiel**

| | | |
|---|---|---|
| Klient ist selbständig und mobil, steht auf und bewegt sich frei im Klinikgelände (z.B. Chemotherapie). | | |
| **12.05.2005** | | **Handzeichen** |
| F | Äußert, die Nacht besonders gut geschlafen zu haben | *Ka* |
| N | Freut sich auf die Familie, erscheint etwas aufgeregt | *Me* |
| **13.05.2005** | | |
| F | Ist von 9.00–13.00 Uhr beurlaubt | *Ka* |
| S | Äußert, dass der Tag mit der Familie sehr schön war und er am liebsten zu Hause geblieben wäre | *Dö* |
| **14.05.2005** | | |
| F | Wirkt nach der Sonographie erschöpft | *Ka* |
| S | Sagt, der Mittagsschlaf habe ihn gekräftigt | *Dö* |
| **15.05.2005** | | |
| N | 02.00 Uhr: Äußert, nicht schlafen zu können, möchte einen Kamillentee. Äußert Zukunftsängste, geht auf Gesprächsangebot jedoch nicht ein | *Me* |
| **16.05.2005** | | |
| F | Wirkt müde, äußert, sich auf den Besuch seiner Ehefrau zu freuen | *Ka* |
| S | Erscheint gelöst und scherzt, macht jedoch keine weiteren Angaben (Gespräch mit Ehefrau?) | *Dö* |

Ihnen wird auffallen, dass nicht in jeder Dienstschicht eine Dokumentation im Pflegebericht stattgefunden hat. Es ist davon auszugehen, dass es in den „fehlenden" Dienstschichten nichts zu dokumentieren gab. Trotzdem werden Pflegeverlauf und Pflegewirkung sowie das Befinden des Klienten in Kombination mit den weiteren Dokumenten (z.B. Durchführungsnachweis) nachvollziehbar.

Sind wir ehrlich, so müssen wir gestehen, dass wir bei sehr mobilen und sich selbst versorgenden Klientinnen nicht wissen, was wir schreiben sollen, da wir zu ihnen aufgrund der Selbständigkeit „weniger" Kontakt haben. Diese Lücke kann durch die Pflegeübergabe mit der Klientin geschlossen werden, da sich hierbei Kontakt und Gesprächsaustausch intensivieren (☞ 4.2).

### Keine Tätigkeitsnachweise, Standards und Pflegepläne vorhanden?

Sollten in einer Institution z.B. Pflegestandards, Nachweise über pflegerische Maßnahmen sowie ein Pflegeplan nicht vorliegen, muss der Pflegebericht detaillierter verfasst sein. Angaben, die sonst durch die genannten Dokumente abgedeckt werden, müssen einbezogen werden.

In diesem Fall muss nicht nur dargestellt werden, welche Wirkungen die Pflegemaßnahmen zeigen, wie die Klientin darauf reagiert und ihre Befindlichkeit beschrieben werden, sondern der Pflegeverlauf muss nachvollziehbar dargestellt sein, d.h. genaue Auskünfte über die Pflegeleistungen gegeben werden. Der Pflegebericht wird länger!

Angesichts der Nachweispflicht werden jedoch in den meisten Institutionen die entsprechenden Dokumentationselemente vorliegen.

Eine sinnvolle Kombination der genannten Dokumentationseinheiten bedeutet eine echte Entlastung der Schreibarbeit!

## Übung zur Pflegeberichtsdokumentation

Für Frau Müller wurde ein Pflegeplan erstellt. Es werden täglich Nachweise über pflegerische Leistungen dokumentiert, Pflegestandards stehen zur Verfügung.

Die folgenden Grundlageninformationen sollen ihnen helfen, ihre Vorstellungskraft anzuregen: Frau Müller lebt seit 2 Jahren im Seniorenheim. Sie äußert sich sprachlich kaum, ist kachektisch und ängstlich. Im Seniorenheim soll sie seit einer Woche nicht mehr richtig gegessen haben. Am 14.05.05 wird Frau Müller auf „ihrer“ Station aufgenommen.

Erinnern Sie sich an die beschriebenen Grundlagen bezüglich des Verfassens von Pflegeberichten. Prüfen Sie die folgenden Eintragungen im Pflegebericht. Was erscheint Ihnen unstimmig?

**Pflegebericht**

| 14.05.2005 | |
|---|---|
| F | Körperpflege und alle Prophylaxen durchgeführt. Für morgen CT angeordnet. PEG neu verbunden. Einstichstelle trocken und unauffällig |
| S | Hat ziemlich viel abgeführt, hat auf ärztliche Anordnung Imodium® erhalten |
| N | Nichts Besonderes |

| 15.05.2005 | |
|---|---|
| F | Schüttelt den Kopf bei Nässeschutzwechsel; wirkt als wäre ihr die Situation peinlich |
| S | „Stemmt" sich bei Lagerungswechsel gegen die Schutzgitter, sieht sehr ängstlich aus, beruhigt sich durch Streicheln an Schulter und Arm, sowie ruhiges Zureden; die zusammengerollte Bettdecke zum Lagerungswechsel umklammert sie |
| N | Hat gut geschlafen |

*Notizen:*

## Unstimmigkeiten im dargestellten Pflegebericht

1. **Körperpflege**: Sagt nicht aus, wie die Maßnahme durchgeführt wurde (im Bett? am Waschbecken? therapeutische Waschung?). Die Angaben werden genau im Pflegeplan/im Durchführungsnachweis/Standard beschrieben und müssen nicht noch einmal im Pflegebericht erwähnt werden. Über die Wirkung etc. werden keine Angaben gemacht.
2. **Prophylaxen**: Welche? Durchführung nur am 14.05.05 im Frühdienst? Die Dokumentation, welche Prophylaxen, wann, wie, wie oft und von wem durchgeführt wurden, muss nachvollziehbar dokumentiert sein. Diese Dokumentation erfolgt im täglichen Durchführungsnachweis und wird durch die Pflegestandards inhaltlich erläutert.
   Eine Beurteilung (Wirkung der Pflegemaßnahmen) bezüglich der prophylaktischen Maßnahmen fehlt, z.B. bei der Dekubitusprophylaxe: Ist die Haut intakt, weist sie Rötungen auf?
3. **CT**: Anordnung wird in der täglichen Kurve vermerkt. Sind entsprechende Vorbereitungen getroffen?

4. **PEG**: Die Dokumentation, welche Tätigkeiten, wann, wie, wie oft und von wem durchgeführt wurden, muss nachvollziehbar dokumentiert sein. Diese Dokumentation erfolgt im täglichen Tätigkeitsnachweis und wird durch die Pflegestandards inhaltlich erläutert. Richtig vermerkt wurde die Beurteilung der Einstichstelle.
5. **Abführen**: Was bedeutet „ziemlich viel"? Besser wäre eine Mengenangabe und Beurteilung über Farbe, Konsistenz etc. Imodium® ist als ärztliche Anordnung in der täglichen Kurve (inkl. Mengenangabe) vermerkt.
6. **Nichts Besonderes**: Hat keine Aussagekraft.
7. Im Früh- und Spätdienst des 15.05.2005 befinden sich erstmalig Eintragungen bezüglich der Befindlichkeit bzw. Reaktionen auf Pflegemaßnahmen der Klientin!
8. **Hat gut geschlafen**: Meint dies die Pflegekraft aus Beobachtungen schließen zu können oder wurde von der Klientin die Aussage gemacht? Die Objektivität ist fraglich. Besser: Äußert, gut geschlafen zu haben oder habe den Eindruck, dass…

Im Allgemeinen ist der dargestellte Pflegebericht kaum aussagekräftig. Da ein Pflegeplan in Kombination mit pflegerischen Durchführungsnachweisen und Pflegestandards vorliegt, wurden Angaben (Verbandwechsel PEG, Körperpflege) doppelt aufgeführt. Andere Angaben fehlen wiederum, wie z.B. genauere Informationen bezüglich des Abführens der Klientin (Menge, Beschaffenheit, Farbe etc.). Medizinische Angaben wie Imodium® sind überflüssig, da diese in der Kurve do-

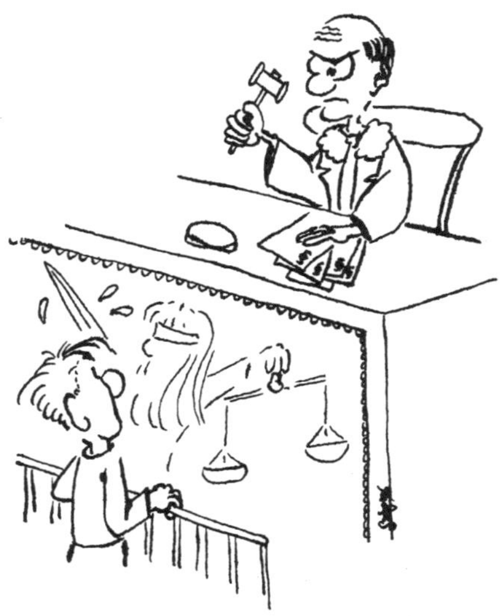

kumentiert wurden. Wichtiger wäre eine Aussage darüber, wie die Wirkung des Imodium® war. Diese Angabe fehlt jedoch! Es ist nicht ersichtlich, ob der Durchfall gestoppt werden konnte. Aussagen zur Befindlichkeit der Klientin, über Reaktionen auf Pflegemaßnahmen und die Wirkung der Pflegemaßnahmen werden kaum getroffen (außer am 15.05.2005 im Früh- und Spätdienst). Dieser Pflegebericht würde juristisch eher belastend als entlastend wirken. Er lässt viele Fragen offen bzw. wirft erst Fragen auf.

## 3.4.9 Anforderungen an die Gesamtdokumentation

In der gesamten Pflegedokumentation muss der lückenlose Pflegeverlauf nachvollziehbar sein! Es muss ersichtlich sein,

- Wer
- Was
- Wann
- Wie
- Wie oft
- Wo
- Wozu/warum

durchgeführt hat. Fragen sie sich bei *jeder* Dokumentation:

- Ist der Inhalt vollständig und sachlich objektiv (frei von persönlichen Empfindungen und Emotionen)?
- Habe ich mich klar und verständlich ausgedrückt (wird die Mitteilung auf Anhieb erfasst, entstehen keine Missverständnisse)?
- Ist die Dokumentation übersichtlich, zweckmäßig und leserfreundlich? „In der Kürze liegt die Würze!"

Wenn Sie unsicher sind, ob Sie etwas Bestimmtes dokumentieren sollten oder ob es entbehrlich ist, hilft Ihnen vielleicht Reinhard Lays Merksatz:

„Was praxisrelevant, vergütungsrelevant, prüfungsrelevant oder juristisch erforderlich ist, wird vollständig, wahr und klar dokumentiert" (Lay 2004).

## 3.4.10 Pflegeverlegungs- bzw. Pflegeüberleitungsbericht

Bezüglich des Krankheits- und Gesundheitsprozesses, kann es für die Klientin zu einem Wechsel in eine andere Institution kommen (z.B. Rehabilitationsklinik, Spezialkliniken, Seniorenheim, ambulante Pflege).

Es ist üblich, dass bei Verlegungen bzw. Entlassungen ein Arztbericht für den weiterbehandelnden Arzt geschrieben wird.

Im Gegensatz dazu stehen Pflegekräfte anderer Einrichtungen bei Verlegung bzw. Entlassung (z.B. in die ambulante Pflege) vor den gleichen Fragen, die wir uns bei der Aufnahme der Klientin gestellt haben und bekommen selten einen Einblick in die vorausgegangene Pflegetherapie. Erleichtern wir uns unsere Arbeit gegenseitig! Diese Funktion erfüllt der Pflegeverlegungsbericht bzw. Pflegeüberleitungsbericht.

Der Bericht soll die Ressourcen und Pflegeprobleme sowie den aktuellen Zustand der Klientin in Kurzform beschreiben!

Eine Orientierung bietet das Stammblatt, die erhobene Pflegeanamnese/Pflegebedarfserhebung sowie die Pflegedokumentation inkl. Pflegeplan. Der Pflegeentlassungsbericht kann frei formuliert werden, aber auch auf Grundlage eines Formblattes erfolgen. Ein entsprechendes Formblatt vermindert den Schreibaufwand.

Der Bericht sollte folgende Aspekte beinhalten:
- Angaben zur erhobenen Pflegeanamnese/Biographie
- Kurzbeschreibung des Ist-Zustandes (Verlegungstag)
- Angaben über Klientinnengewohnheiten und Vorlieben/Abneigungen
- Ressourcen und Hilfsmittel der Klientin
- Angaben zu Pflegeproblemen bzw. Einschränkungen der verschiedenen Lebensbereiche inkl. Angaben, ob die Klientin die Defizite selbst bewältigt oder ob Unterstützung notwendig ist (z.B. Bewegen: Mobil/immobil? Rechts- oder Linkshänderin? Körperpflege: Bestimmte Waschung; selbständig oder Unterstützung? Ausscheidung: Kontinent, inkontinent, DK/Ch.? Kommunikation: Aphasie, schwerhörig, kurzsichtig? usw.)
- Besonderheiten: z.B. Strümpfe müssen immer vor dem Unterhemd angezogen werden, andernfalls reagiert die Klientin verstört.

Durch den Pflegeverlegungsbericht erleichtert sich die institutionsübergreifende Informationssammlung.

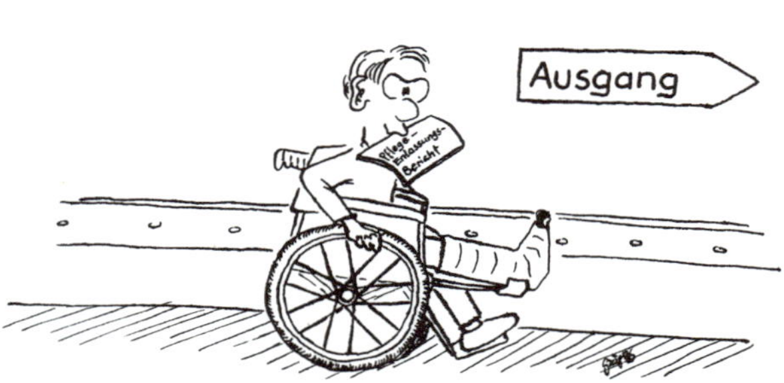

## Pflegeüberleitungsbogen Kiel

Name ______
Straße ______
PLZ, Ort ______
Telefon ______
Geb.-Dat. ______

Krankenkasse ______
Versichertennummer ______
weitere Kostenträger, wie
☐ Pflegekasse ☐ Sozialamt ☐ Selbstzahler
☐ Krankenversicherungskarte ☐ Personalausweis
☐ Pflegestufe bewilligt; welche: ______
☐ Pflegestufe beantragt, wann: ______ ☐ Eilverfahren
Konfession ______
Sprache der Verständigung ______

Hinweis auf Haustürschlüssel

☐ Angehörige ☐ Bezugsperson ☐ Betreuer (welche)
Name
Anschrift
dienstl./privat

**Behandelnder Arzt** (Anschrift, Telefon)

**Aktueller Verlegungsgrund**

**Bekannte Diagnosen/pflegerelev. Vorerkrankungen**

**Allergien/Unverträglichkeiten**

**Atmung** beeinträchtigt durch:

**Letzte Werte**
RR ______ mmHg ______ Größe ______
BZ ______ mg % ______ Gewicht ______

**Besonderes:** ☐ Port ☐ Shunt ☐ Schrittmacher
☐ Dauerkatheter ☐ Stoma ☐ PEG-Sonde
☐ Sonstiges:

**1. Verlegung von**
**Ansprechpartner, Telefon**

**2. Verlegung nach** (Ansprechpartner, Telefon)

**3. Zuletzt gegebene Medikamente / Injektionen**

| Medikamente | Uhrzeit | | | | |
|---|---|---|---|---|---|
| | | | | | |
| | | | | | |
| | | | | | |
| | | | | | |
| | | | | | |
| | | | | | |
| | | | | | |

Bedarfsmedikation

**4. Patientenverfügung liegt vor** ☐ ja ☐ nein

**5. Pflegehilfsmittel**

| | vorhanden | evtl. benötigt | bestellt |
|---|---|---|---|
| Antidekubitusmatr. | ☐ | ☐ | ☐ |
| Badewannenlifter | ☐ | ☐ | ☐ |
| Blutdruckgerät | ☐ | ☐ | ☐ |
| Brille | ☐ | ☐ | ☐ |
| BZ-Gerät | ☐ | ☐ | ☐ |
| Hörgerät | ☐ | ☐ | ☐ |
| Inhalator | ☐ | ☐ | ☐ |
| Inkontinenzmaterial | ☐ | ☐ | ☐ |
| Krankenbett | ☐ | ☐ | ☐ |
| Notrufsystem | ☐ | ☐ | ☐ |
| Rollator | ☐ | ☐ | ☐ |
| Rollstuhl | ☐ | ☐ | ☐ |
| Sauerstoffgerät | ☐ | ☐ | ☐ |
| Stomaversorgung | ☐ | ☐ | ☐ |
| Toilettenstuhl | ☐ | ☐ | ☐ |
| Zahnprothese | ☐ | ☐ | ☐ |
| weitere Prothesen | | | |

**6. Erschwernisfaktoren**
☐ Kontrakturen
☐ hochgradige Spastik
☐ Hemiplegien und Paresen
☐ unkontrollierte, einschießende Bewegungen
☐ Fehlstellung der Extremitäten
☐ eingeschränkte Belastbarkeit, z.B. durch Herz- und Kreislauferkrankungen
☐ fehlende Kooperation
☐ zeitaufwendiger Hilfsmitteleinsatz
☐ starke Verhaltensauffälligkeit, z.B. bei Demenz
☐ stark eingeschränkte Sinneswahrnehmung
☐ therapieresistente Schmerzen
☐ erhöhter Pflegebedarf durch Körpergröße, Körperzustand, Gewicht
☐ kachektisch ☐ adipös

**7. Hautzustand**
Intakt:
☐ ja ☐ nein
☐ 1. Dekubitus, Grad:
☐ 2. Ulcus.
☐ 3. Sonstiges:
Beschreibung:

Bitte eintragen:

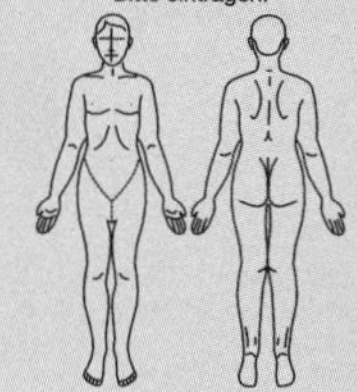

**8. Kommunikation**
Kommunikationsstörungen ☐ nein ☐ ja ☐ Logopädie Einschränkungen: ☐ sprechen ☐ verstehen ☐ hören ☐ schreiben ☐ lesen
Pflegehinweise:

**9. Mobilität:**

| Hilfebedarf: | S | A | B | U | tÜ | vÜ | Pflegehinweise: |
|---|---|---|---|---|---|---|---|
| Aufstehen | ☐ | ☐ | ☐ | ☐ | ☐ | ☐ | |
| Stehen | ☐ | ☐ | ☐ | ☐ | ☐ | ☐ | |
| Gehen | ☐ | ☐ | ☐ | ☐ | ☐ | ☐ | |
| Treppen steigen | ☐ | ☐ | ☐ | ☐ | ☐ | ☐ | |
| Hinsetzen | ☐ | ☐ | ☐ | ☐ | ☐ | ☐ | |
| Sitzen | ☐ | ☐ | ☐ | ☐ | ☐ | ☐ | |
| Hinlegen | ☐ | ☐ | ☐ | ☐ | ☐ | ☐ | |
| Bewegung im Bett | ☐ | ☐ | ☐ | ☐ | ☐ | ☐ | |

☐ KG ☐ Lagerung (Lagerungsplan beifügen)

**10. Körperpflege, An-/Auskleiden**

| Hilfebedarf: | S | A | B | U | tÜ | vÜ | Pflegehinweise: |
|---|---|---|---|---|---|---|---|
| Baden/Duschen | ☐ | ☐ | ☐ | ☐ | ☐ | ☐ | |
| Intimpflege | ☐ | ☐ | ☐ | ☐ | ☐ | ☐ | |
| Waschen | ☐ | ☐ | ☐ | ☐ | ☐ | ☐ | |
| Haarpflege | ☐ | ☐ | ☐ | ☐ | ☐ | ☐ | |
| Mundpflege | ☐ | ☐ | ☐ | ☐ | ☐ | ☐ | |
| Rasur | ☐ | ☐ | ☐ | ☐ | ☐ | ☐ | |
| Fußpflege | ☐ | ☐ | ☐ | ☐ | ☐ | ☐ | |
| Handpflege | ☐ | ☐ | ☐ | ☐ | ☐ | ☐ | |
| **An-/Auskleiden:** | | | | | | | |
| Oberkörper | ☐ | ☐ | ☐ | ☐ | ☐ | ☐ | |
| Unterkörper | ☐ | ☐ | ☐ | ☐ | ☐ | ☐ | |

Pflegeüberleitungsbogen Kiel. *(Mit freundlicher Genehmigung der Kieler Pflegekonferenz)*

**Seite 2 - Pflegeüberleitungsbogen Kiel** Name:

**11. Essen und Trinken**

☐ Essen auf Rädern — Diät:

Pflegehinweise:

| Hilfebedarf: | S | A | B | U | tÜ | vÜ |
|---|---|---|---|---|---|---|
| Essen | ☐ | ☐ | ☐ | ☐ | ☐ | ☐ |
| Trinken | ☐ | ☐ | ☐ | ☐ | ☐ | ☐ |

empfohlene Trinkmenge: ______ Ltr. pro Tag

☐ Kauprobleme ☐ Schmerzen im Mund ☐ Schluckprobleme ☐ Durstgefühl eingeschränkt

☐ Sondennahrung (Ernährungsplan beifügen); letzter Wechsel:

Vorlieben / Abneigungen:

**12. Ausscheiden**

Pflegehinweise:

| Hilfebedarf: | S | A | B | U | tÜ | vÜ |
|---|---|---|---|---|---|---|
| Hygienische Nachsorge | ☐ | ☐ | ☐ | ☐ | ☐ | ☐ |
| Richten der Kleidung | ☐ | ☐ | ☐ | ☐ | ☐ | ☐ |

☐ Harninkontinenz ☐ Kontinenztraining (Plan beifügen) ☐ Inkontinenzmaterial ☐ am Tag

☐ Stuhlinkontinenz ☐ Obstipation ☐ in der Nacht

bei Obstipation, letzter Stuhlgang: ______ welche:

☐ Dauerkatheter, letzter Wechsel: ______

☐ Stomabeutel, letzter Wechsel: ______

**13. Ruhen und Schlafen**

Schlafstörungen ☐ nein ☐ ja wenn ja: ☐ Einschlafstörungen ☐ Durchschlafstörungen ☐ Schlafumkehr

Schlafgewohnheiten:

Pflegehinweise:

**14. Sich beschäftigen** ☐ TV ☐ Radio ☐ Lesen

besondere Interessen:

**15. Für Sicherheit sorgen / Psychische Situation / Ressourcen**

Ansprechbar: ☐ ja ☐ nein ☐ akute ☐ chronische Verwirrtheit ☐ Durchgangssyndrom ☐ Selbstgefährdung ☐ Fremdgefährdung

Orientiert: ☐ ja ☐ nein Orientierungsstörungen: ☐ zeitlich ☐ örtlich ☐ zur Person ☐ Weglauftendenz

Tagesstruktur: ☐ ja ☐ nein ☐ Hilfe bei Medikamenteneinnahme erforderlich ☐ täglich mehrere ambulante Einsätze ☐ Tagespflege

Motivation u. Antrieb: ☐ ja ☐ nein z.B. ☐ Hypermobilität ☐ Ablehnen von Hilfe ☐ Sturzgefahr

Emotional stabil: ☐ ja ☐ nein ☐ Ängste ☐ Unruhezustände ☐ depressive Verstimmung

Besondere Probleme u. Ressourcen (z.B. Bezugspersonen):

Legende - Bitte den notwendigen Hilfebedarf einschätzen: **(S) = Selbständig** – **(A) = Anleitung,** d.h verbal anleiten, auffordern und begleiten – **(B) = Beaufsichtigung,** d.h. z.B. erinnern und kontrollieren – **(U) = Unterstützung,** d.h. bereitstellen, nachbereiten – **(tÜ) = teilweise Übernahme,** d.h. weitergehende Hilfestellungen in der Pflege – **(vÜ) = vollständige Übernahme,** Besonderheiten bitte kommentieren (Arbeitsgruppe der Kieler Pflegekonferenz)

**16. Fixierung**

Art (z.B. Bettgitter u.a.):

Fixierung genehmigt durch:

**17. Sich als Mann / Frau fühlen** (z.B. Kleidungswünsche, Schmuck, Schamgefühl)

**18. Pflegeübernahme durch Angehörige** ☐ ja ☐ nein

**19. Wie wird die Krankheit / Behinderung / Schmerz bewältigt?** (besondere Probleme u. Ressourcen)

**Weitere Pflegehinweise**

**I. Einwilligung des Pflegekunden zur Datenverarbeitung und Datenübermittlung**

Ich bin damit einverstanden, dass dieser Bogen mit den ausgefüllten und eingetragenen Daten an die Einrichtung/den Dienst

______

______

weitergeleitet wird.

______

Ort / Datum / Unterschrift des Pflegekunden

**II. Vorgehensweise ohne die Möglichkeit einer solchen schriftlichen Einverständniserklärung/Einwilligung**

Frau/Herr ______

wurde von mir ______

darüber informiert, dass dieser Bogen mit den ausgefüllten und eingetragenen Daten an die Einrichtung/den Dienst

______

______

weitergeleitet werden soll. Sie/Er war damit ausdrücklich einverstanden und hat mich berechtigt/beauftragt, dieses hiermit zu bestätigen.

______

Ort / Datum / Unterschrift des Pflegekraft

**III. Vorgehensweise bei nicht gegebener Möglichkeit der Verständigung bzw. genereller Einigung im Pflegevertrag:** Der Pflegeüberleitungsbogen kann in einem Briefumschlag mit der Aufschrift „Pflegeüberleitungsbericht für Herrn/Frau … von … an …" dem Pflegekunden mitgegeben werden.

Best.-Nr. 4501, Jens Blutou GmbH Kiel · Tel. 04 31 / 68 13 82

Pflegeüberleitungsbogen Kiel. *(Mit freundlicher Genehmigung der Kieler Pflegekonferenz)*

Sinnvoll ist ein Formblatt, das institutionsübergreifend fungieren kann. Ein solches Formular setzt jedoch die gemeinsame Erarbeitung der betreffenden Institutionen voraus (z.B. Krankenhaus mit ambulantem Pflegedienst und Seniorenheim). In Kiel hat dies mit Beteiligung verschiedener Institutionen unter der Leitung der Kieler Pflegekonferenz stattgefunden (vgl. S. 109 und 110).

## Expertenstandard Entlassungsmanagement in der Pflege

Der vorliegende Standard wurde von einer Arbeitsgruppe des „Deutschen Netzwerks für Qualitätsentwicklung in der Pflege (DNQP)“ entwickelt. Es wird daher an dieser Stelle von der im restlichen Buch verwendeten Bezeichnung „Klientin“ abgewichen und vom „Patienten“ gesprochen. Der Expertenstandard basiert auf einer umfangreichen Literaturanalyse und der Praxisexpertise der Mitglieder der Expertenarbeitsgruppe[3].

### Auszug aus der Präambel[4]

„Der vorliegende Expertenstandard richtet sich primär an Pflegekräfte in stationären Gesundheitseinrichtungen (Krankenhäuser, Fach- und Rehabilitationskliniken). Eine Ausrichtung auf alle Bereiche einschließlich der stationären Altenpflegeeinrichtungen und ambulanter Pflegedienste hätte zur Folge gehabt, dass wegen der unterschiedlichen Zielsetzungen und Voraussetzungen die Standardaussagen zu allgemein ausgefallen wären. Der im Standard gewählte Patientenbegriff trägt dem Rechnung und bezieht sich auf Personen mit einem poststationären Pflege- und Versorgungsbedarf. Die Angehörigen (primären Bezugspersonen) wurden ausdrücklich mit in die Standardformulierung aufgenommen. Damit wird zum einen ihrer Schlüsselrolle bei der Entlassung Rechnung getragen und zum anderen die selbstverantwortliche Rolle von Patienten und Angehörigen aufgezeigt. Voraussetzung für die Beteiligung der Angehörigen an der Entlassungsplanung ist selbstverständlich das Einverständnis der Patienten.

Der vorliegende Expertenstandard setzt einen Anfangspunkt, systematisch aus pflegerischer Perspektive dem Entstehen von Versorgungsbrüchen bei der Patientenentlassung durch eine gezielte Vorbereitung von Patienten und Angehörigen sowie durch einen besseren Informationsaustausch zwischen den am Entlassungsprozess Beteiligten entgegenzuwirken.

Allerdings sind vor dem Hintergrund des fragmentierten Versorgungssystems dringend weitere einrichtungsübergreifende Regelungen zu treffen, um die Koope-

---

[3] *Die Mitglieder der Arbeitsgruppe: B. Dangel-Vogelsang, H. Francois-Kettner, U. Höhmann, K. Lautzschmann, D. Liedtke, E. Müller, U. Ossoba, C. Reckmann, D. Schaeffer, D. Schmidt, C. Schroer-Mollenschott, G. Simon, B. Uhlmann, B. Widmann, K. Wingenfeld.*

[4] *Modifiziert durch P. Blumenberg, wiss. Mitarbeiterin des DNQP, Osnabrück.*

ration zwischen den verschiedenen Gesundheitseinrichtungen und Gesundheitsberufen zu forcieren. Grundsätzlich lässt sich der Expertenstandard in allen oben genannten stationären Gesundheitseinrichtungen anwenden. Er setzt jedoch voraus, dass von jeder Einrichtung, je nach Schwerpunktauftrag und behandelter Patientengruppe, organisationsbezogene Ausgestaltungs- und Verfahrensvereinbarungen getroffen werden. Diese beziehen sich vor allem auf die Zuständigkeitsbereiche der jeweiligen Berufsgruppen für einzelne Aufgabenfelder und die Auswahl geeigneter Assessment-Instrumente. Sie beziehen sich außerdem auf angemessene Formen der Dokumentation und Informationsübermittlung zwischen den beteiligten Einrichtungen und Berufsgruppen.

Der Expertenstandard regelt nicht das organisatorische Vorgehen des Entlassungsmanagements innerhalb der jeweiligen Einrichtungen. Er stellt vielmehr in Rechnung, dass viele Einrichtungen bereits über Ansätze einer systematischen Patientenentlassung verfügen, die sich mit Hilfe des Expertenstandards weiter optimieren lassen. Gleichwohl geht der Standard mit Bezug auf internationale Studien davon aus, dass im Entlassungsprozess die Pflegefachkraft aufgrund ihrer Nähe zu Patienten und Angehörigen die entscheidende Koordinationsfunktion einnimmt. Das heißt jedoch nicht, dass sie alle Schritte des Entlassungsmanagements selbst durchführt.

Ein gelungenes Entlassungsmanagement und die Vermeidung von Versorgungsbrüchen kann nur in multidisziplinärer Zusammenarbeit erreicht werden, in der auch die anderen Berufsgruppen, wie Medizin, Sozialarbeit, Physiotherapie, Ergotherapie und Psychologie ihren Anteil wahrnehmen!“

Deutsches Netzwerk für Qualitätsentwicklung in der Pflege (DNQP)

### Expertenstandard Entlassungsmanagement in der Pflege

Standardaussage: Jeder Patient mit einem poststationären Pflege- und Unterstützungsbedarf erhält ein individuelles Entlassungsmanagement zur Sicherung einer kontinuierlichen bedarfsgerechten Versorgung.

Stand: November 2002

Begründung: Versorgungsbrüche bei der Entlassung bergen gesundheitliche Risiken und führen zu unnötiger Belastung von Patienten und ihren Angehörigen sowie zu hohen Folgekosten. Mit einem frühzeitigen und systematischen Assessment sowie Beratungs-, Schulungs- und Koordinationsleistungen und abschließender Evaluation trägt die Pflegefachkraft dazu bei, Versorgungskontinuität herzustellen.

| Struktur | Prozess | Ergebnis |
|---|---|---|
| Die Einrichtung<br>S1a - verfügt über eine schriftliche Verfahrensregelung für ein multidisziplinäres Entlassungsmanagement. Sie stellt sicher, dass die für ihre Patientengruppen erforderlichen Einschätzungskriterien, Assessment- und Evaluationsinstrumente vorliegen.<br><br>Die Pflegefachkraft<br>S1b - beherrscht die Auswahl und Anwendung von Instrumenten zur Einschätzung des erwartbaren Versorgungs- und Unterstützungsbedarfs nach der Entlassung. | Die Pflegefachkraft<br>P1 - führt mit allen Patienten und ihren Angehörigen innerhalb von 24 Stunden nach der Aufnahme eine erste kriteriengeleitete Einschätzung des zu erwartenden Unterstützungsbedarfs durch. Diese Einschätzung wird bei Veränderung des Krankheits- und Versorgungsverlaufs aktualisiert.<br>- nimmt bei erwartbarem poststationärem Unterstützungsbedarf ein differenziertes Assessment mit dem Patienten und seinen Angehörigen mittels eines geeigneten Instruments vor. | E1 Eine aktuelle, systematische Einschätzung des erwartbaren poststationären Unterstützungs- und Versorgungsbedarfs liegt vor. |
| S2 - verfügt über Planungs- und Steuerungswissen in Bezug auf das Entlassungsmanagement. | P2 - entwickelt in Abstimmung mit dem Patienten und seinen Angehörigen sowie den beteiligten Berufsgruppen unmittelbar im Anschluss an das differenzierte Assessment eine individuelle Entlassungsplanung. | E2 Eine individuelle Entlassungsplanung liegt vor, aus der die Handlungserfordernisse zur Sicherstellung einer bedarfsgerechten poststationären Versorgung hervorgehen. |
| S3 - verfügt über die Fähigkeiten, Patient und Angehörige in Bezug auf den poststationären Pflegebedarf zu beraten und zu schulen sowie die Koordination der weiteren an der Schulung und Beratung beteiligten Berufsgruppen vorzunehmen. | P3 - gewährleistet für den Patienten und seine Angehörigen eine bedarfsgerechte Beratung und Schulung. | E3 Patient und Angehörigen sind bedarfsgerechte Beratung und Schulung angeboten worden, um veränderte Versorgungs- und Pflegeerfordernisse bewältigen zu können. |
| S4 - ist zur Koordination des Entlassungsprozesses befähigt und autorisiert. | P4 - stimmt in Kooperation mit dem Patienten und seinen Angehörigen sowie den intern und extern beteiligten Berufsgruppen und Einrichtungen rechtzeitig den voraussichtlichen Entlassungstermin und den Unterstützungsbedarf des Patienten ab.<br>- bietet den Mitarbeitern der weiterbetreuenden Einrichtung eine Pflegeübergabe unter Einbeziehung des Patienten und seiner Angehörigen an. | E4 Mit dem Patienten und seinen Angehörigen sowie den weiterversorgenden Berufsgruppen und Einrichtungen sind der Entlassungstermin sowie der Unterstützungs- und Versorgungsbedarf abgestimmt. |
| S5 - verfügt über die Fähigkeiten zu beurteilen, ob die Entlassungsplanung dem individuellen Bedarf von Patient und Angehörigen entspricht. | P5 - führt mit dem Patienten und seinen Angehörigen spätestens 24 Stunden vor der Entlassung eine Überprüfung der Entlassungsplanung durch. Bei Bedarf werden Modifikationen eingeleitet. | E5 Die Entlassung des Patienten ist bedarfsgerecht vorbereitet. |
| S6 - ist befähigt und autorisiert, eine abschließende Evaluation der Entlassung durchzuführen. | P6 - nimmt innerhalb von 48 Stunden nach der Entlassung Kontakt mit dem Patienten und seinen Angehörigen oder der weiterbetreuenden Einrichtung auf und überprüft die Umsetzung der Entlassungsplanung. | E6 Der Patient und seine Angehörigen haben die geplanten Versorgungsleistungen und bedarfsgerechte Unterstützung zur Bewältigung der Entlassungssituation erhalten. |

(*Entnommen aus:* Deutsches Netzwerk für Qualitätsentwicklung in der Pflege (DNQP) (Hrsg.): Expertenstandard Entlassungsmanagement in der Pflege. Entwicklung – Konsentierung – Implementierung. Osnabrück 2004. *Abdruck mit freundlicher Genehmigung der* Fachhochschule Osnabrück. Fakultät Wissenschaft- und Sozialwissenschaften. Postfach 1940. 49009 Osnabrück. http://www.dnqp.de).

## 3.4.11 Rechtliche Aspekte zur Pflegedokumentation

Die Dokumentation der Pflege ist nicht als zusätzliche Leistung zu sehen, sondern unterliegt der gesetzlichen Regelung.

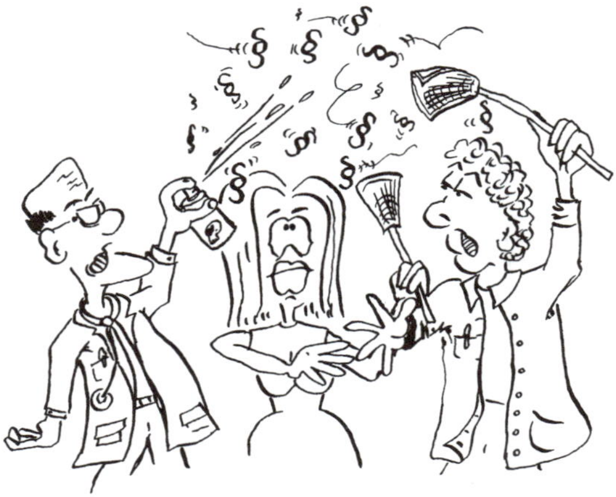

☺ Pflegedokumentation ist gesetzlich gefordert!

Kommt es zu einer Klage oder zu einem Zwischenfall, soll der Richter mit Hilfe eines Gutachters den Tathergang beurteilen. Dazu muss er den Tatbestand im Wesentlichen nachvollziehen können. Dies ist ohne eine korrekte und lückenlose Dokumentation kaum vorstellbar. Gesprochene Worte zählen nicht in gleichem Maße wie schriftliche Dokumente. Sie können eine Klientin zur Dekubitusprophylaxe zweistündlich gelagert/bewegt haben, ist dieses nicht dokumentiert, wird es schwer zu beweisen sein, dass die Maßnahme auch tatsächlich durchgeführt wurde.

☺ Die fehlende oder nicht regelmäßige Dokumentation führt zu der Vermutung, dass die nicht dokumentierten Maßnahmen auch nicht durchgeführt wurden!

In dieser Situation muss nicht die Klientin beweisen, dass etwas unterlassen wurde, sondern die Institution ist nachweispflichtig, dass entsprechende Maßnahmen durchgeführt wurden (Beweislastumkehr)!

**Beispiel**

Seit einem Jahr ist Herr Kramer infolge eines apoplektischen Insults bettlägerig. Die häusliche Versorgung haben seine Frau und seine Tochter übernommen. Er wird mit Herzrhythmusstörungen auf „Ihrer“ Station aufgenommen. Sie werden am Montag (nach Ihrem freien Wochenende) mit der Pflege von Herrn Kramer beauftragt.

Bei der Körperpflege stellen Sie einen zwei Cent großen Dekubitus 1. Grades an der rechten Ferse fest. Anhand der Pflegedokumentation wollen Sie feststellen, ob Herr Kramer den Dekubitus schon zu Hause entwickelt hat oder ob dieser auf der Station entstanden ist.

Sie nehmen dazu die Klientenakte zur Hand. Die Erhebung der Norton-Skala (Formblatt zur Erfassung des Dekubitusrisikos; ein vorliegender Dekubitus wird dokumentiert) fehlt in der Pflegeanamnese und im Pflegebericht wurden keine Angaben bezüglich eines Fersendekubitus gemacht, weiterhin fehlt die Unterschrift der Pflegekraft, die die Formulare ausgefüllt hat.

So tritt der Fersendekubitus das erste Mal in Ihrem Pflegebericht auf. Sollte es zu einer Klage kommen, würde Aussage gegen Aussage stehen: Würden Frau und Tochter aussagen, dass der Dekubitus vor der Krankenhauseinweisung nicht vorhanden war, müsste der Richter aufgrund der fehlenden Angaben davon ausgehen, dass der Fersendekubitus erst auf Ihrer Station entstanden ist. Von der Institution gilt es nun zu beweisen, dass entsprechende Maßnahmen durchgeführt wurden. Fehlt jetzt z.B. ein Lagerungs-/Bewegungsplan, wird die Sachlage „brenzlig“.

Die Pflegedokumentation gehört in unseren beruflichen Verantwortungsbereich (Sorgfaltspflicht)!

Weiterhin ist bei der Dokumentation zu beachten:

- Jede Art von Dokumentation muss grundsätzlich mit Kugelschreiber erfolgen; keine grüne Farbe verwenden (da sie nicht kopierecht ist), keinen Bleistift, keine Tinte benutzen, keinen Faserschreiber (da nach einigen Jahren die Farbe verblasst)
- Die Verwendung von Tipp-Ex® ist untersagt
- Verbesserungen müssen leserlich bleiben, d.h. mit einfachem Querstrich durchgestrichen und als Fehleintrag mit Datum und Handzeichen gekennzeichnet werden
- Es muss ersichtlich sein, wer, was, wann, wie, wie oft, wo und mit welchem Ziel durchgeführt hat.

# 4 Pflegeübergabe mit der Klientin als Beurteilungs- und Kommunikationsinstrument

In der Pflegepraxis taucht immer wieder die Fragestellung auf „Wann sollen wir den Pflegeplan schreiben, überarbeiten und kontrollieren?“. Wenn es die Rahmen- und Arbeitsbedingungen zulassen, kann der Pflegeplan selbstverständlich zu jeder Zeit erstellt werden. Dies ist leider nicht immer realistisch. Darum möchte ich an dieser Stelle die Pflegeübergabe mit der Klientin beschreiben. Diese Form der Übergabe bezieht den betreffenden Menschen in ihren/seinen Pflegeprozess ein und ist ein Instrument zur Verbesserung der Kommunikation, sowie der gesamten Pflegedokumentation inkl. Pflegeplan.

## Begriffsbestimmungen

Für das beim Schichtwechsel zwischen Pflegekräften geführte Gespräch werden im Sprachgebrauch verschiedene Begriffe verwendet: Dienstübergabe, Übergabegespräch, Pflegeübergabe, Dienstübergabegespräch. Am häufigsten wird jedoch die kurze Bezeichnung „Übergabe“ verwendet. Die genannten Begriffe werden synonym benutzt. Eine genaue Definition der Synonyme liegt nicht vor. Es lassen sich jedoch Gemeinsamkeiten aus der Definition „Gespräch“ ableiten.

### Gespräch

„Natürliche Art und Weise des Sprachgebrauchs, bei denen sich zwei oder mehrere Teilnehmerinnen zwanglos und dennoch sozial geregelt in der Redeführung abwechseln“ (vgl. Lewanadowski, 1990, Band 1, S. 356).

„Sprachliche, dialogische (Dialog = Wechselgespräch) und thematisch zentrierte Interaktion“. (vgl. Henne/Rehbock, 1982, S. 261).

Eine klare Definition bereitete mir durchaus Schwierigkeiten, die vorliegende Definition stellt ausschließlich den Versuch einer Begriffsbestimmung dar.

Pflegeübergabe: Zeitlich begrenztes Austausch- und Informationsgespräch mittels Pflegedokumentation, zur kontinuierlichen Gewährleistung professioneller Pflege.

Ich werde im weiteren Text den Begriff *Pflegeübergabe* verwenden.

## 4.1 Herkömmliche Pflegeübergabe

Die Pflegeübergabe findet bei Schichtwechsel, meist in einer „gemütlichen" Runde im Dienstzimmer statt. Dabei ist die Zeitdauer der Pflegeübergabe je nach Zeitpunkt unterschiedlich. Den längsten Zeitraum nimmt die Pflegeübergabe am Mittag (Wechsel Früh-, Spätschicht) ein, da in der Regel im Frühdienst der Arbeitsanfall durch z.B. Untersuchungen, Verbandwechsel, Visitenbegleitung, Unterstützung bei der Körperpflege etc. erhöht ist.

Die Pflegeübergabe ist meist auf die Bereichspflegekräfte zentriert. Mit Hilfe des Dokumentationssystems wird über die einzelnen Klientinnen berichtet.

Teilweise ist die Anwendung des gesamten Dokumentationssystems gering, oftmals dient ein Notizheft als Informationsstütze. Viele dieser Informationen gehören in die Pflegedokumentation!

Das anwesende Pflegepersonal kann während der Pflegeübergabe Informationen zufügen oder Fragen stellen. Organisatorische Belange werden vor oder nach der Pflegeübergabe besprochen. Die erforderliche Präsenz der Pflegekräfte auf der Station verursacht Störungen während der Pflegeübergabe durch Personen, die Auskünfte verlangen (z.B. Klientinnen, Besucherinnen, Ärztinnen), das Telefon oder den Klingelruf. Einige Arbeitsbereiche versuchen diese Störungen durch ein Hinweisschild „Bitte nicht stören – Pflegeübergabe" oder durch eine im Stationszimmer verbleibende Pflegekraft zu minimieren. Die genannten Störungen verlängern die Übergabezeit und unterbrechen den Informationsfluss („Was wollte ich sagen, wo war ich stehen geblieben?").

Die Gestaltung der Pflegeübergabe (vor allem nach einem arbeitsreichen Tag) erfordert Konzentration. Wird diese zusätzlich durch Störungen unterbrochen, verliert man leicht den roten Faden und Informationen gehen verloren.

Betrachten wir den Dringlichkeitsgrad einiger Störungen (z.B. Nachfrage bezüglich eines bestimmten Formulars), so ließen sich diese durchaus minimieren. Es hat jedoch den Anschein, als würde der Pflegeübergabe nicht die entsprechende Wertigkeit beigemessen, da diese Art von Störungen immer wieder auftritt.

Teilweise wird die Pflegeübergabe auch nicht als solche angesehen. Angehörige, Klientinnen und auch teilweise fächerübergreifende Berufsgruppen sind der Ansicht „die Pflegekräfte trinken Kaffee". Gleichzeitig werden vom Pflegepersonal jedoch fundierte und umfassende Informationen sowie ein geplanter Stations-/ Arbeitsablauf gefordert. Wie sollte dies ohne eine Pflegeübergabe erfolgen?

☺ Eine fundierte Kommunikation und Dokumentation ist für geplantes, zielgerechtes und professionelles Arbeiten in der Pflege unabdingbar!

## Wie wird die Klientin beteiligt?

Darauf gibt es eine einfache Antwort: Bei der herkömmlichen Pflegeübergabe erfährt die Klientin keinerlei Beteiligung. Sie muss sich Informationen gezielt über Fragestellungen an das Pflegepersonal einholen. Ein täglich festgelegter und damit kontinuierlicher Informationsaustausch bezüglich des individuellen Pflegeverlaufes ist nicht gewährleistet.

*Überlegen Sie, welchen Stellenwert Informationen im Privatleben für Sie haben. Stellen Sie sich vor, Sie werden von Ihrem Partner nicht informiert, was die Gestaltung der gemeinsamen Zeit anbelangt. Sei es eine Urlaubsplanung, ein Autokauf oder ihre Freizeit. Ihr Partner teilt Ihnen einfach die einseitig getroffene Entscheidung mit. Wahrscheinlich würden Sie sich überrumpelt und nicht einbezogen fühlen.*

Diese Vorgehensweise ist größtenteils für Klientinnen in Krankenhäusern nach wie vor Alltag. Die Autonomie der Klientinnen ist eingeschränkt, da Entscheidungen eher „über ihren Kopf hinweg" getroffen werden. Wer kann es ihnen da verübeln, dass sie auf dieses Informations- und Entscheidungsdefizit mit Misstrauen, Aggression oder Hilflosigkeit reagieren?

*Fühlen wir uns informiert und beteiligt, gibt uns das ein gewisses Maß an Sicherheit und Autonomie!*

Gerade Pflegende oder Ärztinnen, die durch Krankheit selbst zu „Pflegeempfängerinnen" werden, erscheinen uns teilweise „anstrengend". Warum? Diese Personengruppe möchte über Pflege- und Krankheitsverlauf informiert sein und an Entscheidungsprozessen beteiligt werden. Steht dieses Recht nicht allen Klientinnen zu? Ich bin der Meinung: Ja!

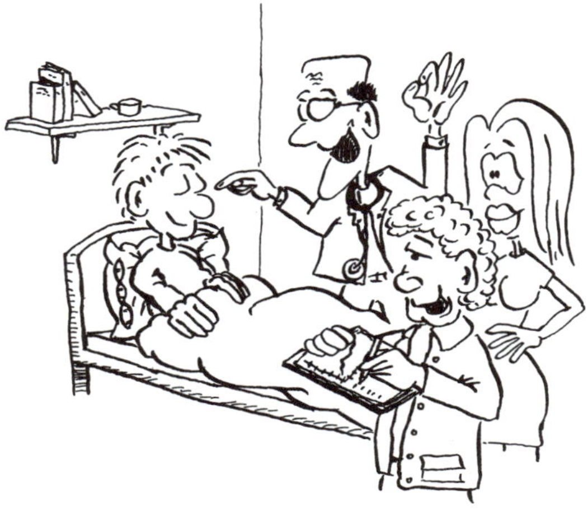

Die Klientin sollte vermehrt in Entscheidungsprozesse ihres Pflegeverlaufs integriert werden. Sie muss Gelegenheit bekommen, Stellung zu nehmen und mit zu entscheiden. Dazu gehören kontinuierliche Austauschgespräche zwischen Klientin und Pflegepersonal. Gleiches gilt natürlich auch für alle anderen Berufsgruppen, die an der Therapie beteiligt sind.

Bei der Pflegeübergabe mit der Klientin wird sie an *ihrem* Pflegeverlauf beteiligt. Es wird nicht über sie, sondern *mit* ihr gesprochen. Durch diese Gestaltungsform können erste Schritte in Richtung Autonomie getan werden. Die Pflegeübergabe mit der Klientin unterstützt die Autonomie und richtet ihr Augenmerk auf die individuelle Pflege!

## 4.2 Übergabe mit der Klientin

### Häufigkeit der Pflegeübergabe

Zeitmangel ist ein Faktor, der nicht unterbewertet werden darf. Die Rahmenbedingungen dürfen auf keinen Fall außer Acht gelassen werden. Es wäre sicherlich unrealistisch, *jede* Pflegeübergabe mit der Klientin zu gestalten. Es empfiehlt sich aber, mindestens einmal täglich die Pflegeübergabe mit der Klientin zu praktizieren.

Am sinnvollsten erscheint es, dafür die Pflegeübergabe des Frühdienstes an den Spätdienst zu wählen. Erfahrungsgemäß dauert die Pflegeübergabe am Klientenbett ca. 2 (– 4) Minuten pro Klientin. Der zeitliche Aspekt ist jedoch maßgeblich von den zu leistenden Informationen und der Kommunikationsdauer mit der Klientin abhängig.

### Empfehlungen zur Gestaltung der Pflegeübergabe

**Allgemeine Kurzübergabe an der Plantafel**: Das *gesamte* Team ist anwesend.

- Allgemeine und wichtige Informationen, die alle Teammitglieder benötigen
  - Aufteilung der Pflegebereiche
  - Dokumentation der Bereichszuständigkeit an der Plantafel, damit für alle Beteiligten (therapeutisches Team) ersichtlich ist, welche Pflegekraft welchen Bereich betreut
- Zusammenfinden der ablösenden Bereichspflegekräfte im entsprechenden Bereich, mit dem Dokumentationssystem.

**Vorbesprechung vor dem Klientinnenzimmer**: *Nur Bereichspflegekräfte und zugeordnete KPH, Auszubildende, Pflegehilfskräfte*

- Die Bereichspflegekraft informiert anhand der pflegerischen und ärztlichen Dokumentation über die Klientin (der Inhalt richtet sich danach, ob die Klientin bekannt ist oder nicht), dabei wird die Dokumentation gemeinsam eingesehen und kontrolliert, z.B. sind alle Tätigkeiten ausgeführt und dokumentiert, aktuelle

Veränderungen eingetragen, die Pflegezielkontrolle durchgeführt, ist der Pflegebericht vollständig?
- Liegen individuelle Pflegeprobleme vor, erläutert die Bereichspflegekraft diese anhand des Pflegeplans, benennt die geplante Pflegezielsetzung und die Pflegemaßnahmen, ggf. Pflegezieländerungen, Aktualisierungen etc.

☺ Hier findet sich auch Raum für „heikle Dinge" die außerhalb des Klientinnenzimmers erläutert bzw. besprochen werden müssen. Im Vorgespräch muss individuell abgeklärt werden, welche Themen mit der Klientin besprochen werden können und welche Problematiken eher für die Nachbesprechung geeignet sind.

## Pflegeübergabe mit der Klientin

**Beachte:**
- Klientenakte mit ins Zimmer nehmen. Keine Akten frei zugänglich auf dem Flur liegen lassen: Datenschutz beachten!
- Anklopfen, bevor in das Zimmer gegangen wird!
- Personenanzahl im Zimmer sollte max. 4 Personen nicht überschreiten!
- Nach Möglichkeit in einer für die Klientin zugewandten Perspektive stehen, z.B. seitlich und Klientin in aufrechter Sitzposition (Kopfende des Bettes hoch gestellt).
- Sie ist aktives Mitglied und wird je nach aktuellem Zustand fachgerecht einbezogen. Es wird nicht *über* sie, sondern *mit* ihr gesprochen!
- Die Klientin wird begrüßt und über den Schichtwechsel informiert (ablösende Pflegekraft stellt sich namentlich vor, falls noch unbekannt).
- Die Klientin erhält die Möglichkeit, über aktuelle Wünsche, Bedürfnisse, Ängste, Fragen, Tagesgeschehen etc. zu berichten, der Pflegeverlauf wird erläutert und gemeinsam besprochen.
- Laufende Infusionstherapie, Lagerungspläne etc. können von den Pflegekräften gemeinsam überprüft werden.

☺ Achtung Schweigepflicht! Mit der Klientin klären, welche Informationen im Klientinnenzimmer besprochen werden dürfen, Einverständnis einholen (Dokumentation z.B. in der Pflegeanamnese).

## Nachbesprechung

- Fragen der ablösenden Pflegekraft zum Pflegeverlauf
- Gemeinsame Aktualisierungen bzw. Erstellung des Pflegeplans, ggf. werden veränderte Problemformulierungen und Pflegezielsetzungen definiert und die Pflegemaßnahmen entsprechend verändert (je nach aktuellem Pflegebedarf)
- Austausch neuer/veränderter Lösungsmöglichkeiten bezüglich der Pflegemaßnahmen, neue Aspekte der Klientinnenbetreuung und Verbesserungsvorschläge werden besprochen, konkrete Veränderungen abgeleitet und dokumentiert.

Die Ergebnisse der Pflegeübergabe fließen beim nächsten Schichtwechsel selbstverständlich ein.

## Checkliste Pflegeübergabe

Station:

Name: Datum:

Wurde die Kurzübergabe im Stationszimmer durchgeführt? Ja ❑ Nein ❑
Wenn Nein wo?________________

Wurden alle Klienten vorgestellt? Ja ❑ Nein ❑ nur_________

Welche Informationen werden in der Kurzübergabe übermittelt?
Name ❑ Alter ❑ Diagnose ❑ Sonstiges:___________

Dauer der Kurzübergabe: 1. Bereich: _____ min, 2. Bereich: ______min

Wurde die Bereichszuständigkeit an der Plantafel dokumentiert? Ja ❑ Nein ❑

Wie wurde mit ZuhörerInnen auf dem Flur umgegangen?
Ignoriert ❑ Info über Übergabe und Aufforderung den Gang zu verlassen ❑
Leise gesprochen ❑ Keine Zuhörer ❑

Wurde die Dokumentation gemeinsam eingesehen und kontrolliert?
Ja ❑ Nein ❑ Nach Aufforderung ❑

Wurde auf Defizite in der Dokumentation reagiert?
Ja ❑ Nein ❑ Nach Aufforderung ❑

Wurde vor dem Betreten des Zimmers geklopft? Ja ❑ Nein ❑

Wurde der Klient begrüßt und über den Schichtwechsel informiert? Ja ❑ Nein ❑

Stellt sich die Bezugsperson mit Namen vor? Ja ❑ Nein ❑
Wenn Nein Begründung: ________________

Nehmen die Pflegekräfte Blickkontakt zum Klienten auf?
Pflegekraft Frühdienst? Ja ❑ Nein ❑
Pflegekraft Spätdienst? Ja ❑ Nein ❑

Wo stehen die Pflegekräfte?
Am Fußende Bett ❑ Neben dem Bett ❑ Sonstiges: ___________

Wurde der Pflegeverlauf mit den Klienten besprochen? Ja ❑ Nein ❑

Wurden die Klienten nach Wünschen/ Bedürfnissen gefragt? Ja ❑ Nein ❑

Wurden Infusionstherapie, Lagerungspläne, Ein- und Ausfuhrkontrollen ect. überprüft?
Ja ❑ Nein ❑ Keine ❑

Atmosphäre? Ruhig ❑ Unruhig ❑ Motiviert ❑ Unmotiviert ❑

Dauer der Übergabe: _________ min.

*(B. Reimer /B. Schröter / Städtisches Krankenhaus Kiel GmbH / Bildungszentrum-IBF)*

## Vor- und Nachteile der Pflegeübergabe am Klientenbett

### Vorteile

- Gezielte Pflegeübergabe unter den Bereichspflegekräften, dadurch detaillierter Informationsfluss und verbesserter Austausch
- Verbesserte Auseinandersetzung mit pflegerischen Problemen und Analyse von Pflegeverläufen (reduziert die Zufallsbestimmung)
- Verbesserte Dokumentation durch gegenseitige Hilfestellung und Kontrolle: Kollegiale Hilfestellung bei z.B. erstellen des Pflegeplans, erheben von Norton-, Waterloo-, bzw. Braden-Skala
- Austauschmöglichkeit für die Klientin mit der Berufsgruppe Pflege: Gegenseitige Wertschätzung und Kooperation, hierarchische Rollenzuweisungen werden vermindert
- Gegenseitige Vorstellung bei „neu“ aufgenommenen Klientinnen, besseres kennen lernen
- Klientin ist über den Schichtwechsel informiert und kennt ihre Bereichspflegekraft
- Möglichkeit der Fragestellung
- Fachliche Wissenserweiterung durch gegenseitigen Austausch
- Verbesserung des sprachlichen Ausdrucks, da nicht hinter verschlossener Tür gesprochen wird (Wortwahl und Ausdruck werden reflektierter verwendet)
- Weniger Fragestellungen von Klientinnen vor und im Dienstzimmer, da die Klientinnen wissen, dass die Pflegekräfte zu einem festgelegtem Zeitpunkt kommen
- Pflegekraft kann den „Arbeitsanfall“ in ihrem Bereich besser einschätzen
- Rundgänge, um die Klientinnen „zu sehen“, können abgeschafft werden
- Weniger Störungen durch fächerübergreifende Berufsgruppen: Mit dem Dokumentationssystem von Zimmer zu Zimmer zu gehen, erscheint eher den Eindruck von „Arbeit“ zu erwecken, als bei der herkömmlichen Gestaltungsform.

### Nachteile

- Durch das Austauschgespräch werden erhöhte Anforderungen an die Gesprächsführungskompetenz der Pflegekräfte gestellt (evtl. Schulungsbedarf)
- Detaillierte Informationen sind nur von den zu betreuenden Klientinnen bekannt, evtl. eingesetzte Springerpflegekräfte müssen eine Kurzübergabe der ihnen unbekannten Bereiche erhalten
- Störung der Klientinnen in der Mittagsruhe (wurde in der Praxis selten als Störung geäußert; bei schlafenden Klientinnen kann die Übergabe vor dem Zimmer stattfinden, um so die Mittagsruhe zu gewährleisten)
- Pflegekräfte sind für z.B. andere Berufsgruppen nicht mehr bei der Pflegeübergabe im Dienstzimmer ansprechbar (kann von der betreffenden Berufsgruppe als Nachteil ausgelegt werden)

- „Gemütliche Runde" fällt weg. Der Nebeneffekt bei einer Tasse Kaffee/Tee zu sitzen und so eine Art „Entspannung" erfahren zu können, ist nicht mehr gegeben.

Über Vor- und Nachteile dieser Gestaltungsform kann im Vorfeld viel diskutiert werden. Die endgültige Antwort vieler Fragen kann nur auf einem Weg beantwortet werden: Ausprobieren!
Dabei empfiehlt sich eine Probephase von mindestens 6 Wochen mit anschließendem Auswertungsgespräch und ggf. Gestaltungsveränderungen.

Sollten Sie Interesse bekommen haben, sich mit der Thematik näher auseinander zu setzen, empfehle ich das Buch „Übergabe mit dem Klienten" von Christine Schlenker-Ferth (Stuttgart 1998, Thieme Verlag).

### Abgrenzung zur Pflegevisite

Da die Pflegevisite und die Pflegeübergabe mit der Klientin teilweise synonym beschrieben werden, möchte ich den wesentlichen Unterschied aufzeigen:

Die Pflegevisite dient nicht als Pflegeübergabeinstrument!

Ein von Heering in der Schweiz modellhaft durchgeführtes Projekt zeigt auf, welche Rahmenbedingungen vor Einführung der Pflegevisite geschaffen wurden:
- Schulung der kommunikativen und sozialen Fähigkeiten
- Erstellung eines Pflegeleitbilds
- Dokumentation verbessern: Kardexführung (*Kardex* ist ein Begriff für die Pflegedokumenation inkl. aller Dokumente), Pflegeberichte
- Gezielter Einsatz von Pflegeplanung *mit* der Klientin.

Die Gestaltungsform von Heering ist nicht ohne weiteres übertragbar, da die deutschen Rahmenbedingungen nicht mit denen der Schweiz identisch sind. Betrachten wir die Rahmenbedingungen und Voraussetzungen in Deutschland, stellt sich die Frage, in welcher Institution die Pflegeplanung *mit* der Klientin in der Praxis verbindlich angewendet wird.

## 4.3 Pflegevisite

Die Pflegevisite bietet eine gezielte Austauschmöglichkeit für die Klientin mit dem Pflegepersonal, ggf. mit anderen Berufsgruppen. Durch die damit verbundene Wertschätzung und Kooperation wird die Klientin in Ihren Pflegeprozess vermehrt integriert.

Für Pflegekräfte bietet die Pflegevisite Raum für eine gezielte Auseinandersetzung mit pflegerischen Problemstellungen und die Analyse von Pflegeverläufen sowie eine fachliche Wissenserweiterung durch den gegenseitigen Austausch.

Weiterhin kann die Pflegevisite als Raum für Anerkennung und Kritik gesehen werden. Zusammenfassend steht bei der Pflegevisite die Orientierung am Menschen im Vordergrund, hierarchische Rollenzuweisungen werden dadurch abgebaut.

## 4.3.1 Pflegevisite als Beurteilungsinstrument?

In der Literatur wird die Pflegevisite, je nach Intention, verschieden definiert. Eine allgemein verbindliche Definition liegt nicht vor.

- Christa und Christian Heering definieren die Pflegevisite als einen regelmäßigen Besuch bei der Klientin zwecks Gespräches über ihren Pflegeprozess. Dabei dient die Pflegevisite der Benennung von Pflegeproblemen und Ressourcen, der Vereinbarung von Pflegezielen und der Pflegeinterventionen sowie der Überprüfung der Pflege (vgl. Die Schwester/Der Pfleger: 5/94)
- Karin Christian beschreibt die Pflegevisite als die Interaktion von Sachverständigen der Pflege. Sie wird von den Pflegenden und der Pflegedienstleitung initiiert und mit der Klientin, analog der Pflegeprozessmethode, durchgeführt. Als Zielsetzung beschreibt die Autorin die Qualitätssicherung und Qualitätsentwicklung einer Pflegekultur im Krankenhaus (vgl. Die Schwester/Der Pfleger: 8/98)
- Nach Ute Bieg handelt es sich bei der Pflegevisite um ein Instrument, welches die Ist-Situation erfasst. Sie unterstützt das Pflegeverständnis und dient als Instrument zur Unterstützung des Pflegeprozesses sowie der Qualitätssicherung. Weiterhin bezeichnet sie die Pflegevisite als Führungskontrollinstrument des Pflegemanagements (vgl. Die Schwester/Der Pfleger: 3/95)
- Gertrud Hergenhahn sieht in der Pflegevisite ein Abstimmungsinstrument zwischen pflegerischer Leistung und den Bedürfnissen der Klientin im Sinne des Pflegeprozesses. Pflegeprobleme werden erfasst und die pflegerische Leistung bewertet. Pflegevisite unterstützt nach Ansicht der Autorin damit die interne team- bzw. personenbezogene Qualitätssicherung (vgl. Pflege aktuell: 10/94).

Die dargestellten Definitionen beinhalten teilweise unterschiedliche Aspekte, wobei alle Definitionen eine Gemeinsamkeit aufweisen: Das Augenmerk wird auf den Pflegeprozess gerichtet.

## 4.3.2 Wer nimmt an der Pflegevisite teil?

Die Pflegevisite kann grundsätzlich bei allen Klientinnen oder einer begrenzten Auswahl an Klientinnen durchgeführt werden. Die Auswahl kann sich dabei auf Klientinnen konzentrieren,

- Die neu aufgenommen wurden
- Bei denen spezifische Probleme bezüglich der Pflegetherapie bestehen oder vorhersehbar sind und/oder eine besonders pflegeintensive Betreuung abgeleitet werden kann.

## Beteiligte Personen

Die Klientin steht an erster Stelle. Dann gehen die Meinungen der genannten AutorInnen auseinander. Die Beschreibung der beteiligten Personen reicht über das gesamte Team und die Pflegedienstleitung, bis hin zur reduzierten Personenanzahl. Dabei wird die generelle Teilnahme der Stationsleitung beschrieben.

Die Struktur der Pflegevisite richtet sich meines Erachtens erheblich nach der jeweiligen Institution (z.B. Krankenhaus, Seniorenheim oder ambulante Pflege) und der fachlichen Richtung (z.B. Geriatrie, Gynäkologie, Kinderstation).

Angesichts personeller und struktureller Rahmenbedingungen erscheint mir die Teilnahme der jeweiligen Bereichs- bzw. Bezugspflegekräfte, bei Bedarf der jeweiligen Fachberaterin (z.B. Physiotherapie) und ggf. der Pflegedienstleitung, als realistisch.

## Welche Rolle spielen Fachberaterinnen?

Unter Fachberaterinnen verstehe ich:

- Andere Berufsgruppen, wie Physiotherapeutin, Diätberaterin, Logopädin, Ergotherapeutin, Sozialberaterin, Pastorin etc.
- Speziell fortgebildetes bzw. weitergebildetes Pflegepersonal, wie Stomatherapeutin, Still- und Laktationsberaterin, Kinästhetik-Trainerin, Bobath-Therapeutin, Praxisbegleiterinnen für Basale Stimulation®, geriatrische Fachpflegekräfte etc.

Die bedarfsorientierte Einbeziehung von Fachberaterinnen, ist zur qualitätsorientierten Durchführung der Pflegevisite zu empfehlen.

# 4.3.3 Aspekte zur Gestaltung der Pflegevisite

Die Gestaltung der Pflegevisite richtet sich nach der jeweiligen Institution und damit auch nach den vorliegenden strukturellen Bedingungen. Beispielsweise wird die Durchführung der Pflegevisite in der ambulanten Pflege anders gestaltet sein als in einem Krankenhaus. Die folgende Darstellung kann daher ausschließlich als Anregung verstanden werden.

## Häufigkeit der Pflegevisite

Rahmenbedingungen und personelle bzw. zeitliche Aspekte spielen dabei eine entscheidende Rolle. Eine Balance zwischen Ideal und Realität erscheint mir erstrebenswert. Eine kombinierte Form einer regelmäßigen und einer aktuellen Pflegevisite kann daher sinnvoll sein.

- **Regelmäßige Pflegevisite:** Die Durchführung findet an regelmäßig festgelegten Terminen statt. Die Häufigkeit richtet sich nach der Institution bzw. den Bedürfnissen der Institution und/oder den Vorgaben der jeweiligen Pflegedienstleitung, z.B. einmal wöchentlich, zweimal im Monat

- **Aktuelle Pflegevisite:** Diese Durchführungsform findet aktuell und bedarfsorientiert statt, z.B. wenn aktuelle pflegerische Probleme mit Lösungsschwierigkeiten verbunden sind und ggf. die Einbindung einer Fachberaterin sinnvoll erscheint. Die Planung erfolgt daher aktuell und kurzfristig.

## Ablauf der Pflegevisite

### 1. Vorbesprechung

Die Bereichs- bzw. Bezugspflegekraft informiert anhand der erhobenen Pflegedokumentation über die jeweiligen Klientinnen. Sie erläutert anhand des Pflegeplans die vorliegenden Ressourcen und die bestehenden Pflegeprobleme, benennt die geplante Zielsetzung und die abgeleiteten Pflegemaßnahmen. Anschließend formuliert sie die konkreten Fragestellungen, an denen sich die Pflegevisite ausrichten soll.

### 2. Gespräch mit der Klientin

Die Klientin ist ein aktives Mitglied der Pflegevisite und wird je nach ihrem aktuellen Gesundheitszustand fachgerecht einbezogen.

Der Pflegeverlauf und aktuelle Bedürfnisse werden mit ihr besprochen. Anschließend werden gemeinsam Lösungsangebote und Lösungsmöglichkeiten abgestimmt.

### 3. Nachbesprechung

Die Nachbesprechung dient der Ergebnissicherung, Reflektion und Einleitung neuer Lösungsmöglichkeiten. Aspekte der Klientinnenbetreuung und Veränderungs- bzw. Verbesserungsvorschläge werden gesammelt und konkrete Zielsetzungen abgeleitet.

Der Klientin werden die Ergebnisse der Nachbesprechung erläutert.

### 4. Dokumentation

Die Pflegevisite sollte nicht nur mündlich erfolgen, sondern als fester Bestandteil in das Dokumentationssystem integriert werden.

Durch die Dokumentation wird die Transparenz gewährleistet, die Ergebnissicherung verbindlich festgehalten und die Leistungen nachweisbar gestaltet.

Das Dokumentationsformular sollte folgende Aspekte beinhalten:

- Differenzierte Darstellung des Sachverhaltes (Fragestellung/en, Problem/e)
- Verbindliche Lösungen inkl. abgeleiteter Maßnahmen
- Strukturierte Darstellung der Übernahme von notwendigen Aufgaben
- Unterschriften der teilhabenden Personen

(entsprechende Formulare können auch über Firmen, z.B. Optiplan® bezogen werden).

Die Ergebnisse der Pflegevisite fließen beim Schichtwechsel in die Pflegeübergabe ein.

## Rahmenbedingungen zur Integration der Pflegevisite

Da sich die Pflegevisite auf die Ressourcen, Pflegeprobleme, Pflegeziele und Pflegemaßnahmen der Klientin bezieht und diesen Prozess hinsichtlich der Pflegewirkung überprüft, sollte meiner Ansicht nach die Pflegeplanung verbindlich integriert sein.

Einige Autorinnen betrachten die Pflegevisite als unterstützenden Faktor, um die Pflegeplanung einzuführen oder empfehlen die parallele Einführung.

Ich vertrete die Ansicht „eines nach dem anderen". Die Gefahr der Überforderung und des Motivationsverlustes wird meines Erachtens damit minimiert.

Ist die Einführung der Pflegeplanung innerhalb einer Institution abgeschlossen, wurde eine maßgebliche Vorarbeit zur Integration der Pflegevisite geschaffen: Prozesshaftes Denken und Handeln, sowie die reflektierende und beurteilende Betrachtung von Pflegehandlungen wurden gefördert.

## Definitionsverwirrung

Forschungsergebnisse des Instituts für angewandte Pflegeforschung/Zentrum für Public Health an der Universität Bremen (Kontaktadresse: Stefan Görres, E-Mail: sgoerres@uni-bremen.de) vom Mai 2001 belegen, dass die Begriffe *Pflegevisite* und *Pflegeübergabe* mit der Klientin häufig synonym verwendet werden. Dabei reicht die Durchführungshäufigkeit von täglich bis einmal monatlich.

Es sollte nicht der Fehler gemacht werden, Schritt C vor Schritt A zu gehen. Systematisch aufeinander aufbauende Fortbildungen und Veränderungen können nach und nach zu den Voraussetzungen führen, welche für die Pflegevisite erforderlich erscheinen. Ohne die Schaffung geeigneter Rahmenbedingungen wäre die Bezeichnung *Pflegevisite* meines Erachtens eher eine Worthülse.

Gerade bei den vorherrschenden zeitlichen und personellen Problemen, sind praktikable Kombinationslösungen bzw. -möglichkeiten nötig. Darum halte ich die Integration der Übergabefunktion in Krankenhäusern für durchaus angemessen und sinnvoll.

Durch die Pflegeübergabe mit der Klientin ist für die Klientin der mündliche Austausch bezüglich Ihres Pflegeverlaufes *täglich* gesichert. Pflegekräfte des Teams kontrollieren und unterstützen sich bei Fragen bzw. Problemen bezüglich des gesamten Pflegeprozesses und überprüfen gegenseitig die Pflegedokumentation auf Aktualität und Vollständigkeit.

Die Pflegedienstleitung und Fachberaterinnen sind nicht anwesend, könnten aber punktuell oder regelmäßig festgelegt beratend, kontrollierend und begleitend fungieren.

Ich bezeichne diese Art als Pflegeübergabe mit der Klientin, da sie z. Zt. der durchgeführten Form eher entspricht und das tatsächliche Geschehen besser beschreibt.

Der Pflegevisite könnte somit der Schwerpunkt „Kontrolle, Weiterentwicklung und Sicherung der Qualität" durch z.B. das Pflegemanagement zugeordnet werden. Dabei sollte die Pflegevisite regelmäßig zu einem festgelegten Zeitpunkt erfolgen.

Bei dieser Unterscheidung (Pflegeübergabe mit der Klientin und Pflegevisite) erscheint eine einmal monatlich durchgeführte Pflegevisite organisatorisch realistisch. Je nach aktuellen Bedürfnissen der Institution kann diese selbstverständlich auch häufiger stattfinden.

Die Pflegedienstleitung kann bei der regelmäßigen Pflegevisite folgende Einblicke erhalten:

- Pflegeverständnis der Mitarbeiterinnen
- Fachliche Qualifikationen der Mitarbeiterinnen
- Aktuelle Pflegebedürftigkeit und entsprechender Pflegebedarf der Klientinnen
- Wirksamkeit der Pflege
- Vollständigkeit der Pflegedokumentation
- Motivation oder Demotivation der Mitarbeiterinnen
- Organisation der Station: Personell, materiell, baulich
- Eventueller Fortbildungsbedarf
- Evtl. bestehende Störfaktoren, die den Pflegeverlauf der Klientinnen beeinflussen.

Anfänglich werden Pflegekräfte dieser Art von Kontrolle mit Skepsis begegnen. Durch einen konstruktiven Austausch kann sich jedoch eine positive Kontrollfunktion entwickeln, die sich beziehungsfördernd auswirkt.

Die unterschiedlichen Intentionen bzw. inhaltlichen Gestaltungen der Pflegevisite zeigen, dass eine einheitliche Definition der Pflegevisite sowie deren Intention und inhaltliche Gestaltung von Nöten ist, damit Pflegekräfte von gleichen Tatbeständen reden können.

(Literaturempfehlung zur Pflegevisite: Heering, Christian: Das Pflegevisiten-Buch. 1. Auflage. Bern, Göttingen, Toronto, Seattle: Verlag Hans Huber 2004).

**Hinweis:** Da es bei der Pflegeübergabe mit der Klientin und der Pflegevisite zur Verletzung der Schweigepflicht gemäß § 203 StGB kommen kann, sollte ein schriftliches Einverständnis der jeweiligen Klientin eingeholt werden!

# 5 Lösungsansätze bei Integrationsschwierigkeiten der Pflegeplanung

## 5.1 Schulalltag

Die Pflegeplanung ist seit 1985 in die Ausbildungsstruktur integriert. Dabei stellt sich die Frage, warum gerade „frisch examinierte Pflegekräfte" die Pflegeplanung in der Praxis nicht anwenden. Schülerinnen vertreten oftmals die Meinung, dass der Pflegeplan nur für die Schule erstellt wird. So werden Pflegepläne ausschließlich zu Lehr- und Prüfungszwecken, wie z.B. zum klinischen Unterricht und zur praktischen Prüfung erstellt.

Nach Abschluss der Ausbildung sind die Schülerinnen erleichtert: *„Nie wieder Pflegeplanung!"* Dieses Meinungsbild wird meiner Ansicht nach durch die fehlende bzw. nur sporadische Anwendung der Pflegeplanung und der minimalen Unterstützung beim Erstellen von Pflegeplänen seitens der Pflegepraxis verstärkt. Würden Schülerinnen die tägliche Anwendung während ihrer praktischen Ausbildung erleben, würde sich dieses Meinungsbild sicherlich wandeln. Das Schreiben von Pflegeberichten ist für Schülerinnen beispielsweise selbstverständlich.

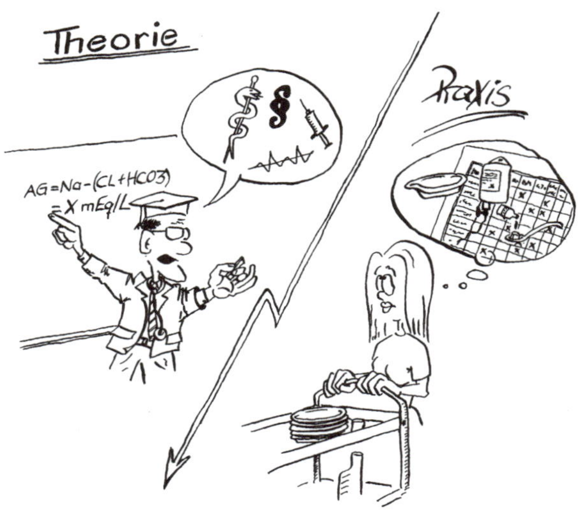

Ein weiterer Aspekt liegt in der Art und Weise wie die Thematik „Pflegeplanung" seitens der Lehrkräfte vermittelt wird.

Wie sollen Schülerinnen Pflegeplanung als selbstverständlich begreifen, wenn die Thematik innerhalb der Ausbildung als eine abgeschlossene Unterrichtseinheit im letzten Ausbildungsjahr theoretisch vermittelt und praktisch geübt wird? Diese Vorgehensweise bestärkt eher die Ansicht, die Pflegeplanung als etwas „Exotisches" zu betrachten.

Ich vertrete die Ansicht, dass die Pflegeplanung von Beginn bis Ende der Ausbildung vermittelt werden sollte. Die Thematik Pflegeplanung wird somit zu einer begleitenden Lehrstruktur, die je nach Ausbildungsstand vermittelt und geübt wird. Der Übungszeitraum verlängert sich erheblich und der Anspruch an die Pflegeplanung kann stufenweise gesteigert werden.

So kann beispielsweise schon bei den ersten klinischen Unterrichten die Fragestellung an die Schülerinnen lauten: „Warum haben Sie die Klientin bei der Körperpflege unterstützt und nicht gewaschen?" Die mögliche Antwort: „Die Klientin kann sich das Gesicht und den Oberkörper selbst waschen, ich helfe nur bei den Bereichen, die sie nicht erreichen kann."

Die Lehrkraft kann anhand dieser Aussage die Ressourcen und Pflegeprobleme definieren und auf dem Pflegeplan dokumentieren. Bei wiederholten Übungen wird die Schülerin in der Lage sein, Teilbereiche zu formulieren und zu dokumentieren. Ich habe während des Unterrichts im ersten Ausbildungshalbjahr diese Vorgehensweise ausprobiert und war positiv überrascht. Die Schülerinnen konnten am Ende ihres ersten Semesters nicht nachvollziehen, warum die Schülerinnen im Examenskurs so viel „Respekt" vor der Pflegeplanung hatten.

Weiterhin sollten Lehrkräfte diskutieren, ob die didaktische Pflegeplanung innerhalb des klinischen Unterrichts überhaupt sinnvoll erscheint. Es muss diskutiert werden, ob es nicht zeitgemäßer und effektiver ist, von der didaktischen zur praktischen Pflegeplanung überzuleiten. Pflegeplanung würde den Schülerinnen und Pflegepraktikern transparenter und praktikabler erscheinen. Welchen Sinn macht es, an einem System festzuhalten, welches seit fast 20 Jahren keine Anwendung findet? Wäre es nicht auch von schulischer Seite angebracht, „alte Zöpfe" abzuschneiden?

Ich finde es ist an der Zeit, die bisherigen Vorgehensweisen zu überdenken und neue Wege zu wagen: Didaktische Pflegeplanung im Klassenzimmer, praktische Pflegeplanung im Klientinnenzimmer!

Diese veränderte Lehrmeinung wird auch von Reinhard Lay und Bernd Menzel im folgenden Kapitel vertreten.

# 5.2 Wie macht Pflegeplanung Sinn?

**Anmerkungen aus pflegepädagogischer Sicht**

*Von Reinhard Lay und Bernd Menzel*

## 5.2.1 Einleitung

Nicht immer, aber immer öfter – … wird Pflege heute in Krankenhäusern schriftlich geplant.

Vor einigen Jahren waren wir als Lehrer an einer Pflegeschule noch zutiefst unzufrieden. Was im Unterricht problemlos funktionierte, wurde von den Kolleginnen und Kollegen auf den Stationen als „nicht umsetzbar" abgelehnt. In unserer Unzufriedenheit suchten wir schließlich nicht nur in der Pflegeliteratur nach praktischen Lösungen zum Problem „Pflegeplanung", sondern auch in anderen Fachgebieten, z.B. in Pädagogik, Management, Psychologie und Soziologie.

Im Laufe unserer Suche erkannten wir: Wenn die traditionellen Lehrmeinungen zur Pflegeplanung zumindest in Teilen für die Praxis untauglich zu sein schienen, dann galt es diese kritisch zu überprüfen und mutig Veränderungen vorzunehmen. Auf keinen Fall wollten wir uns der Forderung anschließen, Pflegeplanung generell abzuschaffen. Einige weit reichende Veränderungen schienen uns jedoch notwendig, um das, was Pflegeplanung wertvoll macht, zu bewahren und hervorzuheben.

Im vorliegenden Beitrag soll deutlich werden:

1. Die Lehrmeinungen und Erfahrungen zur Pflegeplanung sind ständig im Fluss
2. Es lohnt sich, mutig neue Formen zu erproben, wie Pflegeplanung gelehrt und gelernt werden kann.

## 5.2.2 … und sie verändert sich doch!

Wie alle Konzepte und Strukturen im Sozial- und Gesundheitswesen, so ändern sich auch die Vorstellungen von geplanter Pflege ständig. Werfen wir deshalb einen kurzen Blick in die Entstehungsgeschichte der Pflegeplanung: 1953 stellte Lydia Hall in den USA das erste Pflegeprozessmodell vor. Es bestand aus drei Phasen und gilt als entscheidendes Startsignal der Pflegeplanungsdiskussion.

Wie Needham (1988, S. 17) beschreibt, erschienen ab 1960 in den USA die ersten Zeitschriftenartikel zum sogenannten Pflegeprozess (*nursing process*), bevor die Methode in den siebziger Jahren in amerikanischen Krankenhäusern eingeführt wurde. 1979 erschien in Großbritannien das erste Buch zum Thema, zwei Jahre später war das erste Standardwerk in deutscher Sprache erhältlich (Fiechter/Maier

1981). Im Laufe der Jahrzehnte änderten sich die Ablaufmodelle vorbildlicher Pflege mehrfach, bis sich die gegenwärtigen idealtypischen Prozessmodelle mit vier (WHO), fünf (USA) bzw. sechs (im deutschsprachigen Raum) Schritten etablierten (vgl. Arets et al. 1996, S. 262).

Die Entwicklung ist auch in Deutschland nicht zu Ende; gerade in den vergangenen Jahren wurden traditionelle Auffassungen von Pflegeplanung kritisch hinterfragt. In der Anfangszeit der Pflegeplanung im deutschsprachigen Raum war beispielsweise noch zu lesen: „Die Pflegeziele werden vom Team der Pflegenden gemeinsam erstellt …" (Bitzer/Leschik 1983, S. 4). Heute gilt hingegen, dass ein Pflegeplan in der Regel *mit* den betroffenen Menschen zu entwickeln ist: Zu einer zeitgemäßen Rollenverteilung zwischen Klientin und Pflegekräften gehört nach Zielke-Nadkarni (1998, S. 5) die Verständigung auf Pflegeziele, die sich die Klientin, unter Beratung durch die Pflegekraft und unter Einbeziehung ihrer Angehörigen, setzen will.

## 5.2.3 Was ist der Zweck von Pflegeplanung?

Wenn wir darüber nachdenken, wie wir Pflege planen und gestalten können, ist zunächst die entscheidende Frage zu stellen, wozu Pflegeplanung denn eigentlich dienen soll. Geht es um die Profilierung unserer Berufsgruppe, um Machtgewinn oder um eine Selbstdarstellung der Pflegenden? Oder darum, schulische oder von anderen Institutionen geforderte Ansprüche zu erfüllen? Wir sagen deutlich: Nein! Der ursprüngliche Zweck von Pflegeplanung ist ein anderer: *Pflegeplanung soll positive gesundheitliche Entwicklungen von Menschen unterstützen.*

Was ist damit gemeint? Aus pflegerischer Sicht sind Klientinnen in den Aufgaben ihres Alltags unterschiedlich *selbständig*. Während sich beispielsweise der eine Mensch den Diätplan selbst zusammenstellen kann, benötigt ein anderer fremde Hilfe beim Essen oder bei der Kontrolle seines Blutdrucks. Die eine Klientin hat einen gangbaren Weg gefunden, mit ihren Einschränkungen umzugehen, während ihre Bettnachbarin im Krankenhaus zunehmend fremde Hilfe benötigt.

Neben der *Selbständigkeit* variiert auch das *Befinden* pflegebedürftiger Menschen erheblich. Die eine Klientin braucht etwa nach einem tragischen Verkehrsunfall, bei dem sie einen Angehörigen verloren hat, Zuwendung und Schonung. Gleichzeitig möchte ein anderer Klient schnell wieder gehen lernen und fordert ein intensives Mobilisationstraining, selbst wenn ihm dabei übel werden sollte. Auf Kosten seines *Wohlbefindens* ist er bereit, hart zu trainieren.

Von Pflegekräften wird nun erwartet, dass sie diese zwei Entwicklungsrichtungen von Menschen beobachten und positiv beeinflussen: Das sich verändernde Maß an *Selbständigkeit* und das wechselnde Niveau von *Wohlbefinden*. Der eigentliche

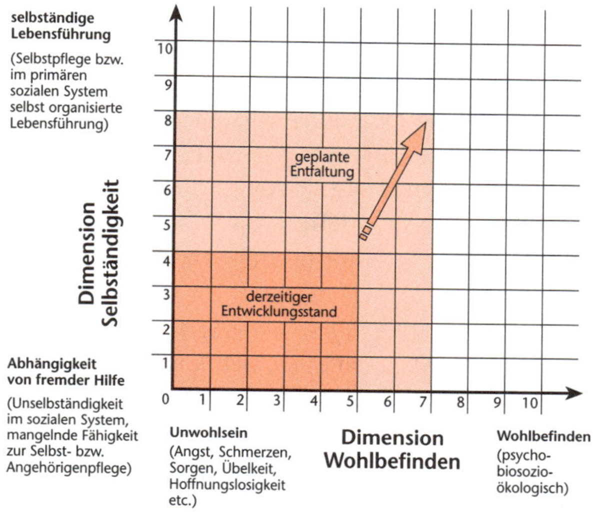


Beispiel für die Förderung der gesundheitlichen Entfaltung einer Klientin *(Lay 2002)*

Zweck von Pflegeplanung ist es, Menschen den Erhalt oder die Steigerung von *Selbständigkeit* und *Wohlbefinden* zu ermöglichen (vgl. dazu die obige Abbildung).

Der Gesundheitszustand der Gepflegten soll sich positiv entwickeln, d.h. die Klientinnen sollen in ihren Alltagsaktivitäten *Selbständigkeit* und *Wohlbefinden* erhalten oder (wieder) hinzugewinnen können, und zwar in allen Aktivitäten des Lebens, sei es nun in der Kommunikation, in der Bewegung, im Ausscheiden oder im Einordnen von Lebenserfahrungen. Das ist der Hauptzweck geplanter Pflege.

Außerdem entwickelt sich im Verlauf der praktischen Pflege – kurz gesagt: im Pflegeprozess – eine Beziehung zwischen Pflegenden und Gepflegten. Diese Beziehung soll gezielt gestaltet werden, z.B. durch eine angemessene Aufnahme der Klientin in der Pflegeeinrichtung, weitgehende Berücksichtigung ihrer Wünsche oder durch Einbezug wichtiger Angehöriger. Die Beziehungsgestaltung erfordert ebenfalls Planungsarbeit.

Pflegeplanung ist aus dieser Sicht ein pflegerisches Steuerungsinstrument, mit dem Beziehungsprozesse gestaltet und gesundheitliche Entwicklungsprozesse beeinflusst werden sollen (Lay/Brandenburg 2001). Notwendige planerische Überlegungen dürfen uns allerdings nicht darüber hinwegtäuschen, dass die Prozesse in der Pflege von Menschen meist *nicht* geordnet und in einer vorgegebenen Schrittfolge ablaufen, sondern ein situationsorientiertes variables Vorgehen der Pflegekräfte erfordern.

Nach ersten pflegewissenschaftlichen Untersuchungen, scheinen erfolgreiche Pflegekräfte im Alltag die einzelnen Schritte der Pflegeplanung nicht scharf zu trennen, sondern die Reihenfolge situations- und erfahrungsgeleitet flexibel zu handhaben (Böhle et al. 1997; vgl. Schöniger/Zegelin-Abt 1998). Solche Forschungsergebnisse bestätigen die Erfahrungen vieler Pflegekräfte, bringen jedoch überlieferte Vorstellungen von einem geordneten „Steuerungsprozess" erheblich ins Wanken (Lay/Brandenburg 2002).

Im Folgenden stellen wir nun einige Ideen und Vorgehensweisen vor, die wir in der Aus- und Fortbildung von Pflegekräften entwickelt und erprobt haben (vgl. Lay/Menzel 1999). Zunächst unterscheiden wir zwischen Pflegeplänen und Pflegeplanungen.

## 5.2.4 Pflegeplanung oder Pflegeplan?

Die Begriffe Pflegeplanung und Pflegeplan meinen nicht dasselbe. Wenn wir Pflegeplanung betreiben, entstehen Pflegepläne. Sie sind zu ändern, wenn sich neue Informationen ergeben. Unsere Erfahrungen in vielen Pflegeeinrichtungen zeigen jedoch, dass Pflegepläne, wenn sie erst einmal erstellt sind, nur selten abgeändert und auf den aktuellen Stand gebracht werden.

Für dieses Aktualisierungsdefizit gibt es auch sprachliche Ursachen. In der Fachliteratur werden angefertigte *Pflegepläne* oft als *Pflegeplanung* bezeichnet, z.B. bei Stratmeyer (1996, S. 34): „die Pflegeplanung wird ohnehin nicht gelesen …". Auch in der Pflegeausbildung ist vielerorts zu hören: „Ich muss noch eine Pflegeplanung schreiben."

Pflegeplanungen kann man jedoch nicht schreiben. Schreiben können wir lediglich Pflegepläne. Pflegeplanungen kann man weder schreiben oder erstellen noch lesen oder aktualisieren. Pflegeplanung ist ein kontinuierliches Geschehen von Einschätzung, Planung, Durchführung, Evaluation und Modifikation. Pflegeplanung meint den gesamten Ablauf, nicht das ausgefüllte Formular. Wie im Verlauf einer Arbeitsplanung ein Arbeitsplan entsteht, so ist ein Pflegeplan (*care plan*) das vorläufige schriftliche Zwischenergebnis eines Planungsprozesses (*nursing process*). Pflegeplanung beinhaltet somit das Erstellen, Lesen und Abändern des Pflegeplans.

Das Bewusstsein von der Prozesshaftigkeit der Pflegeplanung wird untergraben, wenn wir einen Pflegeplan als Pflegeplanung bezeichnen. Mit dem Schreiben eines Plans ist die Pflegeplanung eben *nicht* zu Ende. Der schriftliche Pflegeplan ist ein notwendiges Hilfsmittel innerhalb der Pflegeplanung, aber Pflegeplanung geht über ein schriftliches Dokument hinaus.

Kommen wir zu einem weiteren wichtigen Punkt im Erlernen von Pflegeplanung, der Unterscheidung von Pflegezweck und Pflegeziel.

### 5.2.5 Was ist der Nutzen von Pflegezielen?

Pflegeziele schildern das Ergebnis der Pflege möglichst anschaulich aus Sicht der Klientin. Sie motivieren Klientinnen und Pflegekräfte, so zu handeln, dass die ausgemalten und vereinbarten Ziele erreicht werden können. Der Zweck von Pflegezielen ist die gemeinsame kraftvolle Ausrichtung auf eine erstrebenswerte Entwicklung von Selbständigkeit und/oder Wohlbefinden der Klientin.

Pflegeziele sind daher positive Bilder vom zukünftigen Wissen, Fühlen oder Tun einer Klientin. Beispielsweise könnte die Pflegekraft mit einer gehbehinderten Klientin ein Nahziel vereinbaren: „*Wochentag, Datum: Frau M. geht mit 1 Gehstütze allein auf dem Flur.*" Wenn das Pflegeziel Ergebnis eines Aushandlungsprozesses ist und nicht einfach von der Pflegekraft einseitig vorgegeben wird, kann das Ziel in seiner positiven Formulierung starke psychische Energien mobilisieren. Klientin und Pflegekräfte werden alles daran setzen, das gemeinsam ausgemalte und vereinbarte Ziel zu erreichen.

Das ist hingegen nicht der Fall, wenn statt echter Pflegeziele lediglich nüchtern-sachliche Zweckangaben im Pflegeplan stehen. In verschiedenen Veröffentlichungen fanden wir in der Spalte „Pflegeziel" u.a. folgende unzutreffende Formulierungen:

- Beschleunigung der Wundheilung
- Rechtzeitiges Erkennen von Komplikationen
- Unterstützung der Schutzfunktion der Haut
- Vermeidung von Infektionen
- Sicherstellen einer ausreichenden Ventilation
- Linderung der Beschwerden
- Erleichterung der Atmung
- Verstärkung des venösen Rückstroms.

Pflegeziele sollen vom Patienten her formuliert werden und dürfen keine Pflegemaßnahmen beschreiben, so forderten bereits Fiechter und Maier (1981, S. 53). Oben genannte Formulierungen sind daher keine Pflegeziele, sondern Angaben über den Zweck von Pflege.

Ein **Zweck** gibt die Absicht, den Sinn oder die Nützlichkeit einer Pflegehandlung an. Zwecke sind aus Sicht des Pflegepersonals formuliert und liefern indirekt eine fachliche Begründung für die Pflegemaßnahmen. Zum Beispiel ist „rechtzeitiges Erkennen von Komplikationen" der Zweck von engmaschigen Überwachungsmaßnahmen nach einem gefährlichen medizinischen Eingriff.

Zweckangaben beschreiben nicht das Ziel der Pflege aus Sicht der Klientin, sondern begründen die Nützlichkeit von bestimmten Pflegemaßnahmen. So ist „Pneumonieprophylaxe" die *Absicht des Pflegepersonals*, wenn spezifische Maßnahmen wie Frühmobilisation oder Inhalation getroffen werden. Zweckangaben wie etwa „Pneumonieprophylaxe" dienen als Sammelbegriffe für jeweilige Bündel von spezifischen *Pflegemaßnahmen*, aber sie sind nicht von der Klientin aus formuliert, sondern aus der Sicht des Pflegepersonals.

Echte Pflegeziele hingegen sind als positive Bilder vom zukünftigen Wissen, Fühlen oder Tun der *Klientin* formuliert. Zum Beispiel könnte ein Pflegeziel lauten: „Trinkt täglich eine Kanne Pfefferminztee (1 Liter)." Ziele werden in der Gegenwartsform beschrieben. Sie lassen sich, wenn sie erreicht worden sind, ohne Änderung einfach in die Spalte „Ressourcen" übernehmen, z.B. mit einem Pfeil und Datum/Handzeichen. Das ist mit Zweckangaben nicht möglich. Die Formulierung „Vermeidung von Infektionen" ist eine Zweckangabe; sie wird nie zu einer Ressource werden.

Eine echte Zielbeschreibung motiviert mehr als die Angabe des Zwecks, deshalb sollte im individuellen *praktischen* Pflegeplan auf die Zweckangabe verzichtet werden (Kennen Sie auch nur einen therapeutischen Beruf, der seine Maßnahmen mit Zweckangaben zu legitimieren sucht? Therapeutische Berufe arbeiten mit Zielen, aber sie nutzen Zweckangaben nur zu Ausbildungszwecken und bei Bedarf als nachgelieferte Legitimation ihres Vorgehens).

## 5.2.6 Wozu didaktische Pflegepläne taugen

Wir unterscheiden in der Ausbildung an unserer Pflegeschule seit vielen Jahren zwischen vier Grundformen von Pflegeplänen (siehe S. 28). Im Unterrichtsrahmen arbeiten wir mit didaktischen (d.h. zu Unterrichtszwecken erstellten) Pflegeplänen im klinischen Unterricht hingegen mit praktischen Plänen.

Das schriftliche Ergebnis einer zu Unterrichtszwecken durchgeführten Pflegeplanung ist ein didaktischer Pflegeplan. Er führt zu allen in Frage kommenden Problemen und Ressourcen sehr detailliert jeweils ein oder mehrere Pflegeziele und zahlreiche mögliche Pflegemaßnahmen auf. Bei der Fülle an Eintragungen entstehen dabei im Unterricht gewöhnlich mehrere Tafelanschriebe oder Overhead-Folien. Dafür haben wir folgendes Raster entwickelt (Lay/Menzel 1999):

## Didaktischer Pflegeplan

| Einschränkungen in den Aktivitäten des Lebens | Ursachen, Einflussfaktoren | Ressourcen | Pflegeziele (positive Bilder vom zukünftigen Wissen, Fühlen oder Tun des Klienten) | Gesundheitsfördernde Maßnahmen durch Pflegende | Zweck dieser Maßnahmen (Absicht, Sinn, Nützlichkeit) | Gesundheitsfördernde Maßnahmen durch andere unterstützende und therapeutische Berufe |
|---|---|---|---|---|---|---|
| | | | | | | |

(Lay/Menzel 1999)

Sowohl für standardisierte didaktische Pflegepläne als auch für die Planung anhand konkreter Fallbeispiele (individuelle didaktische Pflegepläne) hat sich dieses Schema bestens bewährt. Die Auszubildenden lernen u.a. zwischen Pflegeziel und Pflegezweck zu unterscheiden. Ihnen werden die Ursachen und Einflussfaktoren für auftretende Einschränkungen hinsichtlich Selbständigkeit und Wohlbefinden bewusst und sie berücksichtigen die Verschränkung der Pflege mit gesundheitsfördernden Maßnahmen anderer Berufsgruppen und Akteure. Ein anschauliches Beispiel eines standardisierten didaktischen Pflegeplans hat eine unserer damaligen Auszubildenden in der Zeitschrift „Die Schwester/Der Pfleger" veröffentlicht (Wingerdt 2002).

Wenn wir mit didaktischen Pflegeplänen arbeiten, ist uns bewusst, dass im Unterrichtsraum eher analytisches Denken als die konkrete Gestaltung des Beziehungsprozesses mit Klientinnen geübt werden kann. In der Pflegeschule ist es nicht möglich, den Beziehungsprozess mit Klientinnen zu simulieren.

Gute Erfahrungen haben wir dagegen damit gemacht, in Fortbildungen zur Simulation der Aushandlung von Situationsbestimmungen, Zielen und Maßnahmen eine Pflegekraft spielerisch die Rolle einer real existierenden Klientin einnehmen zu lassen. Dabei wird diejenige Pflegekraft ausgesucht, die diesen Menschen am besten kennt. Die Kolleginnen handeln dann in einem Rollenspiel mit dieser „Klientin" mögliche Situationseinschätzungen, Pflegeziele und geeignete Maßnahmen aus.

Die Fortbildungsteilnehmerinnen lernen in dieser „Trockenübung", den betroffenen Menschen in die Planung besser einzubeziehen und können die Erfahrung aus dem Training später in tatsächlichen Pflegebeziehungen berücksichtigen.

### 5.2.7 Individuelle praktische Pflegeplanung gemeinsam in der Pflegepraxis lernen

Didaktische Pflegepläne werden zu Unterrichtszwecken geschrieben. Sie sollen als Lehr- und Lerninstrument den *Lernprozess* in der pflegerischen Aus-, Fort- und Weiterbildung positiv beeinflussen.

Praktische Pflegepläne verfolgen einen anderen Zweck. Sie sollen als Arbeitsinstrument dazu dienen, im tatsächlichen Pflegealltag den *gesundheitlichen Entwicklungsprozess* von Menschen positiv zu beeinflussen (individuelle praktische Pflegeplanung).

Zur individuellen praktischen Pflegeplanung gehört die professionelle Gestaltung eines Beziehungsprozesses mit Klientinnen und ihren Angehörigen (Lay/Menzel 1999). Dazu mag zwar im Pflegeunterricht sowie in Unterrichten zu Psychologie,

Soziologie und Pädagogik die Grundlage gelegt werden, dennoch kann diese Form der Pflegeplanung nur in der *tatsächlichen* Arbeit mit Klientinnen eingeübt werden.

Eines ist sicher: In der Pflegepraxis ist ein didaktischer Pflegeplan nicht zu gebrauchen. Dafür ist er u.a. viel zu umfangreich. Beispielsweise werden in einem didaktischen Pflegeplan oft Selbstverständlichkeiten aufgeführt, die nur zu Unterrichtszwecken einen Sinn machen, wie etwa „Handrufgerät in Reichweite legen", „Serviette umbinden" oder „Gesprächsbereitschaft signalisieren". In der Pflegepraxis sind kurze, stichwortartige Eintragungen erforderlich, die mit gängigen Abkürzungen sowie Kürzeln der vorhandenen Pflegestandards arbeiten.

Außerdem können in praktischen Pflegeplänen nur die wichtigsten Punkte nach ihrer jeweiligen Priorität genannt werden. In didaktischen Pflegeplänen sind normalerweise *alle* Felder einer Zeile ausgefüllt. So hat z.B. jede aufgeführte Einschränkung eine entsprechende Zielangabe. In praktischen Pflegeplänen ist das in der Regel nicht so. Auch der Medizinische Dienst der Krankenkassen (MDK; ☞ 7.4) fordert in seiner Prüfanleitung für ambulante Pflegedienste eine „überschaubare Zahl" von Pflegezielen (MDS 2000, S. 82).

In Management und Pädagogik ist seit langem bekannt, dass Ziele nur erreicht werden können, wenn ihre Anzahl gering bleibt. Niemand kann konzentriert mehr als 3–5 Ziele in derselben Angelegenheit verfolgen. Deshalb sollen auch die Angaben im individuellen praktischen Pflegeplan auf die relevanten Schwerpunkte reduziert werden.

In der Pflegedokumentation steht die Frage der Wirksamkeit von Pflege an oberster Stelle, d.h. es wird schriftlich festgehalten, wie und inwieweit es gelingt, Selbständigkeit und Wohlbefinden der Klientinnen zu fördern. Dann erst sind die übrigen inhaltlichen Kriterien guter Dokumentation zu beachten.

Nur relevante Informationen müssen schriftlich fixiert werden. Es ist weder möglich noch erstrebenswert, alles, was Pflegekräfte tun, zu dokumentieren. „Ein Blick auf die Dokumentationspraxis anderer Professionen zeigt, daß eine nahtlose Beschreibung aller Einzelheiten ihrer alltäglichen Arbeitsabläufe dort weder praktiziert noch gewünscht wird." (Höhmann 1996, S. 12) Die Pflegedokumentation lässt sich neben der Reduktion auf Wesentliches auch durch optisches Hervorheben besonders wichtiger Aussagen übersichtlicher handhaben.

Als Lehrerteam pflegen wir seit vielen Jahren die Zusammenarbeit mit Mentoren bzw. Praxisanleitern als den Experten vor Ort. Das geschieht konkret in klinischen Unterrichten, die wir meist gemeinsam mit den Mentoren/Praxisanleitern der jeweiligen Stationen durchführen (Praxisbesuche). Bei fast jedem klinischen Unterricht und bei den meisten formellen Anleitungen werden inzwischen praktische Pflegepläne erstellt oder aktualisiert. Mentoren, Praxisanleiter und Stationsleitungen haben wir speziell in Pflegeplanung fortgebildet. Seit vielen Jahren beteiligen wir erfahrene Praxisanleiter und Mentoren zudem als zweite Fachprüfer im praktischen Teil der Krankenpflegeprüfung. Inzwischen verlangt die Ausbildungs- und Prüfungsverordnung vom 10.11.2003 in § 15 (3) dieses Vorgehen. Nach unserer Erfahrung ist es gut, für Zweitprüfer jährlich eine gezielte Auffrischungsfortbildung anzubieten.

Um bessere Bedingungen für das Erlernen von individueller praktischer Pflegeplanung zu schaffen, haben wir vor vielen Jahren das Vorgehen im praktischen Teil der staatlichen Prüfung in der Gesundheits- und Krankenpflege verändert. Während wir früher wie im *schriftlichen* Teil der staatlichen Prüfung umfassende didaktische Pflegepläne forderten, lassen wir heute in der *praktischen* Prüfung individuelle praktische Pflegepläne erstellen bzw. aktualisieren.

Die Auszubildenden erstellen jetzt individuelle praktische Pflegepläne, die sie mit den Klientinnen absprechen und wie bei Mentorenanleitungen und klinischen Unterrichten direkt in das Dokumentationssystem der Station schreiben. Selbstverständlich müssen sie dazu kurz und treffend formulieren lernen und können nur die wichtigsten Ressourcen, Einschränkungen und Pflegeziele notieren. Auf diese Weise lernen sie, zusammen mit den Klientinnen Prioritäten zu setzen.

Früher wurden die für die Prüfung geschriebenen didaktischen Pflegepläne auf zwei bis vier DIN A3-Seiten geschrieben, welche die Klientinnen nie zu sehen bekamen. Die Pflegepläne waren lediglich für die Prüfung gedacht und verschwanden danach im Archiv der Schule. Ein didaktischer Pflegeplan hätte im vorgesehenen Formular des echten Dokumentationssystems ohnehin nicht genügend Platz gefunden.

Heute fertigen wir anonymisierte Fotokopien der Originalpflegepläne an und archivieren sie zum Nachweis in der Pflegeschule. Die Originale verbleiben im Dokumentationssystem. Auf diese Weise können die Pflegekräfte der jeweiligen Station nach Ende der staatlichen Prüfung mit dem neuen Plan weiterarbeiten und erkennen, dass er durchaus praktikabel ist und sich ohne großen Aufwand an geänderte Situationen angleichen lässt (Lay/Menzel 1999).

Manchmal hören wir das Argument, schon die Ausbildungs- und Prüfungsverordnung von 1985 habe doch das Schreiben eines Pflegeplans als Prüfungsleistung gefordert. Was geschehe dann, wenn es in der Akte bereits einen Plan gebe (vom Prüfling oder anderen Mitarbeitern erstellt)? Also müsse der Prüfling einen ausführlichen „Extrapflegeplan“ für die Schule schreiben.

Dieser Argumentation begegnen wir mit dem Hinweis, dass die alte Ausbildungs- und Prüfungsverordnung in § 14 (1) für die praktische Prüfung unzweifelhaft eine

Praxissituation vorschrieb und verlangte, dass der Prüfling im Stationsablauf die Pflege der Patienten „einschließlich der Pflegeplanung" übernimmt. Vom Schreiben eines (neuen, umfassenden) Pflegeplans war dort nie die Rede. Stattdessen war gefordert, dass der Prüfling den Prozess der Pflegeplanung „im Stationsablauf", d.h. unter den Bedingungen der Pflegepraxis, durchführt. Daraus lässt sich schließen, dass nicht didaktische, sondern praktische Pflegepläne erforderlich waren.

Zur Pflegeplanung kann es nun gehören, einen noch nicht vorhandenen Pflegeplan zu entwickeln oder einen bereits vorliegenden Plan zu aktualisieren. Ob sie ihn nun selbst geschrieben oder lediglich modifiziert haben: Von Auszubildenden erwarten wir, dass sie den Pflegeplan erläutern und seine Schwerpunkte gegenüber den Prüfern im Vor- oder Nachgespräch der Prüfung stichhaltig begründen können. Das ist Teil der Prüfungsleistung.

So sieht es auch die neue Ausbildungs- und Prüfungsverordnung von 2003 in § 3 (1): „Der Prüfling übernimmt (…) alle anfallenden Aufgaben einer prozessorientierten Pflege einschließlich der Dokumentation und Übergabe. In einem Prüfungsgespräch hat der Prüfling sein Pflegehandeln zu erläutern und zu begründen sowie die Prüfungssituation zu reflektieren. Dabei hat er nachzuweisen, dass er in der Lage ist, die während der Ausbildung erworbenen Kompetenzen in der beruflichen Praxis anzuwenden sowie befähigt ist, die Aufgaben in der Gesundheits- und Krankenpflege gemäß § 3 Abs. 1 des Krankenpflegegesetzes eigenverantwortlich auszuführen."

Wir haben an unserer Schule mit der veränderten Vorgehensweise in der Vermittlung von Pflegeplanung seit vielen Jahren gute Erfahrungen gemacht und sind gespannt darauf, wie sich die Diskussion um geplante Pflege weiter entwickeln wird.

☺ Weiterführende Literatur speziell zu diesem Kapitel finden Sie am Ende des Literaturverzeichnisses!

---

*Reinhard Lay* ist Krankenpfleger, Dipl. Pflegepäd. (FH) und staatl. gepr. Fachwirt für Organisation und Führung. Er arbeitet an der Schule für Gesundheits- und Krankenpflege im Landkreis Emmendingen. Daneben ist er freiberuflich in Fortbildung, Beratung und Projektmanagement und als Lehrbeauftragter in den Freiburger Pflegestudiengängen tätig.

*Bernd Menzel* ist Krankenpfleger und langjährig erfahrener Lehrer für Pflegeberufe. Er leitet die Schule für Gesundheits- und Krankenpflege im Landkreis Emmendingen und hat ein Kontaktstudium in Erwachsenenbildung absolviert (Pädagogische Hochschule Freiburg).

## 5.3 Pflegealltag

Die Integration der Pflegeplanung im Pflegealltag stößt immer wieder auf Probleme. Auch bei großen Bemühungen von Seiten des Pflegepersonals, tauchen in der Pflegepraxis immer wieder Probleme bei der verbindlichen Integration der Pflegeplanung auf. Dies kann durch fehlende Übung des Pflegepersonals, mangelnde praktische Hilfestellungen sowie in anwenderunfreundlichen Formularen begründet sein.

Ein weiterer Aspekt ist meiner Ansicht nach die anhaltend belastenden Arbeitsbedingungen in der Pflege. Die Kluft zwischen qualitativen und gesetzlichen Ansprüchen und realistisch leistbaren Interventionen vergrößert sich zunehmend. Betrachten wir die politische Entwicklung des Gesundheitssektors und deren Auswirkungen auf die direkte Pflege, erscheint die Entwicklung neuer Instrumente unumgänglich.

Es darf nicht den Pflegepraktikerinnen allein überlassen bleiben, die Pflegeplanung in der Praxis zu etablieren. Innerhalb der Management- und Bildungsebene muss diskutiert und verbindlich festgelegt werden, wie die praktische Pflegeplanung innerhalb einer Institution gestaltet und eingeführt werden soll. Folgende Fragen können zur Projektanregung dienen:

- Wie soll Pflege in unserer Einrichtung systematisiert sein?
- Wie definieren wir geplante Pflege in unserer Einrichtung?
- Welche Intention/Bedeutung kommt der Pflegeplanung zu?
- Welchen Zweck soll die Pflegeplanung erfüllen?

Das Ergebnis dieser Fragestellungen kann je nach Leistungsschwerpunkt einer Institution sehr unterschiedlich ausfallen. So wird die Pflegeplanung in einer Rehabilitationseinrichtung andere Schwerpunkte aufweisen als in einem Krankenhaus.

Weitere Diskussionsgrundlagen können sein:

- Welche Schwerpunkte/Prioritäten soll die Pflegeplanung beinhalten? Welche Probleme sollen mittels Pflegeplan erfasst werden (individuelle/generelle Probleme)?
- Sollen standardisierte Pflegepläne erarbeitet werden?
- Wird geplante Pflege durch weitere Instrumente nachweisbar gestaltet, z.B. Pflegeanamnese, Pflege Ist-Erhebung/Pflegebedarf, Tätigkeitsnachweis, Pflegebericht, Prozessstandards?
- Welche Formulare sind anwenderfreundlich?
- Welche Elemente des Dokumentationssystems können zusammenfließen, um den Dokumentationsaufwand zu minimieren und eine gute Übersicht zu gewährleisten?
- Sollen Seminare angeboten werden (intern/extern)? Soll klinischer Unterricht stattfinden? etc.

☺ Pflegeplanung sollte nicht separat betrachtet werden, sondern in Verbindung mit dem gesamten Dokumentationssystem!

Das Einführungskonzept innerhalb einer Institution beeinflusst die Akzeptanz bzw. Ablehnung gegenüber der Pflegeplanung erheblich.

## 5.3.1 Hilfestellung zur Formulierung von Pflegeproblemen und Pflegezielen

In klinischen Unterrichten ist deutlich geworden, dass Pflegekräfte durchaus kompetent formulieren, sich diese Fähigkeit jedoch teilweise selbst nicht zutrauen. Bei den pflegerischen Übergaben werden Ressourcen benannt, Pflegeprobleme beschrieben, entsprechende Pflegeziele erläutert etc. Der hoffnungsvolle Blick in die Dokumentation wirft jedoch die Frage auf, warum die genannten Punkte im Pflegeplan nicht oder nur unzureichend dokumentiert sind. Das Problem liegt häufig in der „Unsicherheit, das Gesagte zu Papier" zu bringen. Sollte es Ihnen ähnlich ergehen, können die folgenden Formulierungshilfen in der Anfangsphase vielleicht hilfreich sein.

Die Formulierungshilfen können nur als gedankliche Anregung dienen, da sich die konkrete Formulierung je nach Klientin ergibt.

Da die Ressourcen direkten Praxisbezug verlangen, konnten diese nicht berücksichtigt werden. Ressourcen müssen in der Praxis jedoch unbedingt integriert werden!

Je nach Ursache müssen die Problemformulierungen noch detaillierter angegeben werden.

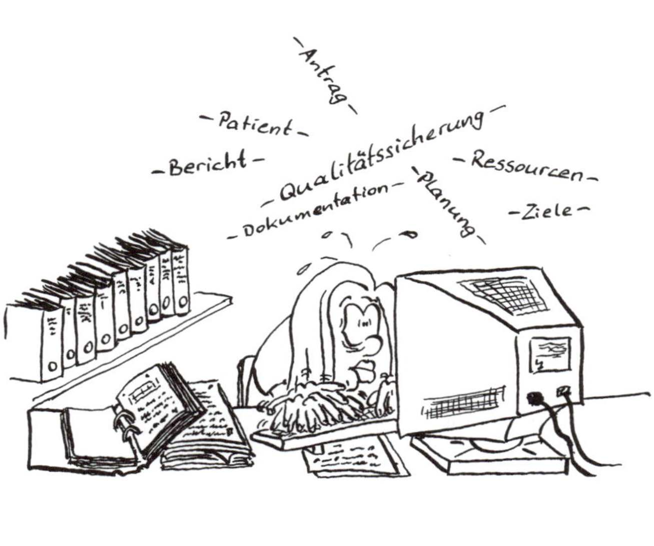

| Exemplarische Pflegeprobleme | Exemplarische Pflegeziele |
|---|---|
| **Atmen** | |
| Äußert Schmerzen beim Abhusten | ▪ Schmerzen sind erträglich<br>▪ Hustet schmerzfrei ab<br>▪ Kennt Anwendung der Bauchpresse; z. B. nach OP/ wendet Technik richtig an |
| Äußert Angst vor erneuter Atemnot | Hat Vertrauen in Behandlung/Betreuung |
| Atmet flach und schnell | Tiefe, ruhige Atmung |
| **Ruhen und Schlafen** | |
| Äußert, in Rückenlage nicht schlafen zu können | ▪ Liegt bequem und entspannt<br>▪ Hat Schlafintervalle in Rückenlage<br>▪ Kann schlafen |
| Äußert Einschlafschwierigkeiten und gedankliche Belastungen | ▪ Ist entspannt<br>▪ Redet über Belastungen<br>▪ Kann einschlafen |
| Umgekehrter Schlaf-Wach-Rhythmus | ▪ Ist tagsüber wach/beschäftigt<br>▪ Ist abends müde/schläft nachts |
| **Bewegung** | |
| Kann Lage im Bett nicht selbst verändern | ▪ Liegt bequem<br>▪ Toleriert bzw. akzeptiert Lagerung/Bewegung (z. B. 30 Grad-Lagerung/Bobath-Lagerung)<br>▪ Hilft bei Lageveränderungen aktiv mit<br>▪ Verändert Lage im Bett selbständig |
| Kann nicht allein auf der Bettkante sitzen | ▪ Sitzt mit/ohne Unterstützung sicher an der Bettkante<br>▪ Hält Gleichgewicht beim Sitzen<br>▪ Stützt sich beim Sitzen mit Händen ab<br>▪ Sitzt eigenständig und sicher an der Bettkante |
| Unsicherer Sitz im Stuhl/rutscht im Stuhl herunter | Sicherer/aufrechter Sitz im Stuhl |
| Äußert Angst/Unsicherheit beim Gehen | ▪ Bewegt sich sicher im Zimmer/zum WC mit/ohne Begleitung<br>▪ Fühlt sich sicher |
| Kann nicht allein vor dem Bett stehen | ▪ Steht mit/ohne Unterstützung sicher vor dem Bett<br>▪ Steht eigenständig und sicher vor dem Bett |
| Kann nicht allein aus dem Bett/Stuhl aufstehen | ▪ Steht mit/ohne Unterstützung sicher auf<br>▪ Steht eigenständig auf |
| Kann nicht allein zum WC/Bad/Tisch/ Stuhl | ▪ Geht in Begleitung sicher mit/ohne Körperkontakt zum WC/Bad/Tisch/Stuhl<br>▪ Geht eigenständig zum WC/Bad/Tisch/Stuhl |

| Exemplarische Pflegeprobleme | Exemplarische Pflegeziele |
|---|---|
| Ersichtliche Schmerzen/äußert Schmerzen bei Bewegung von ………………… | ▪ Kennt schmerzreduzierende/schonende Bewegungsweise/Aufstehweise (Angabe welche: z. B. spiralförmiges Aufstehen, enbloc, Bauchpresse etc.)<br>▪ Wendet schmerzreduzierende/schonende Bewegungs-/Aufstehweise an |
| **Waschen/Kleiden** | |
| Kann sich nicht eigenständig waschen | ▪ Akzeptiert/toleriert Ganzkörperwaschung<br>▪ Fühlt sich sauberer und gepflegt |
| Kann sich nur teilweise selbst waschen | ▪ Wäscht sich……………….. (z. B. Gesicht u. Brustbereich) selbständig<br>▪ Wäscht sich selbständig<br>▪ Fühlt sich sauber und gepflegt |
| Kann Ablauf der Körperpflege nicht koordinieren | ▪ Wäscht sich mit/ohne Anleitung………………… (z. B. Gesicht u. Brustbereich) koordiniert<br>▪ Fühlt sich sauber und gepflegt |
| Kann Intimpflege nicht eigenständig durchführen | ▪ Akzeptiert Übernahme der Intimpflege<br>▪ Führt Intimhygiene mit/ohne Anleitung durch<br>▪ Führt Intimhygiene eigenständig durch<br>▪ Fühlt sich sauber und gepflegt |
| Äußert Schamgefühl bei Übernahme der Körperpflege/Intimhygiene durch Pflegende | ▪ Toleriert momentane Situation/Einschränkung<br>▪ Hat Vertrauen zur Pflegeperson<br>▪ Fühlt sich verstanden |
| Kann Mund-, Zahnhygiene nicht selbständig durchführen | ▪ Intakte Mundschleimhaut und saubere Zähne<br>▪ Akzeptiert Übernahme der Mund- und Zahnhygiene<br>▪ Führt Mund- und Zahnhygiene mit/ohne Anleitung durch<br>▪ Führt Mund- und Zahnhygiene selbständig durch |
| Kann Zahnprothese oben/unten nicht eigenständig reinigen | ▪ Intakte Mundschleimhaut und saubere Zähne<br>▪ Akzeptiert Übernahme der Prothesenpflege<br>▪ Führt Prothesenreinigung mit/ohne Anleitung durch<br>▪ Führt Prothesenreinigung selbständig durch |
| Äußert unangenehmes Gefühl durch trockenen Mund/belegte Zunge | ▪ Feuchte Mundschleimhaut<br>▪ Belagfreie Zunge |
| Äußert unangenehmes Gefühl durch trockene/rissige/spröde Lippen | ▪ Angenehmes Gefühl an den Lippen<br>▪ Geschmeidige, intakte Lippen |
| Kann sich nicht eigenständig eincremen | ▪ Akzeptiert/toleriert eincremen durch Pflegeperson<br>▪ Cremt sich mit/ohne Anleitung z. B. Gesicht ein<br>▪ Cremt sich selbständig ein |

| Exemplarische Pflegeprobleme | Exemplarische Pflegeziele |
|---|---|
| Kann sich nicht allein ankleiden und/ oder auskleiden | ▪ Akzeptiert Übernahme der Tätigkeit<br>▪ Trägt eigene Kleidung<br>▪ Zieht sich mit/ohne Anleitung............ (z.B. Pullover und Hose) an/aus<br>▪ Zieht sich eigenständig an/aus (falls nur bestimmte Kleidungsstücke, angeben welche) |
| **Essen und Trinken** | |
| Kann sich Brot/Brötchen nicht eigenständig bestreichen | ▪ Nimmt vorbereitete Nahrung auf<br>▪ Bestreicht sich mit/ohne Anleitung Brot bzw. Brötchen eigenständig (bei Hemiplegie Angabe mit welcher Hand) |
| Kann Mittagessen zur Nahrungsaufnahme nicht selbständig zerkleinern | ▪ Orale Nahrungsaufnahme ist gewährleistet<br>▪ Nimmt vorbereitetes Essen eigenständig zu sich<br>▪ Zerkleinert Mittagessen mit/ohne Anleitung eigenständig |
| Kann Nahrung nicht eigenständig aufnehmen | Akzeptiert/toleriert Nahrungseingabe |
| Kann Getränke nicht selbständig zu sich nehmen | ▪ Akzeptiert/toleriert Eingabe von Getränken<br>▪ Nimmt Getränke mit/ohne Anleitung zu sich |
| Trinkt zu wenig/ungenügend/nicht ausreichend | ▪ Trinkt....... (Mengenangabe)/24 Std. |
| Äußert Durst- und/oder Hungergefühl bei Flüssigkeits- und/oder Nahrungskarenz | ▪ Kennt Sinn der Flüssigkeits- und/oder Nahrungskarenz<br>▪ Akzeptiert/toleriert Flüssigkeits- und/oder Nahrungskarenz<br>▪ Durst- bzw. Hungergefühl ist erträglich |
| Isst Nahrungsmittel nur zur Hälfte auf, bestreicht Brot/Brötchen nur zur Hälfte; Gesichtsfeldeinschränkung (z.B. bei Hemiplegie) | ▪ Kennt Ursache der Gesichtsfeldeinschränkung<br>▪ Dreht Teller/Brett mit/ohne Anleitung um<br>▪ Isst gesamte Nahrung mit/ohne Anleitung auf<br>▪ Nimmt gesamte Nahrung eigenständig auf |
| Verschluckt sich bei Getränke- und/oder Nahrungsaufnahme (z.B. Hemiplegie) | ▪ Ist motiviert Schlucktraining durchzuführen<br>▪ Kann kleine Portionen Nahrung- und oder angedickte Flüssigkeiten (z.B. mit Ditogel®) mit/ohne Anleitung/ ohne Verschlucken zu sich nehmen |
| Nahrung und/oder Getränkte laufen aus dem Mund, fehlender Lippenschluss (z.B. bei Hemiplegie) | ▪ Ist motiviert Schlucktraining durchzuführen<br>▪ Kennt Sinn des Kieferkontrollgriffs/Lippenschlusses durch die Pflegeperson<br>▪ Kann Nahrung und/oder Getränke halten und schlucken |
| **Ausscheiden** | |
| Kann Urinausscheidung und/oder Stuhlgang nicht kontrollieren | ▪ Meldet sich bei Harn- bzw. Stuhldrang<br>▪ Scheidet ... kontrolliert aus |

| Exemplarische Pflegeprobleme | Exemplarische Pflegeziele |
|---|---|
| Meldet sich nicht bzw. nicht rechtzeitig bei Harn- und/oder Stuhldrang | ▪ Meldet sich/klingelt frühzeitig bei Harn- bzw. Stuhldrang |
| Nimmt gefüllte Blase/Darm nicht wahr (z. B. bei Hemiplegie) | ▪ Spürt gefüllte Blase bzw. Darm<br>▪ Meldet sich bei Harn- bzw. Stuhldrang |
| Weint/ist wütend/traurig/schämt sich nach unkontrollierter Ausscheidung | ▪ Kennt Ursache der Inkontinenz<br>▪ Toleriert momentane Situation |
| Kann Urinflasche nicht allein vorlegen | ▪ Akzeptiert Übernahme der Tätigkeit<br>▪ Kennt Anwendung der Urinflasche<br>▪ Benutzt Urinflasche mit/ohne Anleitung<br>▪ Benutzt Urinflasche eigenständig |
| Äußert, unter Obstipation zu leiden | ▪ Kennt Maßnahmen zur Vermeidung von Obstipation<br>▪ Wendet Maßnahmen zur Vermeidung von Obstipation mit/ohne Hilfestellung an<br>▪ Beschwerdefreie Darmentleerung alle … Tage |
| Schaut bei Versorgung der AP-Anlage weg | Betrachtet AP-Anlage |
| Äußert Angst, dass sich AP-Beutel löst | ▪ Kennt Halterung und Sicherung der AP-Anlage<br>▪ Vertraut AP-Befestigung |
| Äußert Ekel vor AP-Anlage | ▪ Schaut AP-Anlage an<br>▪ Äußert Ängste und Bedenken bezgl. AP-Anlage<br>▪ Toleriert AP-Anlage |
| Kann AP-Anlage nicht selbständig versorgen | ▪ Meldet sich bei gefülltem AP-Beutel<br>▪ Kennt Ablauf der AP-Versorgung<br>▪ Kann … unter Anleitung/eigenständig … AP-Anlage versorgen<br>(stufenweises Vorgehen bis zur Selbstversorgung) |
| **Sicherheit** (Beispiele teilweise auch unter **Bewegung** angebracht) | |
| Versucht trotz Bettruhe aufzustehen | ▪ Kennt Sinn der Bettruhe<br>▪ Toleriert bzw. akzeptiert Bettruhe |
| Äußert Angst/Unsicherheit etc. bei … | ▪ Hat Vertrauen zu …<br>▪ Fühlt sich sicher bei … |
| Kann Gleichgewicht beim Stehen nicht halten (z. B. Beinamputation) | ▪ Gewinnt Sicherheit zu verändertem Körpergefühl<br>▪ Hält Gleichgewicht mit/ohne Anleitung beim Stehen |
| (Geäußerte bzw. vermutete) Angst vor Leben mit z. B. AP/Beinamputation | ▪ Redet über Ängste<br>▪ Äußert/findet positive Perspektiven bei der Lebensgestaltung |

| Exemplarische Pflegeprobleme | Exemplarische Pflegeziele |
|---|---|
| Äußert Angst, dass Drainage/Redon/ DK beim Aufstehen heraus rutschen | ▪ Hat Vertrauen zu Drainagenfixierung, etc.<br>▪ Kennt Handling der Drainage/des Redon/DK beim Aufstehen |
| Kann essbare von nicht essbaren Dingen nicht unterscheiden | ▪ Unterscheidet essbare von nicht essbaren Dingen<br>▪ Körperliche Unversehrtheit |
| Kennt verändertes Spiegelbild/ Körperbild nicht (z. B. Mammaamputation/Beinamputation) | ▪ Schaut in den Spiegel<br>▪ Fühlt sich verstanden/angenommen<br>▪ Hat Vertrauen zu …<br>▪ Redet über Ängste/Probleme<br>▪ Gewinnt Selbstvertrauen<br>▪ Berührt betroffenen Bereich bei….. (z. B. Körperpflege)<br>▪ Toleriert verändertes Spiegelbild<br>▪ Findet/äußert positive Perspektiven bei der Lebensgestaltung |
| **Kommunikation** | |
| ▪ Kann sich sprachlich nicht bzw. schwer verständlich machen (je nach Aphasie-Form)<br>▪ Verwaschene Sprache<br>▪ Äußert sich nur durch Silben wie „lalala"<br>▪ Sprache im Telegrammstil<br>▪ Gegenstände werden nicht richtig benannt<br>▪ Gesagtes ist zusammenhanglos<br>▪ Wortfindungsstörungen | ▪ Kennt Ursache der Sprachstörung<br>▪ Fühlt sich akzeptiert/angenommen<br>▪ Kommuniziert nonverbal<br>▪ Ist motiviert zu sprechen/Gegenstände richtig zu benennen/richtige Worte zu finden<br>▪ Antwortet mit Ja/Nein<br>▪ Ist bei Kommunikation entspannt<br>▪ Kann sich mit einfachen Worten verständlich machen<br>▪ Ist motiviert, logopädische Sprachübungen zu machen |
| Befindet sich bei Gesprächen in der Vergangenheit (z. B. demenzkranke Klientinnen) | Fühlt sich angenommen und verstanden |
| Kann nur einige Worte Deutsch/kann kein Wort Deutsch sprechen/verstehen | ▪ Hat Vertrauen<br>▪ Macht sich nonverbal bzw. mit einfachen Worten verständlich |
| **Sich Beschäftigen** | |
| Kann Tagesablauf nicht strukturieren | Hält strukturierten Tagesplan mit/ohne Anleitung ein |
| Zieht sich vom sozialen Umfeld zurück (noch genauer formulieren, worin sich diese Tatsache äußert: z. B. will nur im Bett liegen, zu den Mahlzeiten nicht in die Cafeteria gehen, etc.) | ▪ Fühlt sich angenommen und akzeptiert<br>▪ Beteiligt sich am Stationsleben<br>▪ Hat Kontakt zu Mitklientinnen<br>▪ Zeigt Interesse an Geschehnissen der Familie<br>▪ Ist am Weltgeschehen interessiert |
| Äußert, sich zu langeweilen | Fühlt sich sinnvoll beschäftigt, geistig angeregt |

| Exemplarische Pflegeprobleme | Exemplarische Pflegeziele |
|---|---|
| **Sinn Finden** | |
| ▪ Äußert Zukunftsängste bzw. -sorgen<br>▪ Äußert Angst vor Therapie | ▪ Fühlt sich verstanden/angenommen<br>▪ Hat Zukunftsperspektiven<br>▪ Erkennt positive Ereignisse bzw. Fortschritte |
| Wirkt zurückgezogen/verängstigt/wütend aufgrund z. B. maligner Diagnosemitteilung | ▪ Fühlt sich verstanden/angenommen<br>▪ Kann Gefühle (Ängste/Wut/Wünsche) äußern<br>▪ Kann über Sterben und Tod reden |
| **Sich als Mann, Frau, Kind fühlen** | |
| Äußert, sich nicht mehr als vollwertige Frau zu fühlen (z. B. nach Brustamputation) | ▪ Fühlt sich verstanden und angenommen<br>▪ Kann Gefühle (Ängste/Wut/Wünsche) äußern |
| **Körpertemperatur regulieren** | |
| Äußert, dass ihr das Schwitzen unangenehm ist | ▪ Fühlt sich angenommen/verstanden<br>▪ Fühlt sich sauber und erfrischt |

*(modifiziert durch R. Lay/ B. Menzel, April 2005)*

## Hilfestellung zur Formulierung von Pflegeproblemen und Pflegezielen für die Geburtshilfe

| Exemplarische individuelle Pflegeprobleme | Exemplarische Pflegeziele |
|---|---|
| **Bewegen** | |
| Kann Kind nicht alleine anlegen (Bewegungseinschränkung nach Sectio) | ▪ Weiß, wie sie das Kind selbständig Anlegen kann<br>▪ Legt Kind selbständig an |
| **Sicherheit** | |
| Kind ist in der Kinderklinik, macht sich Sorgen um den Gesundheitszustand | ▪ Spricht über Ängste/Sorgen<br>▪ Fühlt sich verstanden/angenommen<br>▪ Hat Vertrauen in die Versorgung des Kindes |
| Kind saugt nicht an der Brust, ist zu schwach/dem Kind ist übel | ▪ Ernährung des Kindes mit Muttermilch ist gewährleistet<br>▪ Kind nimmt ... Gramm pro Tag zu<br>▪ Kind hat mehr als fünf nasse Windeln/Tag |
| Milchmenge zu wenig, durch Stress/psychische Belastung | ▪ Ernährung des Kindes ist gewährleistet<br>▪ Ernährung des Kindes mit Muttermilch ist gewährleistet<br>▪ Kind hat mehr als fünf nasse Windeln/Tag<br>▪ Stillt entspannt |

| Kommunikation | |
|---|---|
| Spricht und versteht kaum Deutsch, Informationen zum Waschen und Wickeln des Kindes können nicht verbal erklärt werden | ▪ Nonverbale Kommunikation ist gewährleistet<br>▪ Wäscht und wickelt ihr Kind sicher |

*(Mit freundlicher Genehmigung des Städtischen Krankenhauses Kiel GmbH/ B. Reimers (IBF)/Ruth Düring (1A), modifiziert durch B. Schröter und R. Lay/ B. Menzel, April 2005)*

## 5.3.2 Reduzierung des Schreibaufwandes bei Erhaltungszielen

Die Erhaltung der eigenen Fähigkeiten spielt eine sehr bedeutende Rolle in der Pflege. In der Pflegepraxis machte ich jedoch die Erfahrung, dass gerade bei älteren Menschen viele Probleme bezüglich der Ableitung von Erhaltungszielen formuliert werden müssen und sich die Pflegepläne dadurch sehr lang gestalten. Sollten die vorliegenden Ressourcen und abgeleiteten Erhaltungsziele keine rehabilitative Zielsetzung, d.h. keinen Fortschritt in Aussicht stellen, sondern allein der Erhaltung und damit Verhinderung von vermehrter Pflegeabhängigkeit gelten, ist zu überlegen, ob diese Zielsetzung zwingend mittels „altbekanntem“ Pflegeplanungsformular erfasst werden muss. Es ist zu überdenken, ob die Erfassung und Dokumentation durch ein vereinfachtes System gewährleistet werden kann. Dabei ist zu differenzieren, in welcher Einrichtung eine Pflegeplanung stattfindet und über welchen Zeitraum Erhaltungsziele formuliert werden! Ich möchte einen Vorschlag zur Erfassung aufführen, der den Schreibaufwand minimiert.

Unter der Rubrik „Ist-Zustand/Aktueller Pflegebedarf“ werden die Eigenständigkeiten und Defizite erfasst. Die Ressourcen werden nicht ausformuliert, sondern in der zugeordneten Rubrik stichwortartig dokumentiert. Bei Veränderungen des Ist-Zustands innerhalb weniger Tage, kann das Datum eingetragen werden. Die aufgeführten Bereiche können sich z.B. an den ATL, LA, USPE oder AEDL orientieren. Im Bereich der Kinderkrankenpflege empfiehlt es sich, eine Spalte „altersentsprechend“ hinzuzufügen.

### Beispiel

Bewohnerin, 75 J., Krankenhausaufenthalt nach Sturz im häuslichen Bereich.

**Datum: 01.02.05**

| Ist-Zustand/Aktueller Pflegebedarf | S | E | v.h. | Ressourcen |
|---|---|---|---|---|
| **1. Ruhen und Schlafen** | 01.02.05/*Bu* | | | |
| **2. Bewegen** | 04.02.05/*Bu* | 01.02.05/*Bu* | | Geht in Begleitung einer Pflegekraft mit Gehstock (04.02.: Geht allein mit Gehstock) |
| **3. Waschen und Kleiden** | | 01.02.05/*Bu* | | Gesicht, Oberkörper, eigenständiges Kleiden |
| **4. Essen und Trinken** | | 01.02/*Bu* | | Nimmt zubereitete Nahrung allein auf |
| **5. Ausscheiden** | 01.02.05/*Bu* | | | |
| **6. Sicherheit** | 04.02.05/*Bu* | 01.02.05/*Bu* | | Gewohnter Umgang mit Gehstock |
| **7. Beschäftigung** | 01.02.05/*Bu* | | | Hört nach dem Frühstück ihren Lieblingssender im Radio, liest gern Illustrierte |
| **8. Kommunikation** | 01.02.05/*Bu* | | | |
| S = selbständig; E = eingeschränkt; v.h. = vollständig hilfebedürftig | | | | |

## Pflegeplan

| Datum | Hz | Nr.* | Pflege-Ist-Zustand und individuelle Pflegeprobleme | Pflegeziele | Geplante Pflegezielkontrolle | Pflegezielkontrolle (Datum/Hz) |
|---|---|---|---|---|---|---|
| 01.02.05 | *Bu* | 1. | Ist-Zustand 1, 3, 4, 5, 7, 8 | Fähigkeiten sind erhalten | 07.02.05 wöchentl. | |
| 01.02.05 | *Bu* | 2. | Äußert Angst/Unsicherheit allein zu gehen | Geht sicher, ohne Angst eigenständig mit Gehstock | 04.02.05 | 04.02.05/*Bu* |
| 04.02.05 | *Bu* | 1. | Ist-Zustand 1, 2, 3, 4, 5, 6, 7, 8 | Fähigkeiten sind erhalten | 07.02.05 wöchentl. | |

* Bezug zu den ATL im Ist-Zustand

Die abgeleiteten Pflegemaßnahmen werden nicht wie größtenteils üblich, im Pflegeplan dokumentiert, sondern sind im Tätigkeitsnachweis integriert. So wird eine doppelte Dokumentation vermieden.

| Pflegemaßnahmen | Datum: | | | Datum: | | | Datum: | | | Datum: | | | Datum: | | | Datum: | | | Datum: | | |
|---|---|---|---|---|---|---|---|---|---|---|---|---|---|---|---|---|---|---|---|---|---|
| Eingabe der abgeleiteten Pflegemaßnahmen/ evtl. hausinterne Standardkürzel | F | S | N | F | S | N | F | S | N | F | S | N | F | S | N | F | S | N | F | S | N |

Da die vorliegende Pflegekurve für einen Zeitraum von mindestens einer Woche gestaltet ist und der Pflegeplan integriert wurde (kein Extraformular), ist die kontinuierliche Kontrolle und Aktualisierung transparenter.

**Beispiel**

Klientin, 31 J., Appendektomie

Datum: 01.02.2005 (OP-Tag)

| Ist-Zustand/ Aktueller Pflegebedarf | S | E | v.h. | Ressourcen |
|---|---|---|---|---|
| **1. Ruhen und Schlafen** | 02.02.05/*Bu* | 01.02.05/*Bu* | | |
| **2. Bewegen** | 02.02.05/*Bu* | 01.02.05/*Bu* | | |
| **3. Waschen und Kleiden** | 02.02.05/*Bu* | 01.02.05/*Bu* | | |
| **4. Essen und Trinken** | 02.02.05/*Bu* | 01.02.05/*Bu* | | |
| **5. Ausscheiden** | 01.02.05/*Bu* | | | |
| **6. Sicherheit** | 02.02.05/*Bu* | 01.02.05/*Bu* | | |
| **7. Beschäftigung** | 01.02.05/*Bu* | | | |
| **8. Kommunikation** | 01.02.05/*Bu* | | | |
| S = selbständig; E = eingeschränkt; v.h. = vollständig hilfebedürftig | | | | |

Da die Einschränkungen kurzfristig bestehen und ausschließlich OP-bedingt sind, bedarf es m. E. keiner detaillierten Ressourcenbenennung. Sollten Sie diese Vorgehensweise nicht befürworten, können die Ressourcen selbstverständlich zugefügt werden. Eine Alternative wäre die Benennung der Ursache statt der Ressourcen, z.B. Einschränkungen bei der ATL „Waschen und kleiden" bedingt durch die Wunde, Schmerzen, Unsicherheit beim Aufstehen o.Ä. Weiterhin können in diesem Bereich standardisierte Pflegepläne die Dokumentation erheblich erleichtern.

Selbstverständlich können auch bei dieser Klientin individuelle Probleme bestehen, welche mittels Pflegeplan erfasst werden.

**Pflegeplan**

| Datum | Hz | Nr. | Pflege-Ist-Zustand und individuelle Pflegeprobleme | Pflegeziele | Geplante Pflegeziel-kontrolle | Pflegeziel-kontrolle (Datum/Hz) |
|---|---|---|---|---|---|---|
| 01.02.05 | Bu | 1 | Äußert Angst, dass OP-Naht beim Aufstehen platzt | Wendet eigenständig En-bloc-Aufstehtechnik mit Gegendruck auf Naht an | 02.02.05 | |

Wie Sie sehen, gibt es nicht nur eine Möglichkeit. Die Art und Weise der Pflegeplanung ist abhängig von der jeweiligen Einrichtung sowie vom gesamten Pflegedokumentationssystem.

## 5.3.3 Die Fallbesprechung: Hilfestellung in Teamarbeit

Die Fallbesprechung ist ein hilfreiches Instrument, um sich Pflegeplänen mit „Besonderheiten“ anzunehmen und/oder sich im Team bei Schwierigkeiten der Erstellung hilfreich zu unterstützen. Anhand der Pflegedokumentation findet ein Austausch spezieller Klientinnensituationen (Fall) statt.

In der Ausbildung dient die Fallbesprechung als Beispiel für die praktische Umsetzung theoretischen Wissens, anhand dessen Probleme und Strategien musterhaft diskutiert werden. In der klinischen Praxis wird die Fallbesprechung als Instrument der Pflege- und Therapieplanung sowie deren Evaluation eingesetzt. Dabei werden Fallbesprechungen in der Regel nur für bestimmte Klientinnen eingesetzt, d.h. für Klientinnen mit aufwendigem bzw. kritischem Pflege- bzw. Therapiebedarf und/oder speziellem Abstimmungsbedarf. Weiterhin kann die Fallbesprechung innerhalb des Pflegeteams als eine Art Hilfsinstrument zur Erstellung von Pflegeplänen fungieren, da gemeinsam exemplarische Lösungen für die Pflege- bzw. Therapieplanung erarbeitet werden.

Bei Bedarf können andere Berufsgruppen, im Sinne des multiprofessionellen Teams an der Fallbesprechung teilnehmen (vgl. Bölicke, S.12–13).

Für die Durchführung der Fallbesprechungen werden in der Literatur teilweise die Bereitstellung eines separaten Raumes, sowie die Teilnahme einer Moderatorin beschrieben. Betrachten wir die vorliegenden Rahmenbedingungen, wird dies nicht in jeder Institution ohne weiteres möglich sein. Als Alternative bietet sich die Durchführung der Fallbesprechung nach der Pflegeübergabe im Stationszimmer an. Als Moderatorin kann die Stationsleitung fungieren (in unserer Einrichtung wurden die Stationsleitungen als Multiplikatoren für Pflegedokumentation und Pflegeplanung fortgebildet). Wie ich in der Praxis erfahren konnte, lässt sich diese Vorgehensweise von den Stationen relativ unkompliziert in den Pflegealltag integrieren.

## Ablauf der Fallbesprechung

Die Stationsleitung (ggf. deren Vertretung) wählt in Absprache mit dem Pflegeteam eine Klientin aus. Die Vorstellung der Klientin erfolgt anhand der Dokumentationsunterlagen durch die betreffende Bereichs- bzw. Bezugspflegekraft. Dabei liegt der Schwerpunkt in der speziellen Situation bzw. Problemstellung der Klientin und den daraus bisher abgeleiteten Vorgehensweisen und Maßnahmen. Anschließend findet eine Auswertung hinsichtlich des Erfolges bzw. Misserfolges statt. Alle fördernden und hemmenden Aspekte werden zielgerichtet und systematisch besprochen. Gemeinsam werden Lösungsvorschläge erarbeitet und erfolgreiche Strategien herausgefiltert. Zum Abschluss der Fallbesprechung werden im Team die herausgearbeiteten Maßnahmen und Vorgehensweisen verbindlich festgehalten und im Ergebnisprotokoll dokumentiert (vgl. Bölicke, S. 16).

## Nachbereitung der Fallbesprechung

Die Ergebnisse der Fallbesprechung, z.B. veränderte Problemstellung, neue sich ableitende Pflegemaßnahmen, werden durch die Bereichs- bzw. Bezugspflegekraft im Pflegeplan aktualisiert bzw. in ihn integriert. Die Ergebnisse und veränderten Maßnahmen werden mit der Klientin besprochen.

Die Wirkung/der Erfolg der veränderten Pflege- bzw. Therapieplanung können in den jeweiligen Pflegeübergaben erläutert und/oder innerhalb der nächsten Fallbesprechung ausgewertet werden.

Da ich die „Verfahrensbeschreibung Fallbesprechung in der Pflege" von Herrn Bölicke sehr gelungen finde, möchte ich diese hier gern vorstellen.

## Verfahrensbeschreibung „Fallbesprechung in der Pflege"

### Definition/Ziele

Die Fallbesprechung ist ein klientenorientiertes Kommunikations- und Evaluationsinstrument, bei dem ein systematisierter Austausch von Klienteninformationen sowie deren Analyse im Team stattfinden. Ziel der Besprechung ist die gemeinsame Festlegung von therapeutisch-pflegerischen Maßnahmen zur Lösung individueller Problemstellungen bei einzelnen Klientinnen.

## Allgemeines

1. Fallbesprechungen finden regelmäßig an … von … bis … statt. Ort: …
2. Teilnehmer der Fallbesprechung sind:
   - Bereichs- bzw. Stationsleitung
   - Bezugspflegekräfte
   - Ggf. Qualitätsbeauftragter
   - …
3. Die Ergebnisse der Fallbesprechung werden in einem Ergebnisprotokoll festgehalten.

## Vorgehen

### Vorbereitung

1. Das Team wählt zur Fallbesprechung im Voraus eine Klientin aus (entsprechend den internen Auswahlkriterien für Fallbesprechungen).
2. Die Bezugspflegeperson bereitet die Vorstellung der Klientin anhand der Pflegedokumentation vor.
3. Ggf. werden Unterlagen vorbereitet/zurechtgelegt (Pflegedokumentation u. Ä.).

### Durchführung

1. Feedback zur letzten Fallbesprechung durch die jeweilige Bezugspflegeperson bzw. eine Vertretung.
2. Die Klientin für die Fallbesprechung wird durch die Pflegeperson vorgestellt:
   - Kurzbiographie/Anamnese
   - Krankengeschichte (relevante Kurzübersicht)
   - Selbstpflegefähigkeiten
   - Selbstpflegedefizite
   - Aktuelle Problemstellung im Alltag und in der Pflege/Betreuung für die Fallbesprechung
   - Sonstiges
3. Erarbeitung gemeinsamer Lösungsvorschläge:
   - Bisherige Vorgehensweisen/Maßnahmen werden gesammelt und nach Erfolg bzw. Misserfolg bewertet.
   - Durch Brainstorming werden neue mögliche Maßnahmen gesammelt.
   - Neue Maßnahmen/Vorgehensweisen werden verbindlich festgelegt und im Ergebnisprotokoll dokumentiert.

### Nachbereitung/Auswertung

1. Die Ergebnisse werden allen Mitarbeitern im Rahmen des Protokolls der Fallbesprechung bekannt gemacht.
2. Die Bezugspflegeperson arbeitet die Ergebnisse in den Pflegeplan ein und regelt deren Umsetzung.

3. Die Auswirkungen werden überprüft durch:
   - Die Kontrolle der Pflegedokumentation (Pflegeplan, Pflegeberichte etc.).
   - Ein kurzes Feedback der Bezugspflegeperson (oder einer Vertreterin) zu Beginn der nächsten Fallbesprechung.

**Sonstiges**

1. …

*(aus: Die Schwester/Der Pfleger 1/04, S. 14; modifiziert durch B. Schröter)*

# 6 Exemplarische Formblätter zur Pflegeplanung

## 6.1 Pflegedokumentation mit integriertem Pflegeplan

### Dokumentationsmöglichkeit 1

*Legende:* s = selbständig; e = eingeschränkt; v.h. = vollständig hilfebedürftig

*Hinweis: Die zweite Spalte steht für Aktualisierungen zur Verfügung.*

**Pflege-Ist-Erhebung/Aktueller Pflegebedarf**

| Nr. | Lebensaktivität | s | | e | | v.h. | | Ressourcen |
|---|---|---|---|---|---|---|---|---|
| 1. | Ruhen und Schlafen | | | | | | | |
| 2. | Bewegen | | | | | | | |
| 3. | Waschen und Kleiden | | | | | | | |
| 4. | Essen und Trinken | | | | | | | |
| 5. | Ausscheiden | | | | | | | |
| 6. | Sicherheit | | | | | | | |
| 7. | Sich beschäftigen | | | | | | | |
| 8. | Kommunizieren | | | | | | | |
| | | | | | | | | |
| | | | | | | | | |

| **Pflegeplan** | | | | | | |
|---|---|---|---|---|---|---|
| **Nr.** | **Datum** | **Hz** | **Individuelle Pflegeprobleme** | **Pflegeziel** | **Geplante Pflegezielkontrolle (Datum/Hz)** | **Pflegezielkontrolle: Stopp (Datum/Hz)** |
| | | | | | | |
| | | | | | | |
| | | | | | | |
| | | | | | | |

| **Pflegemaßnahmen**<br>Hinweis: Die Rubriken sind austauschbar, hausinterne Pflegestandards können eingefügt werden | **Datum:** | | | **Datum:** | | | **Datum:** | | | **Datum:** | | | **Datum:** | | |
|---|---|---|---|---|---|---|---|---|---|---|---|---|---|---|---|
| | **F** | **S** | **N** | **F** | **S** | **N** | **F** | **S** | **N** | **F** | **S** | **N** | **F** | **S** | **N** |
| Ruhen und Schlafen | | | | | | | | | | | | | | | |
| | | | | | | | | | | | | | | | |
| Bewegen | | | | | | | | | | | | | | | |
| | | | | | | | | | | | | | | | |
| Waschen und Kleiden | | | | | | | | | | | | | | | |
| | | | | | | | | | | | | | | | |
| Essen und Trinken | | | | | | | | | | | | | | | |
| | | | | | | | | | | | | | | | |
| Ausscheiden | | | | | | | | | | | | | | | |
| | | | | | | | | | | | | | | | |
| Sicherheit | | | | | | | | | | | | | | | |
| | | | | | | | | | | | | | | | |
| Sich beschäftigen | | | | | | | | | | | | | | | |
| | | | | | | | | | | | | | | | |
| Kommunizieren | | | | | | | | | | | | | | | |
| | | | | | | | | | | | | | | | |

*Hinweis:* Eintragungen mit Datum und Handzeichen versehen.

| Datum | Zeit | Pflegebericht (blau: F; schwarz: S; rot: N) | Hz | Datum | Zeit | Pflegebericht (blau: F; schwarz: S; rot: N) | Hz |
|---|---|---|---|---|---|---|---|
| | | | | | | | |
| | | | | | | | |
| | | | | | | | |
| | | | | | | | |
| | | | | | | | |

*Hinweis:* Mit aktuellem Datum, Zeit und Handzeichen versehen.

## Dokumentationsmöglichkeit 2

| Nr. | Lebensaktivität | s | | e | | v.h. | |
|---|---|---|---|---|---|---|---|
| 1. | Ruhen und Schlafen | | | | | | |
| 2. | Bewegen | | | | | | |
| 3. | Waschen und Kleiden | | | | | | |
| 4. | Essen und Trinken | | | | | | |
| 5. | Ausscheiden | | | | | | |
| 6. | Sicherheit | | | | | | |
| 7. | Sich beschäftigen | | | | | | |
| 8. | Kommunizieren | | | | | | |
| | | | | | | | |
| | | | | | | | |

| Pflegeplan | | | | | | |
|---|---|---|---|---|---|---|
| **Nr.** | **Datum** | **Hz** | **Ressourcen/ individuelle Pflegeprobleme** | **Pflegeziel** | **Geplante Pflegezielkontrolle (Datum/Hz)** | **Pflegezielkontrolle: Stopp (Datum/Hz)** |
| | | | | | | |
| | | | | | | |
| | | | | | | |
| | | | | | | |

| Pflegemaßnahmen | Datum: | | | Datum: | | | Datum: | | | Datum: | | | Datum: | | |
|---|---|---|---|---|---|---|---|---|---|---|---|---|---|---|---|
| Eine Einteilung wie in Beispiel 1 oder variable Gestaltung möglich, Eingabe der hausinternen Pflegestandards möglich | F | S | N | F | S | N | F | S | N | F | S | N | F | S | N |
| | | | | | | | | | | | | | | | |
| | | | | | | | | | | | | | | | |
| | | | | | | | | | | | | | | | |
| | | | | | | | | | | | | | | | |
| | | | | | | | | | | | | | | | |

| Pflegebericht | | | |
|---|---|---|---|
| **Datum** | **Zeit** | | **HZ** |
| | | | |
| | | | |
| | | | |
| | | | |
| | | | |

*Hinweis:* Mit aktuellem Datum, Zeit und Handzeichen abzeichnen.

## Möglichkeit zur Pflegeevaluation

| | Pflegeevaluation | Aufnahme | | | Entlassung | | |
|---|---|---|---|---|---|---|---|
| Nr. | Aktivitäten des tägl. Lebens (ATL) | s | e | v.h. | s | e | v.h. |
| 1. | Ruhen und Schlafen | | | | | | |
| 2. | Bewegen | | | | | | |
| 3. | Waschen und Kleiden | | | | | | |
| 4. | Essen und Trinken | | | | | | |
| 5. | Ausscheiden | | | | | | |
| 6. | Sicherheit | | | | | | |
| 7. | Sich beschäftigen | | | | | | |
| 8. | Kommunizieren | | | | | | |
| | | | | | | | |
| | | | | | | | |
| | | Datum/HZ: | | | Datum/HZ: | | |

## Dokumentationsmöglichkeit 1 und 2

*Hinweis:* Die Leerzeilen in der Pflege-Ist-Erhebung/beim aktuellen Pflegebedarf stehen für Ergänzungen zur Verfügung. Die ATL können je nach Schwerpunkt und Bedürfnissen der Institution anders gegliedert, ergänzt oder durch AEDL bzw. USPE ersetzt werden. Die Eintragung der Nummer in den Pflegeplan erfolgt mit der Zuordnung der Ist-Erhebung/jeweiligen ATL o. Ä.

Die Bereiche „Körpertemperatur regulieren", „Atmung/Puls/Blutdruck" und „Sinn finden" wurden bewusst ausgespart. Ich persönlich halte die Erhebung mittels aktueller Pflegebedarfserhebung für problematisch. Stellen Sie sich selbst die Frage: Wenn in den Bereichen „Körpertemperatur regulieren" und „Atmung/Puls/Blutdruck" Einschränkungen oder vollständige Hilfebedürftigkeit bestünden, welche Klientinnensituation würde vorliegen? Bei vollständiger Hilfebedürftigkeit in diesen Bereichen wäre die Klientin sicherlich intensivpflichtig!

In der Praxis ergaben sich bei der Erhebung dieser Bereiche immer wieder Probleme: Was genau soll dort erhoben werden? Wann genau bestehen in diesen Bereichen Einschränkungen? Welche pflegerische Relevanz ist mit der Erhebung verbunden?

Da diese Bereiche vorwiegend durch medizinische Interventionen gekennzeichnet sind, ist es schwierig die pflegerischen Aspekte abzugrenzen.

Sicherlich spielen die folgenden Bereiche für die Pflege eine Rolle:

### Beispiel 1

*„Körpertemperatur regulieren" eingeschränkt:*

Das könnte heißen, die Klientin fiebert und schwitzt stark. Dies wird jedoch im medizinischen Teil der Kurve/Angabe der Temperatur vermerkt, ebenfalls die angeordnete Medikation. Maßnahmen wie Wadenwickel, fiebersenkende Körperwaschung etc. werden im pflegerischen Tätigkeitsnachweis mit Datum und Handzeichen dokumentiert und würden eher der ATL „Waschen und kleiden" zugeordnet werden.

### Beispiel 2

*„Atmen":*

Eine Klientin, deren Atmung eingeschränkt ist, benötigt evtl. in erster Linie Sauerstoff und Medikamente. Damit verhält sich die Dokumentation genau wie in Beispiel 1.

Sicherlich können Pflegeinterventionen wie die atemstimulierende Einreibung unterstützend wirken, sind jedoch in der Akutsituation zweitrangig.

Ähnlich verhält es sich mit den Bereichen „Blutdruck und Puls".

Den Bereich „Sinn finden" und „Kind, Frau, Mann sein" per Ankreuzverfahren zu erheben, steht meiner Ansicht nach außerhalb jeder Diskussion, da sich diese Bereiche viel zu persönlich und sensibel gestalten (☞ 3.4.1).

Ob und in welcher Form diese Bereiche in der aktuellen Pflegebedarfserhebung integriert werden, ist jedoch letztendlich eine Entscheidung des Pflegemanagements.

Meines Erachtens sind diese Bereiche in Teilen der Gesamtdokumentation besser „aufgehoben".

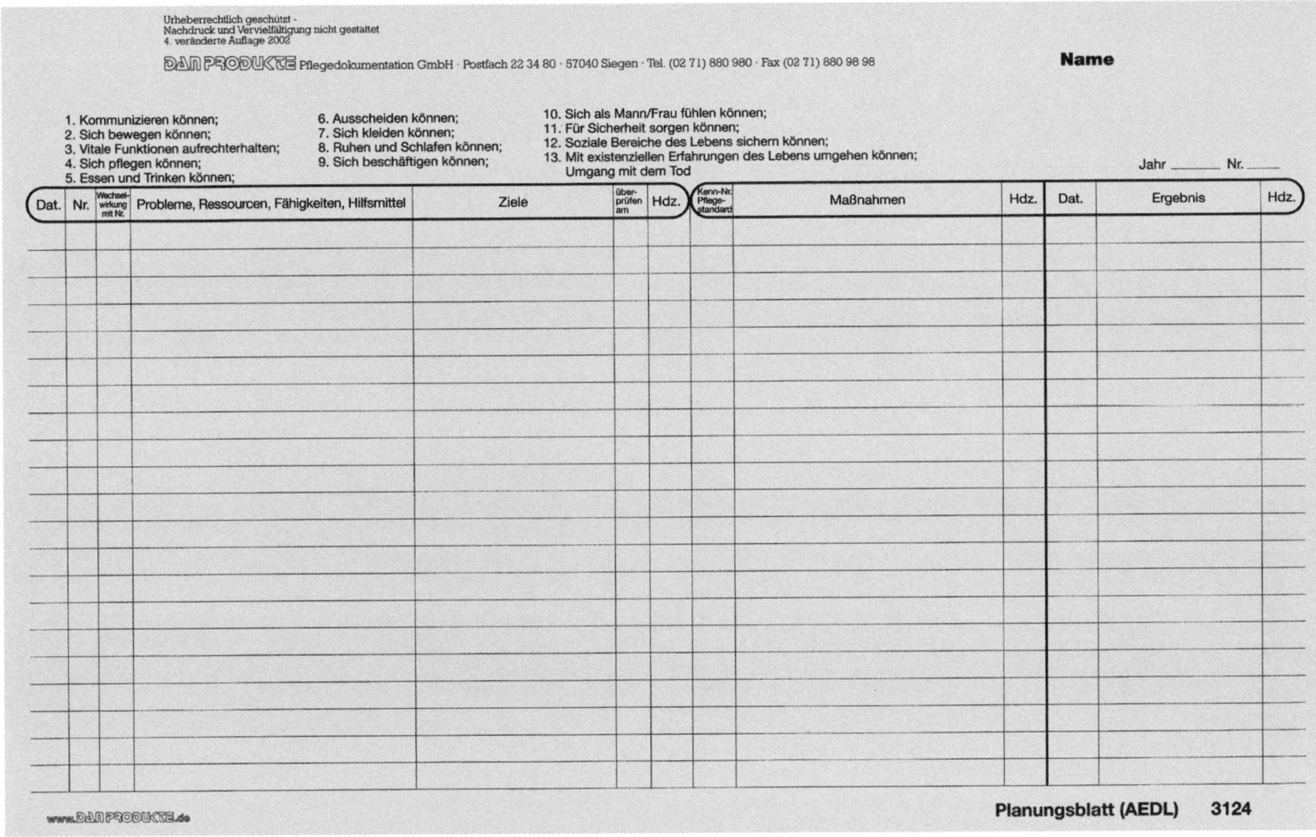



DAN PRODUKTE Pflegedokumentation GmbH · Postfach 22 34 80 · 57040 Siegen · Tel. (02 71) 880 980 · Fax (02 71) 880 98 98

**Name**

1. Kommunizieren können;
2. Sich bewegen können;
3. Vitale Funktionen aufrechterhalten;
4. Sich pflegen können;
5. Essen und Trinken können;
6. Ausscheiden können;
7. Sich kleiden können;
8. Ruhen und Schlafen können;
9. Sich beschäftigen können;
10. Sich als Mann/Frau fühlen können;
11. Für Sicherheit sorgen können;
12. Soziale Bereiche des Lebens sichern können;
13. Mit existenziellen Erfahrungen des Lebens umgehen können; Umgang mit dem Tod

Jahr ______ Nr. ____

| Dat. | Nr. | Wechsel-wirkung mit Nr. | Probleme, Ressourcen, Fähigkeiten, Hilfsmittel | Ziele | über-prüfen am | Hdz. | Kenn-Nr. Pflege-standard | Maßnahmen | Hdz. | Dat. | Ergebnis | Hdz. |
|---|---|---|---|---|---|---|---|---|---|---|---|---|

www.DANPRODUKTE.de

**Planungsblatt (AEDL) 3124**

Planungsblatt (AEDL) der Firma DAN-Produkte *(Mit freundlicher Genehmigung der Firma DAN-Produkte Pflegedokumentation GmbH, Siegen).*

# 6.2 Standardisierter Pflegeplan Cholezystektomie

Klientenetikett

**Standardisierter Pflegeplan Laparoskopische Cholezystektomie**

Datum: ____________ Rotkreuzkrankenhaus München

| Dat. | Nr. | **Pflegeprobleme incl. individueller Ressourcen**<br>*Hinweis der Autorin: Individuelle Probleme und dadurch abgeleitete Zielsetzungen und Maßnahmen können in den Leerzeilen eingefügt werden* | **Pflegeziele**<br>*Hinweis der Autorin: Bei der Angabe von mehreren Zielsetzungen muss die ausgewählte Zielsetzung gekennzeichnet werden, z.B. mit Textmarker* | Ausgewählte Maßnahmen | **Pflegemaßnahmenauswahl**<br>*Hinweis der Autorin: auch Angabe des Standards möglich* | Hz. | Kontrolldat. | Hz. |
|---|---|---|---|---|---|---|---|---|
| | 1. | Schmerzen im Operationsgebiet<br>**R.:**<br>**Dadurch:** | a) kennt schmerzreduzierende Lagerung und akzeptiert die Durchführung<br>b) kennt Anwendung der Wundabstützung und wendet diese selbständig an | | **1.1** Schmerzbeobachtung<br>**1.2** Bauchdeckenentspannende Lagerung mit Kissen<br>**1.3** Anleitung zur Wundabstützung beim Husten und Niesen | | | |
| | 2. | Eingeschränkte Mobilität<br>**R.:** | kann selbständig ...........<br>(eintragen/z.B. an der Bettkante sitzen) | | **2.1** mehrmals täglich Unterstützung bei der Mobilisation<br>**2.2** Anleitung zum „en-bloc Aufstehen" | | | |
| | 3. | Einschränkung beim Waschen und Kleiden<br>**R.:** | a) fühlt sich sauber und gepflegt<br>b) kann selbständig ..........<br>(eintragen/z.B. Gesicht und Oberkörper waschen) | | **3.1** 1x täglich und nach Bedarf Unterstützung bei der Körperpflege am Waschbecken | | | |
| | 4. | Annahme einer Schonatmung, dadurch Pneumoniegefahr<br>**R.:** | a) kennt Maßnahmen zur Vermeidung einer Pneumonie und wendet diese gesundheitsbewusst an<br>b) atmet tief und gleichmäßig | | **4.1** Anleitung zur Atemgymnastik mit Coach alle 2 Stunden 10 Atemzüge (präoperativ in Atemgymnastik einführen)<br>**4.2** Anleitung zur Wundabstützung beim Husten<br>**4.3** mehrmals täglich Unterstützung bei der Mobilisation | | | |
| | 5. | Thrombosegefahr (bedingt durch eingeschränkte Mobilität aufgrund von Wundschmerzen)<br>**R.:** | kennt Maßnahmen zur Vermeidung einer Thrombose und wendet diese gesundheitsbewusst an | | **5.1** MTS 24 Stunden/Tag nach AO<br>**5.2** 1 x pro Schicht MTS auf korrekten Sitz kontrollieren<br>**5.3** 1 x täglich Hautbeobachtung der Füße und Beine<br>**5.4** 1 x täglich Ausstreichen der Beine nach dem Tunnelprinzip mit W/O Lotion<br>**5.5** alle 2 Tage MTS wechseln<br>**5.6** 1 x wöchentlich MTS auf korrekte Größe überprüfen (abmessen)<br>**5.7** 1 x pro Schicht Anleitung zu Fuß- und Beingymnastik<br>**4.3** mehrmals täglich Unterstützung bei der Mobilisation | | | |
| | 6. | Infektionsgefahr der:<br>a) Braunüleneinstichstelle<br>b) Operationswunde<br>c) Drainagenaustrittstelle | kennt Maßnahmen zur Vermeidung der potentiellen Infektionsgefahr und akzeptiert deren Durchführung | | **6.1** 1 x tägl. aseptischer Verbandwechsel der Braunüleneinstichstelle mit Hautdesinfektionsmittel und Aplica<br>**6.2** 1 x täglich aseptischer Verbandwechsel der Operationswunde nach AO (ab 2. postop. Tag)<br>**6.3** 1 x täglich aseptischer Verbandwechsel Drainagenaustrittstellen nach AO (ab 2. postop. Tag)<br>**2.1** Wundbeobachtung auf Entzündungszeichen | | | |
| | 7. | Keine Kenntnisse über postoperative Ernährung | a) kennt postoperative Ernährungsempfehlungen<br>b) akzeptiert gesundheitsbewusst postoperative Ernährung | | **7.1** Ernährungsberatung (Infoblatt) | | | |

(Mit freundlicher Genehmigung Rotkreuzkrankenhaus München / Schwesternschaft München vom BRK e.V.)
Hinweis: Die Beschreibungsleiste, Pflegeproblem- und Pflegezielsetzungen wurden durch B. Schröter, R. Lay und B. Menzel modifiziert (April 2005).

## 6.3 Ergebnisprotokoll zur Pflegedokumentation

| | |
|---|---|
| Station: ____________ | Anzahl der Klienten im Bereich: ____________ |
| Datum: ____________ | Anzahl Pflegekräfte im Bereich:____________ |
| Dauer der Begleitung: ______________ | |
| Durchgeführt von: ______________ | |

| | | | |
|---|---|---|---|
| Pflegeanamnesen: | | | |
| Sozialkontakte erfasst? | Ja ❑ | | ____ x nicht vollständig |
| Häusliche Versorgung erfasst? | Ja ❑ | | ____ x nicht vollständig |
| Gewohnheiten erfasst? | Ja ❑ | Größtenteils ❑ | kaum ❑ |
| Defizite?______________________________ | | | |
| Ist- Zustand: | | | |
| Pflegezustand erhoben? | Ja ❑ | | ____ von____ erhoben |
| Ressourcen erhoben? | Ja ❑ | | ____ x nicht vollständig |
| Veränderungen angepasst? | Ja ❑ | Nein ❑ | |
| Defizite?______________________________ | | | |
| Individuelle Probleme/Zielsetzung: | keine ❑ | | |
| Individuelle Probleme erhoben? | Ja ❑ | Teilweise ❑ | Nein ❑ |
| Ziele korrekt formuliert? | Ja ❑ | Nein ❑ | |
| Kontrolldatum festgelegt? | Ja ❑ | Nein ❑ | |
| Defizite?______________________________ | | | |
| Pflegemaßnahmen: | | | |
| Alle Maßnahmen korrekt formuliert? | Ja ❑ | Nein ❑ | |
| Standards korrekt dokumentiert? | Ja ❑ | Nein ❑ | |
| Defizite?______________________________ | | | |
| Pflegeberichte: | | | |
| Aussagekräftig? | Ja ❑ | Nein ❑ | |
| Sachlich/objektiv geschrieben? | Ja ❑ | Nein ❑ | |
| Wirkung der Pflegemaßnahmen beschrieben? | Ja ❑ | Nein ❑ | |
| Aktuelles Befinden der Klienten beschrieben? | Ja ❑ | Nein ❑ | |
| Defizite?______________________________ | | | |
| Gesamtdokumentation: | | | |
| Pflegeverlauf erkennbar? | Ja ❑ | Nein ❑ | |
| Defizite?______________________________ | | | |
| Braden-Skala: | | | |
| Bei allen Patienten ab PPR/A2 erhoben? | Ja ❑ | Nein ❑ | |
| Notwendige Maßnahmen abgeleitet? | Ja ❑ | Nein ❑ | |
| Defizite?______________________________ | | | |
| Dekubitus-Wunddokumentation: | | | |
| Dekubitus? | Ja ❑ | Nein ❑ | |
| Wird das Formular bei jedem Dekubitus-VW genutzt? | Ja ❑ | Nein ❑ | |
| Fotodokumentation erfolgt? | Ja ❑ | Nein ❑ | |

Reflexion der Teilnehmer: ______________________________

______________________________

______________________________

Bemerkungen: ______________________________

______________________________

______________________________

*(B. Reimers/B. Schröter/Städtische Krankenhaus Kiel GmbH/Bildungszentrum-IBF Oktober 2002. Überarbeitung Dezember 2002)*

# 7 Ein Blick über den Tellerrand

## 7.1 Was kann Pflegeplanung bewirken?

Die Diskussionen über die Inhalte der Pflege und deren Profession sind gerade im DRG-Zeitalter sehr brisant. Aktuelle Artikel in Fachzeitschriften, vorwiegend aus dem Bereich Geschäftsmanagement, werfen Fragestellungen auf, warum z.B. Blutentnahmen, i.v. Spritzen, kleinere Operationen und deren Narkoseüberwachung nicht von Pflegepersonal durchgeführt werden können? Die Vorschläge reichen von der „spezialisierten Pflegekraft" bis hin zum altbekannten Spritzenschein (vgl. Gaede, Kirsten: Starke Schwestern).

Es wird deutlich, dass durch Kostendruck und Personalknappheit verschiedene „Modelle/Richtungen" kontrovers diskutiert werden.

Daher wird es wichtiger denn je zuvor, zu belegen, was Pflege leistet!

Kennen Sie die Situation, in der der ärztliche Dienst leicht provokativ fragt, was Pflege überhaupt noch macht, der Küchenchef die Notwendigkeit verlängerter Essenszeiten nicht einsieht, der Arzt nicht versteht, warum Visiten zu festen Zeiten stattfinden sollten, die Röntgenabteilung Terminabsprachen mit dem Pflegedienst für nicht erforderlich hält, die Physiotherapie an den Wochenenden nicht fortgeführt wird, Pflegematerialien fehlen und alle Aufgaben, die von keiner Berufsgruppe übernommen werden, vom Pflegedienst übernommen werden sollen?

Im Tagesgeschehen steht der funktionale Ablauf bis jetzt leider noch im Vordergrund. Klientinnen und Pflegepersonal spüren die Auswirkungen. Alle sind diese Missstände gewöhnt, die einzelnen Berufsgruppen wollen selten ihre „Privilegien" aufgeben.

Was soll Pflegeplanung daran ändern? Wie soll Pflege individuell und geplant sein, wenn funktionelle Rahmenbedingungen den Alltag bestimmen? Wie soll z.B. Kontinenztraining zu festen Zeiten durchgeführt werden, wenn die betreffende Pflegekraft und die Klientin nicht wissen, wann welche Untersuchung erfolgt? Wie soll die Bezugs- bzw. Bereichspflegekraft individuell pflegen, wenn sie in ihrer Planung immer wieder fremdbestimmt wird; z.B. wie kann sie die individuellen Waschgewohnheiten berücksichtigen, wenn die Arztvisite täglich zu einem anderen Zeitpunkt stattfindet?

Pflege ist erschwert planbar, wenn die Rahmenbedingungen nicht abgestimmt sind! Die gesetzliche Forderung nach einem „ganzheitlichen Pflegekonzept“ und die Einführung der DRG's, machen eine Umstrukturierung unumgänglich. Wie soll Pflege überhaupt irgendein System/Konzept verfolgen, wenn sie zu einem großen Teil fremdbestimmt wird?

Auch wenn wir schon lange diese Umstrukturierungsnotwendigkeit formuliert haben, oftmals fehlten Argumente und handfeste Grundlagen. Allein unsere Pflegeauffassung konnte die festen Mauern der Rahmenbedingungen nicht erschüttern. Die gesetzliche Regelung und die Einführung der DRG's bieten die Chance, diese Defizite auszugleichen. Die Verpflichtungen betreffen den Gesamtkomplex der Institution. Dem Handlungsbedarf aufgrund der gesetzlichen Forderung können sich auch andere Berufsgruppen in Zukunft nicht entziehen.

Eine „missliche Organisation“ ist zukünftig nicht mehr finanzierbar, systematische Strukturen müssen geschaffen werden, um den Konkurrenzkampf künftig bestehen zu können!

Pflegeplanung kann dabei behilflich sein, einige dieser Defizite bewusst und transparent zu machen. Weiterhin belegen Pflegepläne schriftlich, was Pflege leistet. Das stärkt nicht nur unsere Argumentation, sondern zeigt unsere Eigenständigkeit und unser hohes fachliches Wissen auf. Pflegeplanung unterstützt damit die geforderte berufspolitische Anerkennung! Sollten Sie wieder leicht provokativ gefragt werden, was Pflege eigentlich noch leistet, legen Sie die Pflegepläne vor!

Aber Pflegeplanung bewirkt noch mehr. Sie hilft, unsere eigene Arbeitsweise zu reflektieren, gibt neue Anstöße, stellt festgefahrene Strukturen in Frage, gibt Selbstvertrauen und motiviert, Veränderungen in Angriff zu nehmen.

Pflegeplanung macht transparent, was im Mittelpunkt einer Institution stehen sollte: *Die Klientin!*

*„Schwierigkeiten, Widerstände und Kritik sind dazu da, überwunden zu werden, und es liegt eine besondere Freude darin, ihnen ins Gesicht zu sehen und siegreich hervorzugehen …“*

*(Vijaya Lakshimi Pandit)*

## 7.2 Pflegediagnosen statt Pflegeprobleme?

In manchen Diskussionen und Veröffentlichungen werden Pflegeprobleme mit Pflegediagnosen gleichgesetzt. Es findet eine Umbenennung statt. Was vorher als Pflegeproblem bezeichnet wurde, wird auf einmal als Pflegediagnose betitelt. Diese Vorgehensweise wird durch einige Firmen (die Pflegedokumentationsformulare vertreiben) begünstigt, da in den Vordrucken nicht mehr die Pflegeproblemformulierung benannt, sondern ausschließlich die Bezeichnung „Pflegediagnose" aufgeführt wird. Betrachten wir jedoch die Definition und den Aufbau einer Pflegediagnose, ist diese weit reichender und detaillierter als die Erfassung der Pflegeprobleme. Vor allem die Einbeziehung der Familie und der Gemeinde sind für uns eher ungewöhnlich. Pflegeprobleme sind zwar der erste Schritt in Richtung Pflegediagnostik, jedoch nicht mit Pflegediagnosen gleichzustellen.

Angesichts des steigenden Kostendrucks und der Frage nach einer effektiven Datenverarbeitung, ist die Diskussion um Pflegediagnosen sehr aktuell. Vornehmlich Pflegedienstleitungen halten die Pflegediagnosen für ein verlockendes Instrument, der oftmals nicht funktionierenden Pflegedokumentation und Pflegeplanung auf die Sprünge zu helfen (vgl. Bekel, S. 86).

Weiterhin wird von einigen Autoren die Einbindung von Pflegediagnosen im DRG-System befürwortet, damit Pflege im DRG-System nicht ins Hintertreffen gerät.

„Für die deutsche Pflege bedarf es (…) noch einer detaillierten Bestimmung, ob und in welcher Weise bestimmte Pflegediagnosen, die bei der NANDA oder der ICNP® aufgeführt sind, rechtlich von Pflegenden diagnostiziert werden können" (Bekel, S. 86).

Da es zurzeit noch keine *einheitlichen und verbindlichen* Pflegediagnosen in Deutschland gibt, stelle ich die Grundlagen der NANDA (North American Nursing Diagnosis Association) und der ICNP® vor.

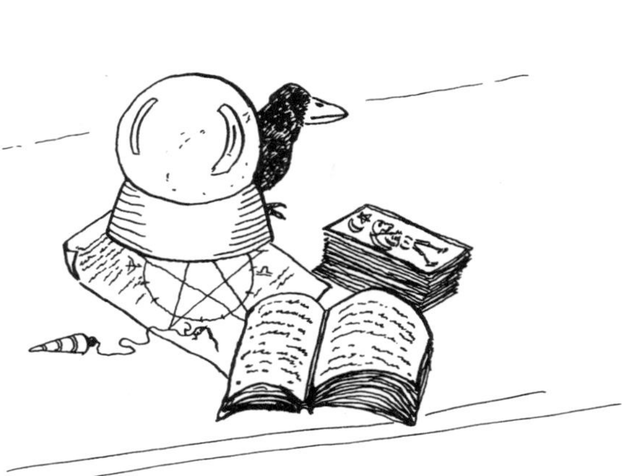

## 7.2.1 NANDA-Pflegediagnosen

Der Begriff Diagnose (*griechisch*) bedeutet „unterscheiden“. Im Großen Brockhaus werden die Begriffe Unterscheidung, Erkenntnis und Erkennung genannt.

„*Eine Pflegediagnose stellt eine klinische Beurteilung der Reaktion eines Individuums, einer Familie oder Gemeinde auf aktuelle oder potentielle Gesundheitsprobleme/Lebensprozesse dar. Pflegediagnosen bilden die Grundlage für die Auswahl von pflegerischen Interventionen, um die aufgestellten Pflegeziele und erwünschten Pflegeergebnisse zu erreichen, wofür die Pflegeperson verantwortlich ist.*“ (NANDA)

Weiterhin werden *Risiko*-Pflegediagnosen erwähnt, d.h. Risikofaktoren für eine erhöhte Gefährdung liegen vor, ohne dass bereits Symptome aufgetreten sind.

### Ursprünge

In den USA ist die Pflegeprozessmethode seit 1950 bekannt. Der damit verbundene Entwicklungsprozess der Pflege ist daher fortgeschrittener als in Deutschland. Anfang der siebziger Jahre entstand in den USA das Bestreben nach einer verbindlichen Umschreibung von Pflegeproblemen. Es entstand die North American Nursing Diagnosis Association (NANDA).

Zielsetzung der NANDA ist die Schaffung einer verbindlichen internationalen Terminologie (Klassifizierung) für Pflegediagnosen. Hierbei bezieht sich die NANDA auf die Definition von Pflege der American Nursing Association (ANA): *Pflege ist das Erkennen und Behandeln von menschlichen Reaktionen auf bestehende oder potentielle Gesundheitsprobleme.*

Die Pflegediagnosen sollen auf menschliche Leidenszustände ausgerichtet sein, welche durch die Pflege angegangen werden können. Sie beziehen sich nicht auf die medizinischen Diagnosen bzw. das Organsystem. Die NANDA erhofft sich dadurch eine Professionalisierung der Pflege (vgl. Doenges/Moorhouse; S. 5 ff).

### Aufbau

Pflegediagnosen basieren auf einer Pflegeanamnese und sind hauptsächlich defizitorientiert. Sie beschreiben aktuelle und/oder potentielle Pflegeprobleme. Ressourcen können nicht berücksichtigt werden und müssen individuell erfasst werden.

Die Elemente einer Pflegediagnose sind:

- Beschreibung eines Gesundheitsproblems oder des Gesundheitszustands eines Individuums, einer Familie oder einer Gemeinde (Pflegediagnosetitel)

- Zusammenstellung von Faktoren, die ursächlich für dieses Problem verantwortlich gemacht werden können oder mit ihnen in Zusammenhang stehen und gleichzeitig Mittelpunkt der pflegerischen Behandlung sind (ätiologische und beeinflussende Faktoren)
- Unverwechselbare und eindeutige Merkmale, die einer Pflegediagnose zugeordnet werden können (Kennzeichen).

Anstatt ätiologischer Faktoren werden bei potentiellen Problemen die Risikofaktoren benannt. Zustandsprozesse, denen keine gesundheitliche Einschränkung zugrunde liegt, werden als unterstützende Faktoren beschrieben.

Pflegediagnosen werden vom jeweils zu Grunde liegenden Pflegemodell beeinflusst. Je nach Pflegemodell können Pflegediagnosen als z.B. misslungene Anpassung (Roy), Selbstpflegedefizite (Orem), Bedürfnisse (Henderson) oder menschliche Reaktionsmuster (NANDA) gesehen werden (vgl. Gordon, S. 17).

## Entwicklung in Europa

(vgl. Stefan/Allmer; S. 14–15)

### ENDA

*European Nursing Diagnosis Association*

Zusammenschluss 15 europäischer Nationen zu einer europäischen Pflegediagnosenvereinigung.

### ACENDIO

*Association for Common European Nursing Diagnosis, Interventions and Outcomes*

Zielsetzung der europäischen Vereinigung ist die Erarbeitung einer Klassifikation europäischer Pflegediagnosen.

### DIHNR

*The Danish Institute for Health and Nursing Research*

Dänisches Forschungsinstitut, das seit 1990 eine intensive Innovationsarbeit im nationalen, europäischen und internationalen Kontext leistet; diese besteht aus der Entwicklung von pflegespezifischen Verdatungsmöglichkeiten, insbesondere im Rahmen des TELENURSE-Projektes. In TELENURSE soll sich das Wissen und die Potentiale von Pflegepraxis, Pflegeforschung, Informatik und Management auf einem europäischen Level vereinigen.

## 7.2.2 Entwicklung ICNP®

Der ICNP® (International Classification for Nursing Practice, www.icn.ch) arbeitet seit 1989 an einem Klassifikationssystem, das als internationale Klassifikation der Pflege (ICNP) im Rahmen der internationalen Klassifikation der WHO konzipiert ist. Dabei handelt es sich um eine Klassifikation von Pflegephänomenen, Pflegeinterventionen und Pflegeergebnissen. In Europa obliegt die Koordination dem DIHNR (☞ 7.2.1).

### Aufbau der ICNP®-Pflegediagnosen:

- **Pflegephänomene:**
  - Der Mensch mit seiner Körperlichkeit von physiologischen und psychologischen Funktionen auf der einen Seite und als bewusst handelndes Wesen auf der anderen Seite
  - Die persönliche Umwelt des Menschen (Familie, Gesellschaft), aber auch die Natur, also die physikalische, biologische und geschaffene Umwelt
- **Pflegeinterventionen:** Untergliedert in Handlungsarten, Vorgehensweisen, Gegenstände und Mittel, aber auch Ort und Zeit von Pflegeinterventionen
- **Pflegeergebnisse:** Lassen sich aus dem Vergleich der Ausprägung einer Pflegediagnose zu unterschiedlichen Zeitpunkten beschreiben (vgl. Pflege heute, 3. Auflage, S. 41 und 90).

Für den deutschsprachigen Raum wurde die ICNP®-Klassifikation übersetzt (http://www.health-informatics.de/icnp/).

## 7.2.3 Pro und contra Pflegediagnosen

Nach Stefan und Allmer dienen Pflegediagnosen als Grundlage der weiteren Professionalisierung im Pflegebereich (vgl. Stefan/Allmer, S. 25).

Pflegeforschung, einheitlicher Wissensstand, einheitliche Ausbildung und Steigerung der Handlungsautonomie sind ohne gemeinsame Fachsprache kaum erfüllbar.

**Pflegediagnosen:**

- Dienen der Strukturierung pflegerischen Wissens mittels Klassifikationssystem. Dieses hilft, wissenschaftlich fundiertes Pflegewissen zu entwickeln und zu beschreiben
- Ermöglichen eine gemeinsame, übereinstimmende Fachsprache der Pflege. Pflegeprobleme können somit einheitlich benannt und beschrieben werden. Damit soll sichergestellt werden, dass alle Pflegekräfte, bei Aus-, Fort- und Weiterbildung, in der Praxis, im Management, beim Kostenträger, bei der Klientin, bei der Qualitätssicherung und in der Pflegeforschung vom „Selben" reden

- Können zur Gestaltung von Curricula verwendet werden und tragen somit zu einer einheitlichen Ausbildung bei, sowie zur Förderung pflegewissenschaftlicher Betrachtungsweisen
- Können das eigenständige Berufsbild der Pflege untermauern, da sie Klientinnensituationen beschreiben, die ein eigenständiges Handeln der Pflegekraft erforderlich machen
- Tragen dazu bei, Pflegeleistungen im Gesundheitswesen transparent und vergleichbar darzustellen.

Im Zusammenhang mit der Pflegeversicherung werden die Pflegediagnosen an Bedeutung gewinnen. Auch der Kostendruck in der Pflege lässt Pflegediagnosen als hilfreiches Instrument im Rahmen der Qualitätssicherung erscheinen. Wenn Pflegediagnosen allgemein anerkannt sind, geben sie den Pflegenden die Möglichkeit, sich bei der Einschätzung der Pflegebedürftigkeit auf diese Diagnosen zu stützen. Damit wird die Notwendigkeit der Kostenübernahme für die Pflegeinterventionen begründbar.

Gegner der Pflegediagnostik kritisieren eine Übernahme bzw. Nachahmung der Medizin und fürchten um die Individualität und Mitbestimmungsmöglichkeiten der Klientin.

## 7.2.4 Pflegediagnosen in der Praxis?

Die vorliegenden Übersetzungen der NANDA (☞ 7.2.1) können meines Erachtens in Deutschland nicht unreflektiert übernommen und angewendet werden, da sich das Gesundheitssystem, die Ausbildungsinhalte und die autonomen Tätigkeitsfelder der Pflege erheblich von denen in den USA unterscheiden.

Auch klinikintern erstellte Pflegediagnosen (ohne die bemerkenswerte Arbeit der Kolleginnen schmälern zu wollen) können ausschließlich als Hilfestellung für die jeweilige Institution betrachtet werden. Die dargestellten Zielsetzungen können dadurch nicht gewährleistet werden.

Betrachten wir die vorliegenden Strukturen, so fehlen z. Zt. einheitliche und verbindlich anwendbare Pflegediagnosen für den europäischen Raum. Sollten diese zukünftig vorliegen, können sie nicht gleich zur Anwendung kommen. Mehrere Gremien auf politischer und berufspolitischer Ebene müssen zuerst durchlaufen werden. Weitreichende Fortbildungsprogramme müssten installiert werden, um alle Pflegekräfte entsprechend zu schulen.

Pflegediagnosen können als eine Pforte zur Professionalisierung der Pflege betrachtet werden, die damit verbundenen Auswirkungen sind jedoch weit reichend und bedeutend.

Betrachten wir den Pflegealltag, fehlt teilweise die gezielte Auseinandersetzung mit Pflegetheorien und der Pflegeforschung sowie die verbindliche Integration von Pflegemodellen, einem Pflegeleitbild bzw. -konzept und letztendlich der Pflegeplanung. Es stellt sich die Frage, auf welche Resonanz die Pflegediagnosen stoßen würden. Es ist nicht ausreichend, diese Themen von theoretischer Seite zu betrachten – die praktische Integration/Umsetzung ist ausschlaggebend, um wirkliche Veränderungen zu bewirken!

Solange keine verbindlichen Pflegediagnosen für den europäischen Raum vorliegen, die entsprechenden Gremien durchlaufen und gezielte Schulungsprogramme installiert wurden, halte ich es für angemessener vorerst „bei Schusters Leisten zu bleiben“ und Pflegeprobleme zu erfassen.

Ist die Pflegeplanung zur Normalität im Pflegealltag geworden, können für den europäischen Raum einheitliche und verbindlich formulierte Pflegediagnosen hilfreich und erleichternd sein.

## 7.3 Die DRG's kommen in die Krankenhäuser

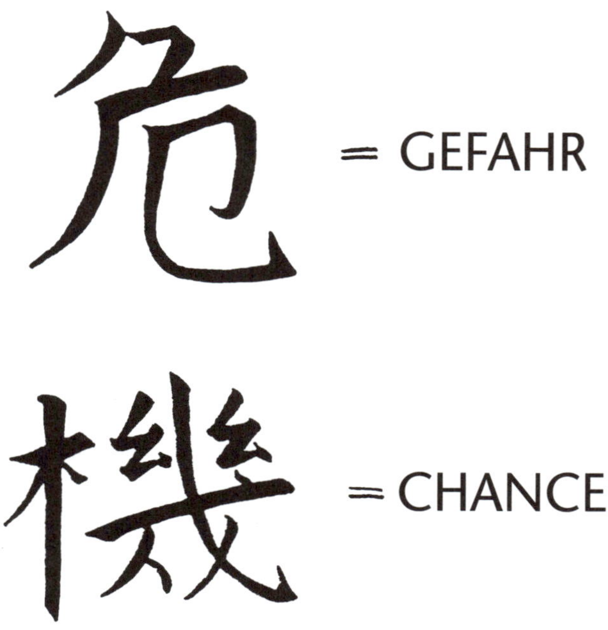


Das chinesische Schriftzeichen für „Krise“; es besteht aus den Wörtern „Gefahr“ (oben) und „Chance“ (unten).

Die aktuellsten Diskussionen in der Pflege kreisen um die DRG's. DRG bedeutet *Diagnosis Related Groups*, d.h. diagnosebezogene Fallgruppen. Dafür wird das australische Klassifikationssystem in veränderter Form zu Grunde gelegt.

DRG's beinhalten Krankenhausleistungen, die fallbezogen dargestellt werden. Das bedeutet, dass Klientinnen mit ähnlichen Erkrankungen/Therapien und damit gleichartigen Kosten in der stationären Behandlung, in einer DRG zusammengefasst werden (vgl. Ott, S. 354). Damit wird ein neues Finanzierungssystem zu Grunde gelegt.

Verschließen Sie nicht die Augen, denn bei dieser Tatsache handelt es sich nicht um ferne Zukunftsmusik, die DRG's stellen das geltende System der Krankenhausfinanzierung dar.

**Zeitplan der DRG-Einführung (KHEntgG)**

- Seit 01.01.2003 Beginn als Optionsmodell, als Übergangsphase für freiwillig teilnehmende Krankenhäuser (budgetneutral, weil ein Krankenhausspezifischer Basisfallwert ermittelt wird)
- Seit 01.01.2004 verpflichtende Einführung der DRG's für alle Krankenhäuser
- Stufeneinführung ab 2005, die DRG's sind teilweise budgetwirksam, da landesweite Basisfallwerte eingeführt werden
- 2007 voraussichtlicher Beginn des DRG-Echtbetriebes.

*(Mit freundlicher Unterstützung von Dr. R. Ventzke, Städtisches Krankenhaus Kiel GmbH)*

Es wird eine festgelegte Anzahl von DRG's (Fallgruppen) in Deutschland geben. Jede Klientin kann nur einer DRG zugeordnet werden. Dadurch wird die Ermittlung von Nebendiagnosen unverzichtbar, z.B.: Hauptdiagnose: Pneumonie, Nebendiagnose: Diabetes mellitus. Vorbestehende Einschränkungen, z.B. Zustand nach apoplektischem Insult, Amputationen, Behinderungen müssen aufgeführt werden (vgl. Ott, S. 355).

Vielleicht fragen Sie sich jetzt, was die Pflege damit zu tun hat. Da jeder Behandlungsfall nur einer Diagnose zugeordnet werden kann, ist die *exakte Dokumentation und Kodierung* erforderlich.

Für Pflegekräfte ist es damit wichtiger als je zuvor, die Pflegedokumentation zu überprüfen. Gleiches gilt für den ärztlichen Dienst und alle Mitarbeiterinnen des therapeutischen Teams. Für jeden Behandlungstag muss deutlich werden, warum die besonderen Mittel des Krankenhauses erforderlich waren.

Weiterhin müssen die Angaben der pflegerischen, ärztlichen und der Dokumentation weiterer Mitarbeiterinnen des therapeutischen Teams übereinstimmen und dürfen keine widersprüchlichen Aussagen enthalten. Diese Tatsache stellt erhöhte Anforderungen an die Mitarbeiter einer Institution sowie an das verwendete Dokumentationssystem.

Nach Meinung einiger Fachautoren könnten pflegerische Leistungen auch durch eigene Pflegediagnosen belegt und bei der Vergütung berücksichtigt werden. Bislang ist vom Gesetzgeber aber nichts dergleichen geplant.

Unwiderruflich ist, dass alle Leistungen exakt dargelegt werden müssen. Damit wird eine 100 %ige Dokumentation unumgänglich.

Bei der elektronischen Klientinnenakte muss die Pflegedokumentation (inkl. der Pflegepläne) einbezogen werden. Das schließt bewährte Systeme wie Pflegestandards und diagnoseorientierte Standardpflegepläne mit ein (vgl. Gratias/Jost/Schmitthausen, S. 950).

Pflege muss sich bewusst sein, dass sehr viel Energie notwendig ist, um aus dem Prozess nicht ausgeschlossen zu werden.

Letzten Endes ist in diesem Kontext jedoch jede einzelne Pflegekraft gefragt, jetzt die erforderliche Dokumentation „auf Vordermann" zu bringen!

Zum Abschluss möchte ich die Autoren R. Gratias, S. Jost und D. Schmitthausen zitieren, die den Sachverhalt auf einen deutlichen Nenner bringen:

*„Wer nicht aufschreibt, wird bestraft und bekommt für erbrachte Leistungen kein Geld."*

## 7.4 Der Medizinische Dienst der Krankenkassen (MDK) im Krankenhaus?

Immer wieder schauen mich Kolleginnen und Kollegen irritiert an, wenn ich in Seminaren vom MDK (Medizinischer Dienst der Krankenkassen) rede. Mitarbeiterinnen in Krankenhäusern ordnen den MDK eher den Bereichen ambulante Pflege und Altenpflege zu.

Daher möchte ich einen kleinen Einblick in diese Thematik geben!

### ■ Was ist der MDK?

Die Funktion und der Aufgabenbereich des Medizinischen Dienstes der Krankenkassen werden im Sozialgesetzbuch V (Krankenversicherungsgesetz) festgelegt. In § 278 ist die folgende Ausführung festgelegt:

(1) In jedem Land wird eine von den Krankenkassen (...) gemeinsam getragene Arbeitsgemeinschaft „Medizinischer Dienst der Krankenkassen" errichtet. Die Ar-

beitsgemeinschaft ist nach Maßgabe des Artikels 73 Abs. 4, Satz 3 und 4 des Gesundheitsreformgesetzes eine rechtsfähige Körperschaft des öffentlichen Rechts.

(2) Mitglieder der Arbeitsgemeinschaft sind die Landesverbände der Orts-, Betriebs- und Innungskassen, die landwirtschaftlichen Krankenkassen und die Verbände der Ersatzkassen.

Für die Krankenkassen besteht die gesetzliche Verpflichtung, mit dem MDK zu kooperieren (vgl. Barth, S. 203).

## Aufgaben des MDK

Der MDK fungiert als Gutachter, der die Einrichtung prüft und anschließend eine Stellungnahme abgibt. Die zu prüfenden Bereiche können sehr unterschiedlich sein, z. B. Gutachterstellung bei

- Zu erbringenden medizinischen oder pflegerischen Leistungen (Voraussetzung, Art und Dauer)
- Der Notwendigkeit von ambulanter Pflege/Feststellung der Pflegebedürftigkeit mit Hilfe der Richtlinie zur Einstufung
- Der Überprüfung der Qualität der Pflege bei pflegebedürftigen Menschen
- Der Überprüfung der Pflegedokumentation, z.B. zur Bewilligung von Leistungen
- Der Überprüfung von Beschwerden von pflegebedürftigen Menschen
- Medizinischen Vorsorgeleistungen
- Kuranträgen
- Rehabilitationsmaßnahmen
- Zweifeln an der Arbeitsunfähigkeit
- Kostenübernahme von Behandlung im Ausland
- Der Notwendigkeit von Zahnersatz (vgl. Barth, S. 204–205 und König, S. 33).

### Begutachtung durch den MDK

Nach gesetzlicher Festlegung muss dem Träger bzw. der Einrichtung der Termin der Begutachtung und deren Umfang mitgeteilt werden. Den Sachverständigen ist der Zugang in die Einrichtung und die Einsicht gewünschter Dokumente zu gewähren.

Die Landesverbände der Pflegekassen können eine Begutachtung/Prüfung beauftragen.

Bei Mängeln kann der MDK Auflagen erteilen, die bis zu einem festgelegten Zeitpunkt erfüllt werden müssen, ggf. sogar den Versorgungsauftrag fristgerecht kündigen bzw. auch fristlos entziehen (vgl. Barth, S. 203).

Durch diese „Macht“ ereilte den MDK „ein schlechter Ruf“. Die vorherrschende Meinung, der MDK „bringe nichts Gutes“, führte zu Ängsten vor Begutachtungen/Prüfungen und zu Misstrauen gegenüber dem MDK. Diese Ansicht wurde durch Unsicherheiten bzw. Wissenslücken über die Durchführung und Richtlinien der Begutachtung sowie vereinzelten Versäumnissen bezüglich des Qualitätsmanagements verschärft.

Es ist wichtig, dass sich Mitarbeiterinnen dieser Thematik annehmen. Liegen notwendige Kenntnisse vor, kann den MDK-Prüfungsterminen gelassener und sicherer entgegengetreten werden. Daher sollten detaillierte Informationen *vor* der MDK-Prüfung durch das Pflegemanagement initiiert werden.

Die einzelnen Richtlinien der Prüfung sowie die vielen Meinungsbilder über den MDK darzustellen, würde den Rahmen des Buches sprengen. Leserinnen, die an der weiteren Ausführung dieser Thematik interessiert sind, finden im Internet zahlreiche Abhandlungen sowie einzelne Richtlinien der Begutachtung.

Die neuesten Empfehlungen zur Dokumentation des MDK/MDS finden Sie unter www.mds-ev.org.

# 8 Lernzielkontrolle: Pflegeplanung, gewusst wie!

*Auffrischung … Spannung … Wiederholung … Lernen … Spaß!*

Sie können die Lernzielkontrolle allein durchgehen oder als Spiel mit ihren Kolleginnen gestalten.

In gemütlicher, netter Runde lernt es sich angenehmer! Bei Fragen, die Sie nicht beantworten können, werden Ihnen die anderen Spielteilnehmerinnen behilflich sein. Durch diesen gemeinsamen Austausch können Sie üben, reflektieren und Ihr Wissen überprüfen. Ich persönlich finde, dass diese Vorgehensweise nicht nur mit mehr Spaß verbunden ist, sondern halte sie auch für effektiver. Probieren Sie es aus!

Möchten Sie die Lernzielkontrolle allein gestalten, können Sie die Spielanleitung überschlagen und bei der Fragensammlung zur Lernzielkontrolle weiter lesen.

Möchten Sie die Lernzielkontrolle spielend gestalten, lesen Sie bitte die folgenden Informationen.

## Spielmaterialien

Sie können ein „Mensch-ärgere-Dich-nicht" oder „Trivial Pursuit®" Spielbrett verwenden oder sich aus Tonpappe ein Spielbrett basteln. Für das Spielbrett benötigen Sie nur einen Startpunkt (gemeinsamer Start oder Einzelstart pro Person), Setzfelder und ein Ziel. Die Setzfelder können Sie beliebig gestalten mit Joker, Tricks und Fallen. Lassen Sie Ihren Ideen freien Lauf. Weiterhin benötigen Sie Setzsteine und einen Würfel. Die im Anschluss folgenden Fragen dienen als Spielgrundlage. Sie können diese direkt aus dem Buch ablesen oder auf Karteikarten übertragen. Die Fragensammlung kann durch selbst formulierte Fragen erweitert oder ersetzt werden.

## Spielanleitung

- Alle Spielerinnen beginnen im Startfeld. Wer zuerst das Ziel erreicht, ist Gewinnerin. Damit ist das Spiel jedoch nicht beendet, der Rest der Gruppe bleibt weiter unter „Spannung".
- Die gewürfelte Punktzahl darf gesetzt werden. Natürlich hat die Sache einen Haken! Bevor Sie die Setzfelder vorrücken dürfen, müssen Sie eine Frage richtig beantworten. Ist die Frage falsch oder unzureichend beantwortet worden, geht die gewürfelte Punktzahl verloren. Ist die Frage richtig beantwortet worden, darf die gewürfelte Punktzahl gesetzt werden.

- Wer stellt die Frage? Wer beurteilt, ob die Frage richtig oder unzureichend beantwortet wurde? Eine Mitspielerin stellt die Frage (z.B. die Person vor oder nach Ihnen). Beurteilen kann jeweils eine vorher festgelegte Person (letzte oder nächste Mitspielerin) oder die gesamte Spielgruppe. Es sollten jedoch alle Teilnehmerinnen abwechselnd beurteilen und nicht nur eine Person der Spielgruppe.
- Landet die Spielerin auf einem evtl. eingebauten Joker (denken Sie sich Ihre Joker aus!), kann es lustig werden, z.B.:
  - Eine fachfremde Extrafrage muss beantwortet werden
  - Ein Baum, der auf ein fortschreitendes Setzfeld führt, darf heraufgeklettert werden, ohne eine Frage beantworten zu müssen
  - Ein Smiley, der es erlaubt zwei Felder vorzurücken
  - Ein Fluss, der nur mit einer bestimmten Punktzahl überquert werden kann.
- Kann die betreffende Person die Frage nicht beantworten, kann die Person, die vorher am Zug war, Extrapunkte erhalten, indem sie die Frage beantwortet. Sollte sie auch keine Lösung wissen, geht die Frage an diejenige, die *davor* am Zug war usw.
- Sollte die Gruppe keine Antwort wissen oder unsicher in der Entscheidung sein, ob eine Frage richtig/falsch beantwortet wurde, darf die Spielgruppe das entsprechende Kapitel aufschlagen und die Frage gemeinsam klären.

**Viel Spaß!!**

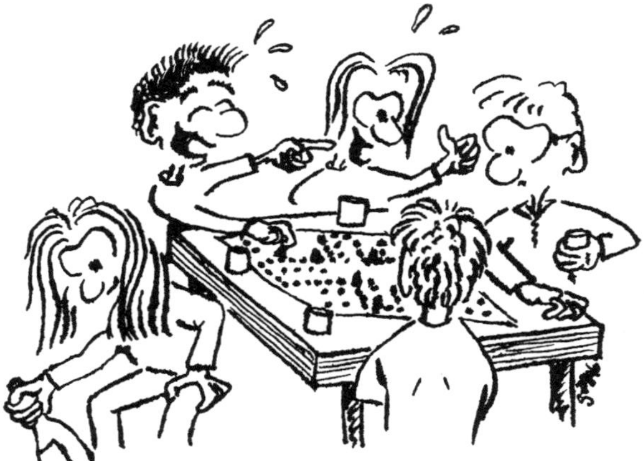

## Fragensammlung zur Lernzielkontrolle

- Erläutern Sie die Bezeichnungen Patientin, Klientin und Kundin. Welche Bezeichnung wäre nach Ihrem persönlichen Pflegeverständnis zukünftig angemessen?
- Was wird unter Strukturqualität verstanden? Nennen Sie ein Beispiel!
- Was wird unter Prozessqualität verstanden? Nennen Sie ein Beispiel!
- Was wird unter Ergebnisqualität verstanden? Nennen Sie ein Beispiel!
- Was bedeutet KTQ®?
- Welche sechs Themengebiete werden im KTQ®-Katalog aufgeführt?
- Welche Ziele verfolgt die KTQ®?
- Was ist ein Pflegemodell? Nennen Sie ein Pflegemodell!
- Was bedeuten die folgenden Abkürzungen: a) LA, b) ATL, c) AEDL, d) USPE?
- Welchem Pflegemodell werden die Begriffe Selbstpflege und Selbstpflegedefizit zugeordnet?
- Welche Bedeutung haben Pflegemodelle im Zusammenhang mit der Pflegeplanung?
- Welche Grundlage bietet ein Pflegeleitbild?
- Welche Verbindung besteht zwischen Pflegemodell und Pflegeleitbild?
- Warum ist die Bezeichnung Pflegeprozess nicht mit der Bezeichnung Pflegeplanung identisch?
- Definieren Sie die Bezeichnung Pflegeplanung mit eigenen Worten!
- Erklären Sie den Unterschied zwischen der didaktischen und der praktischen Pflegeplanung!
- Erläutern Sie beispielhaft a) standardisierte Pflegepläne, b) individuelle Pflegepläne!
- Erläutern Sie kurz, welche Zielsetzung Pflegestandards verfolgen!
- Erläutern Sie beispielhaft, warum Informationssammlung und Pflegeanamnese für die geplante Pflege so bedeutend sind?
- Was sollte bei einem Aufnahmegespräch unbedingt bedacht werden?
- Erläutern Sie anhand von drei Beispielen, welche Informationen für die Klientin von Bedeutung sein könnten. Begründen Sie Ihre Aussage!
- Ist es notwendig, bei allen Klientinnen in allen Lebensbereichen prinzipiell die Gewohnheiten zu erfassen? Begründen Sie Ihre Aussage!
- Wann müssen Lebensgewohnheiten bei Erwachsenen in Erfahrung gebracht werden?
- Welche Informationen, bezüglich der Lebensgewohnheiten, benötigen Sie bei Säuglingen/Kindern zusätzlich?
- Nennen Sie je zwei Beispiele für objektive und subjektive Informationen!
- Definieren Sie den Begriff Ressource!
- Nennen Sie vier mögliche Ressourcen!

- Erläutern Sie, welcher Stellenwert den Ressourcen beigemessen wird und begründen Sie Ihre Aussage!
- Definieren Sie den Begriff Pflegeproblem!
- Nennen Sie zwei Beispiele für ein Pflegeproblem!
- Wie soll ein Pflegeproblem grundsätzlich formuliert sein?
- Warum ist eine eindeutige und klare Problemformulierung wichtig?
- Pflegeproblem: Mobilisation eingeschränkt. Nehmen Sie Stellung zu dieser Problemformulierung!
- Was wird unter generellen Pflegeproblemen verstanden?
- Was sind individuelle Pflegeprobleme?
- Was wird unter einem Pflegeziel verstanden?
- Erläutern Sie die Begriffe Fernziel und Nahziel!
- Welche Zielformulierung ist bei der praktischen Pflegeplanung empfehlenswert? Begründen Sie Ihre Antwort!
- Was ist bei der Pflegezielformulierung zu beachten, damit das Pflegeziel a) erreichbar und b) überprüfbar ist?
- Was muss aus einer Pflegemaßnahmenformulierung ersichtlich sein?
- Erklären Sie, warum die Einbeziehung der Ressourcen bei der Planung der Pflegemaßnahmen zu beachten ist!
- Erläutern und begründen Sie die Aussage: „Die festgelegten Pflegemaßnahmen sind verbindlich!"
- Warum kann die Integration von Pflegestandards die Dokumentation der Pflegemaßnahmen erleichtern?
- Wann darf von festgelegten Pflegemaßnahmen im angegebenen Pflegestandard abgewichen werden? Wie dokumentieren Sie diese Abweichung?
- Was geschieht in der Durchführungsphase und worauf ist zu achten?
- Warum ist die Beurteilung der Pflege/Zielkontrolle wichtig?
- Nennen Sie drei mögliche Gründe, warum ein Pflegeziel nicht erreicht wurde!
- Welche Maßnahmen ergreifen Sie, wenn ein Pflegeziel nicht erreicht wurde?
- Nennen Sie 2 Vorteile der Pflegeübergabe mit der Klientin!
- Nennen Sie 2 Nachteile der Pflegeübergabe mit der Klientin!
- Wodurch unterscheidet sich die Pflegevisite von der Pflegeübergabe mit der Klientin?
- Welche Funktion erfüllt der Pflegebericht?
- Ihnen fällt auf, dass der Pflegebericht von Frau Klemper mit Bleistift geschrieben und eine Eintragung mit Tipp-Ex® gelöscht wurde. Nehmen Sie Stellung!
- Welchen Zweck erfüllt ein Pflegeverlegungs- bzw. Überleitungsbericht?
- Welche Aspekte sollten im Pflegeverlegungs- bzw. Überleitungsbericht berücksichtigt werden?

- Warum ist die Kennzeichnung mit Datum (evtl. Uhrzeit) und Handzeichen in der Pflegedokumentation von so großer Bedeutung?
- Welche Fragen sollten Sie sich bei jeder pflegerischen Dokumentation stellen?
- Wie wird aus juristischer Sicht die fehlende oder nicht regelmäßige Dokumentation beurteilt?
- Nennen Sie ein Argument der Befürworter von Pflegediagnosen!
- Nennen Sie ein Argument der Verfechter von Pflegediagnosen!
- Was wird unter der Abkürzung DRG verstanden?
- Erläutern Sie kurz, was eine DRG beschreibt!
- Welcher Zusammenhang besteht zwischen der lückenlosen, korrekten Pflegedokumentation und DRG's?
- Welche Bedeutung hat die Abkürzung MDK?
- Nennen Sie zwei Aufgabenstellungen des MDK!

Sie suchen die Antworten? Ich habe bewusst keine Antworten aufgezeigt. Sie wissen die Lösungen! Sollten Sie unsicher sein, lesen Sie im entsprechenden Kapitel nach.

# 9 Aus der Praxis für die Praxis: Fallbeispiele und Übungsbeispiele zur Pflegeplanung

Die dargestellten Fallbeispiele wurden vorwiegend in der Pflegepraxis erstellt und sollen Ihnen helfen, die gewonnenen Kenntnisse einzuüben bzw. anzuwenden. Fallbeispiele sind immer fiktiv, daher empfehle ich die Übung in der Pflegepraxis.

## Tipps zum Einüben

- Gehen Sie schrittweise vor. Sie können die Übung damit beginnen, nur drei Pflegeprobleme mit den jeweiligen Ressourcen, Pflegezielen und entsprechenden Pflegemaßnahmen herauszuarbeiten (Hauptprobleme!).
- Die Fallbeispiele können einzeln, zu zweit oder in Gruppen bearbeitet werden. Versuchen Sie ein Fallbeispiel mit z.B. einer Kollegin zu bearbeiten. Bei dieser Vorgehensweise können Sie sich gegenseitig unterstützen und den erstellten Pflegeplan intensiver hinterfragen. Pflegeplanung ist Teamarbeit!
- Bedenken Sie beim Lesen der Fallbeispiele, dass diese nie die Gesamtheit der Pflege darstellen können, daher werden immer Fragen offen bleiben. Beschränken Sie sich nicht auf die Fallbeispiele, sondern versuchen Sie, ihr Wissen in den Pflegealltag zu integrieren!
- Sie können die Umsetzung schrittweise üben: z.B. für *eine* Klientin *ein* hauptsächliches Pflegeproblem mit den zugehörigen Ressourcen, der Zielsetzung und entsprechenden Pflegemaßnahmen aufstellen. Durch diese Vorgehensweise können Sie den Pflegeplan nach und nach ergänzen. Sie werden sehen, schnell ist der Pflegeplan komplett und es war weder schwer noch sehr zeitaufwändig.

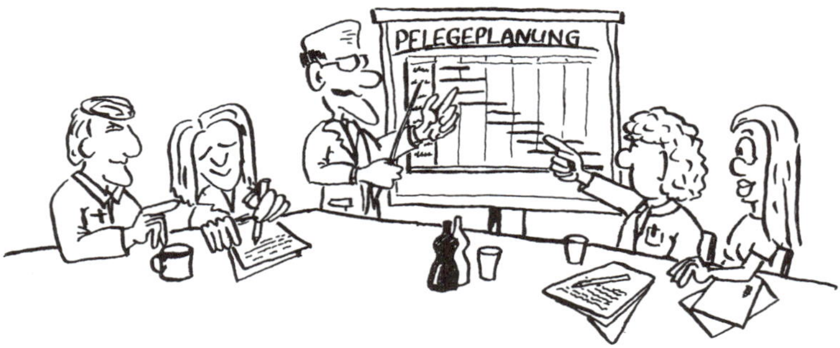

Ihre Kolleginnen werden Ihnen interessierte Blicke über die Schulter zuwerfen und Sie werden so vielleicht das erste Eis brechen. Mit etwas Geduld werden Sie sicherlich die eine oder andere Kollegin überzeugen können „mitzumachen".

*Viel Erfolg!*

## 9.1 Fallbeispiel 1: Internistische Pflege

*Tipp:* Bei diesem Beispiel können Sie die von Ihnen erstellte Informationssammlung als Hilfestellung verwenden.

Herr Manfred Müller, 69 Jahre, 173 cm groß, 73 kg schwer, wurde am 17.03. vom Notarzt in Ihre Klinik eingewiesen.

Seine Ehefrau Maria, 62 Jahre alt, erkannte am Morgen, dass es ihrem Mann plötzlich schlecht ging. Er hatte eine graue Gesichtsfarbe und schweißige Hände. Auf ihre Zurufe reagierte er nicht.

Es wurde ein apoplektischer Insult diagnostiziert, der eine schlaffe Lähmung der gesamten rechten Seite und eine Aphasie zur Folge hatte. Als Ursache der Apoplexie stellte sich eine starke Bradykardie heraus, unter welcher der Klient seit mehreren Jahren leidet (Pulsfrequenz: 40–50/Min.). Aufgrund der Bradykardie und des damit verbundenen verlangsamten Blutflusses kam es in der linken Herzhälfte zur Bildung eines Gerinnsels, das in die linke Hirnhälfte wanderte.

Da die Bradykardie auf medikamentösem Wege nicht ausreichend behandelt werden kann, soll Herr Müller am 19.03. einen Herzschrittmacher implantiert bekommen.

Herr Müller weist einen guten Allgemein- und Ernährungszustand auf.

Die Lähmung des rechten Beines ist bereits rückläufig, der Arm weist weiterhin eine schlaffe Lähmung auf.

Die Sprache ist teilweise verwaschen und schwer verständlich. Er reagiert auf Ansprache, ist jedoch zeitweise zeitlich und örtlich desorientiert und versucht aus dem Bett zu gelangen. Die Aphasie behindert ihn stark. Herr Müller reagiert auf diese Einschränkung zum Teil ungeduldig. Seine Ungeduld äußert sich in Form von Wut und Traurigkeit. In diesen Phasen schlägt er mit der weniger betroffenen Hand auf das Bett bzw. den Nachttisch oder wendet sich traurig ab.

Sehr betroffen ist er über seine momentane Urininkontinenz, manchmal weint er nach dem Betten.

Herr Müller ist stark kurzsichtig, seine Brille setzt er auch im Bett auf.

Nach Aufforderung wäscht er sich den Oberkörper eigenständig, vergisst jedoch, die mehr betroffene Körperhälfte einzubeziehen.

Zurzeit besteht noch die verordnete Bettruhe, er soll aber ab 20.03. mobilisiert werden. Die physiotherapeutische Abteilung/Ergotherapie und die Logopädin wurden informiert.

Herr Müller hat eine Oberkieferzahnprothese. Beim Essen kommt es teilweise zu Schluckstörungen, vor allem wenn er sich zur Eile getrieben fühlt.

Er lebt mit seiner Ehefrau und der Katze Max in einem Einfamilienhaus am Stadtrand. Ihr gemeinsamer Sohn lebt mit seiner Frau im Nachbarort. Besonders stolz ist er auf seine zwei Enkelkinder; Lena (3 Jahre) und Hendrik (1 Jahr). Den Kontakt bezeichnet seine Ehefrau als gut. Herr Müller genießt, nach Aussagen seiner Ehefrau, das Rentnerleben. Früher war er als Bankangestellter tätig.

Er steht früh auf (meist gegen 6.30 Uhr) und holt regelmäßig Brötchen zum Frühstück. Am Morgen liest er gewöhnlich die Tageszeitung, um zu wissen, was in der Welt geschieht. Tagsüber beschäftigt er sich gern im Garten oder in seinem Gewächshaus. Nach dem Mittagessen zieht er sich regelmäßig „ein Stündchen" zum Mittagschlaf zurück. Abends schaut er gern ein bis zwei Stunden fern oder hört klassische Musik. Am liebsten isst er deftige Hausmannskost, auf gar keinen Fall mag er Brei oder Pudding. Er trinkt mit Vorliebe Milchkaffee und Pfefferminztee. Herr Müller ist Nichtraucher und trinkt gelegentlich ein Bier.

Besonderen Wert legt er nach Auskunft seiner Frau auf sein gepflegtes Äußeres. Er ist es gewohnt, jeden zweiten Tag zu duschen und benutzt täglich eine Munddusche zur Mund- und Zahnhygiene.

Herr Müller war im Kindesalter Linkshänder und wurde in der Schule zum Rechtshänder „umerzogen". Daher kann Herr Müller Tätigkeiten, wie Brot zu schneiden oder Schrauben anzuziehen beidseitig ausführen; vornehmlich benutzt er jedoch die rechte Hand, mit der linken Hand kann Herr Müller nicht schreiben.

Es besteht eine Pflasterallergie gegen braunes Heftpflaster und eine Allergie auf menthol- und eukalyptushaltige Präparate.

Die Haut ist trocken, weist aber keine Läsionen oder Rötungen auf. Herr Müller hat eine Braunüle am linken Handrücken.

Vitalwerte: RR 140/80 mmHg, Puls 46/Min., Temp. 36,8 °C.

*(Mit freundlicher Genehmigung von Andrea Braig, modifiziert durch Birgitt Schröter)*

## 9.2 Fallbeispiel 2: Chirurgische Pflege

Herr Schulze, 59 Jahre, wurde mit dem Verdacht auf einen Dickdarmtumor auf Ihrer Station aufgenommen. Die Einweisung ins Krankenhaus erfolgte durch den Hausarzt.

Herr Schulze war noch nie im Krankenhaus und wirkt bei der Aufnahme etwas nervös. Seine Ehefrau, die ihn begleitet, unterstützt ihn zugewandt. Sie ist ihm beim Verstauen seiner persönlichen Dinge behilflich, besorgt ihm eine Telefonkarte und bleibt noch einige Zeit bei ihm.

Herr Schulze wohnt mit seiner Frau in einem Einfamilienhaus, 30 km außerhalb der Stadt. Seit einem Jahr kümmert sich seine Ehefrau um ihre pflegebedürftige Mutter. Sie hat deshalb ihre Halbtagsbeschäftigung als Kassiererin aufgegeben. Das Ehepaar hat zwei erwachsene Kinder. Die Tochter (31 Jahre) lebt mit ihrem Ehemann und den Kindern (Mädchen, 5 Jahre und 2 Jahre) in der gleichen Straße. Der Sohn (26 Jahre) wohnt 300 km von seinen Eltern entfernt, kommt jedoch einmal pro Monat zu Besuch.

Herr Schulze liebt seinen Beruf als Kraftfahrer. Die Wochenenden verbringt er gern mit seinen Enkelinnen, auf die er sehr stolz ist.

Herr Schulze bastelt gern in seinem Hobbykeller. Er repariert viele Dinge, die im Haus anfallen. Besonders viel Spaß hat er am Verarbeiten von Holz. Für seine Enkelinnen baut er regelmäßig Gegenstände, wie z.B. ein Holzpferd, ein Bett und einen Sandkasten.

Herr Schulze hört gern seine alten Schallplatten von Glenn Miller und Louis Armstrong, Fernsehen schaut er wenig, höchstens die Nachrichten und Sport. Jeden Sonntag geht er ins Schwimmbad, um etwas Bewegung zu haben.

Herr Schulze ist leidenschaftlicher Kaffeetrinker und hat eine Vorliebe für Fleisch. Zum Frühstück isst er regelmäßig Rühreier mit Speck und manchmal Bratkartoffeln. Er hat eine Abneigung gegen Pfefferminztee und Fisch. Abends entspannt Herr Schulze gern bei einem Bier.

Herr Schulze raucht täglich eine Schachtel Zigaretten ohne Filter.

Er ist 1,80 groß und wiegt 89 Kilo. Sein Hautzustand ist normal, an den Händen ein wenig trocken.

Herr Schulze gibt beim Aufnahmegespräch an, dass er seit einigen Wochen Probleme mit dem Stuhlgang habe. Der Stuhlgang war sehr unregelmäßig. Teilweise musste er mehrere Tage nicht zur Toilette. Er hat sich anfangs keine Gedanken über diese Situation gemacht, da er einen unregelmäßigen Tagesablauf als Kraftfahrer hat. Dadurch bedingt isst er unregelmäßig. Da er noch nie richtig krank war, hat er angenommen, die Probleme würden wieder vergehen.

Die an den vergangenen zwei Tagen durchgeführte Diagnostik bestätigte die Verdachtsdiagnose. Herr Schulze wurde vom Stationsarzt über die Diagnose aufgeklärt. Ihm wurde erklärt, dass ein Teil seines Dickdarms entfernt werden muss und ein Anus praeter angelegt wird. Die Operation ist für morgen geplant.

Am Nachmittag vor der Operation äußert Herr Schulze, dass er sich „die Sache" mit dem Anus praeter noch nicht so recht vorstellen kann. „Aber sie wissen ja, was jetzt richtig für mich ist und meine Frau weiß ja auch Bescheid", äußert er.

Die Operation verlief ohne Zwischenfälle. Es erfolgte eine Tumorresektion im Bereich des Colon descendens. Herrn Schulze wurde ein doppelläufiger Anus praeter naturalis angelegt, der mittels Ausstreifbeutel versorgt wurde. Weiterhin hat er eine Magensonde (rechtes Nasenloch), einen Dauerkatheter (Ch. 18) und einen zentralen Venenkatheter (Jugularis) erhalten. In der Abdominalwunde liegt eine Redondrainage.

Herr Schulze darf am 1. postoperativen Tag zum Betten an der Bettkante sitzen. Die Körperpflege soll vorerst im Bett erfolgen. Dabei bereiten ihm nach eigenen Aussagen die „vielen Schläuche" Schwierigkeiten. Er äußert Schmerzen im Wundgebiet und hat Angst, tief durchzuatmen und zu husten. Am liebsten liegt Herr Schulze mit aufgestellten Beinen auf dem Rücken.

Den Anus praeter betrachtet er skeptisch und fragt sich, ob er sich „an das Ding" gewöhnen kann.

Zurzeit vermisst er das gewohnte deftige Frühstück. Er würde zumindest gern einen Kaffee trinken und freut sich schon jetzt darauf, bald wieder normal essen zu dürfen. Sein Blick wandert dabei zur Ernährungssonde.

## 9.3 Fallbeispiel 3: Intensivpflege

Herr B., 68 Jahre, wurde vor 10 Tagen bewusstlos zu Hause aufgefunden. Die Einweisung auf die internistische Intensivstation erfolgte über den Notarzt.

Aufnahmediagnosen der Intensivstation: Ketoazidotisches Koma (BZ: 450 mg/dl, pH 7,3), basale beidseitige Pneumonie, Pleuraerguss rechts, stark reduzierter Allgemein- und Ernährungszustand, 2-Cent-Stück großer Dekubitus 2. Grades an der rechten Ferse.

Aufgrund der verschlechterten Blutgase musste Herr B. intubiert und volumenkontrolliert beatmet werden ($FiO_2$ 50 %, AMV 8,5 l, AF 10, Peep 5).

Das ketoazidotische Koma wurde durch Volumensubstitution, Elektrolyt- und Azidoseausgleich, sowie Insulingabe i.v. behandelt. Der BZ ist unter Insulingabe i.v. seit zwei Tagen stabil, die weiteren Laborparameter sind unauffällig.

Der Pleuraerguss wurde punktiert. Bei dieser Maßnahme entstand ein Pneumothorax, der mit einer Bülaudrainage (Sog -15 cm $H_2O$) versorgt wurde.

In den folgenden Tagen verbesserte sich die BGA, so dass die Beatmung auf CPAP, Druckunterstützung 17 mmHg, umgestellt werden konnte.

Herr B. musste stündlich abgesaugt werden, das Sekret wies eine gelblich-grüne Farbe auf.

Vor drei Stunden hat sich Herr B. selbst extubiert. Er wurde nicht reintubiert, es soll beobachtet werden, ob Herr B. ohne Beatmung zurechtkommt.

Da Herr B. extrem heiser ist, kann er sich verbal kaum äußern. Vereinzelt können Worte verstanden werden, eine normale Kommunikation ist jedoch nicht möglich (ein HNO-Konsil wurde bestellt). Einzelne Worte kann Herr B. mit einem dicken Stift aufschreiben.

Herr B. hat keine Angehörigen vor Ort. Die Tochter lebt in München und kam gestern zu Besuch. Sie konnte die folgenden Informationen geben: Herr B. ist seit 5 Jahren Witwer und lebt allein in einer 2-Zimmerwohnung. Seit 20 Jahren ist sein Diabetes bekannt. Ein Diabetiker-Ausweis liegt jedoch nicht vor. Angaben über die Einstellung des Diabetes konnte die Tochter nicht geben. Herr B. war bis zur Einweisung starker Raucher (ca. 30–40 Zigaretten tägl.). Über den Alkoholkonsum konnte die Tochter keine Angaben machen. Herr B. ist ein großer Liebhaber von Volksmusik und liest gern die Tageszeitung. Er trinkt gern schwarzen Kaffee, schwarzen Tee und hat eine Vorliebe für deftige Speisen und Joghurt. Eine besondere Abneigung hat er gegen Süßspeisen wie Pudding und Milchsuppen. Herr B. ist Rechtshänder. Hör- und Sehvermögen weisen nach Angaben der Tochter keine Einschränkungen auf. Herr B. war vorher noch nie im Krankenhaus.

Aktuell weist Herr B. einen Blutdruck von 140/80, Puls 110/Min. auf. Seine Atemfrequenz liegt unter Sauerstoffgabe von 7 l/Min. durchschnittlich bei 29 Atemzügen/min. Die Blutgasanalyse liegt im Normbereich, die Körpertemperatur beträgt 38,5 °C.

Herr B. gibt großen Durst an. Er wirkt sehr schläfrig, ist aber ansprechbar. Herr B. ist zeitweise örtlich und zeitlich desorientiert. Die Haut ist trocken, besonders an den Unterschenkeln sehr schuppig. Herr B. hat einen zentralen Venenkatheter (Jugularis) und einen arteriellen Zugang (Fußrücken) erhalten. Die Einstichstellen waren beim Verbandwechsel am Morgen unauffällig. Weiterhin hat Herr B. einen Dauerkatheter (18 Ch.).

*(Mit freundlicher Genehmigung von Bernhard Schneider, modifiziert durch Birgitt Schröter)*

## 9.4 Fallbeispiel 4: Gesundheits- und Kinderkrankenpflege

Lisa Kramer, 4 Jahre alt, wurde mit der Einweisungsdiagnose „Varizellen“ auf der Infektionsstation aufgenommen. Die Einweisung erfolgte durch ihre Kinderärztin.

Lisa wohnt mit ihrer Mutter, allein erziehend, und ihrem jüngeren Bruder (2 Jahre) in einem kleinen Haus, 20 km außerhalb der Stadt. Frau Kramer ist halbtags als Sekretärin beschäftigt. Eine Nachbarin versorgt den Bruder Ben vormittags von 7.00–14.00 Uhr. Lisa besucht seit einem Jahr den Kindergarten.

Wie ihre Mutter angibt, ist Lisa normalerweise sehr lebendig, geht gern in den Kindergarten (bis 13.30 Uhr) und tobt sehr gern mit dem Rauhaardackel „Krümel“. Lisa malt gern und hört mit Vorliebe Kinderkassetten. Gegen 15.00 Uhr wird Lisa gewöhnlich etwas „nörgelig“, nach dem Mittagsschlaf von ca. einer Stunde ist sie wieder zufrieden.

Lisas Lieblingsspeisen sind Grießbrei, Nudeln, Fischstäbchen und Wiener Würstchen. An Getränken mag sie besonders Milch und Sprudel. Sie mag keinen Spinat und Wackelpudding. In den letzten zwei Tagen klagte Lisa beim Essen über Schmerzen im Mund und hat ihren Teller nicht mehr leer gegessen.

Zu Hause wird Lisa um 19.00 Uhr zu Bett gebracht, zum Einschlafen braucht Lisa immer ihre Lieblingspuppe „Susi“.

Lisa war noch nie im Krankenhaus. Frau Kramer kann auf Grund ihrer Lebensumstände leider nur alle zwei Tage zu Besuch kommen. Bei der Aufnahme ist Lisa weinerlich und klammert sich an ihre Mutter. Die kleine Klientin wirkt müde und fiebrig. Sie klagt über Gliederschmerzen in den Beinen.

Die Haut zeigt zahlreiche, aber auseinander stehende, stecknadelkopfgroße, z.T. etwas größere Effloreszenzen. Es sind rötliche Flecken, Knötchen und Bläschen mit wasserhellem Inhalt. Die Bläschen sind erbsengroß, mit rotem Hof. Mund- und Wangenschleimhaut zeigen kleine Läsionen.

Lisa schwitzt, die Körpertemperatur beträgt 39 °C.

Ärztliche Anordnungen:
- Bettruhe
- Ab 39 °C Wadenwickel
- Betroffene Stellen am Körper 2x täglich mit Tannosyt-Lotion® behandeln
- Mundpflege 3x täglich mit Panthenol-Lösung®.

*(Mit freundlicher Genehmigung von Isa Lohmann, modifiziert durch Birgitt Schröter).*

# Literaturverzeichnis

**Abt-Zeglin, Angelika:** Zum beruflichen Wesen der Pflege. Sonderdruck. In: Die Schwester/Der Pfleger. Melsungen: Bibliomed Verlagsgesellschaft 07/2002.

**Ambrosius, Ingrid; Komp, Elisabeth:** Pflegedokumentation auf einer Station in einem Altenpflegeheim. In: Pflege aktuell. Eschborn: DBfK-Verlag 01/1996, S. 13–16.

**Arets, Jos et al.:** Professionelle Pflege. Bd. 1. Bocholt: Eicanos1996.

**Bals, Thomas:** Was Florence noch nicht ahnen konnte. Neue Herausforderungen an die berufliche Qualifizierung in der Pflege. Melsungen: Bibliomed Verlagsgesellschaft 1994.

**Barth, Myriam:** Qualitätsentwicklung und -sicherung in der Altenpflege. 2. Auflage. München, Jena: Urban & Fischer Verlag 2002.

**Bartholomeyczik, Sabine:** Pflegestandards kritisch betrachtet. In: Die Schwester/Der Pfleger. Melsungen: Bibliomed Verlagsgesellschaft 10/1995, S. 888–892.

**Basche, Jan; Benz, Caroline:** Primary Nursing in der Ambulanten Pflege. In: Pflege Aktuell. Berlin. DBfK-Verlag 10/2004. S. 520–522.

**Baumann, Helga:** Theorie und Praxis der Pflegevisite. 3. Folge: Pflegevisite als Instrument zur Qualitätssicherung. In: Die Schwester/Der Pfleger. Melsungen: Bibliomed Verlagsgesellschaft 10/1994, S. 819–822.

**Baumberger, Dieter:** Was Pflegediagnosen leisten können. In: Pflegezeitschrift. Kohlhammer Verlag 07/2002, S. 493–496.

**Bekel, Gerd**: Klinische Entscheidungsfindung aus der Perspektive pflegetheoriebasierter Diagnostik. In: PR-Internet. Angewandte Pflegeforschung. 10/2002.

**Bieg, Ute:** Theorie und Praxis der Pflegevisite. 5. Folge: Probleme der Pflegevisite. In: Die Schwester/Der Pfleger. Melsungen: Bibliomed Verlagsgesellschaft 03/1995, S. 208–212.

**Bitzer, Lucia; Monika Leschnik:** Der Krankenpflegeprozess als Methode zur Verbesserung der Krankenpflege aus Sicht der Unterrichtskräfte. In: Deutsche Krankenpflege-Zeitschrift 04/1983, Beilage.

**Binder, Gerhard:** Schweigepflicht und Pflegevisite. In: Die Schwester/Der Pfleger. Melsungen: Bibliomed Verlagsgesellschaft 01/1996, S. 77–78.

**Bleck, Angela:** Theorie und Praxis der Pflegevisite. 4. Folge: Durchführung der Pflegevisite. In: Die Schwester/Der Pfleger. Melsungen: Bibliomed Verlagsgesellschaft 12/1994, S. 1003–1005.

**Böhle, Fritz; Brater, Michael; Maurus, Anna:** Pflegearbeit als situatives Handeln. Pflege; 10. Jg., Heft 01/1997, S. 18–22.

**Böhm, Erwin:** Pflegediagnose nach Böhm. Ein Konzept zur Befindensverbesserung von Klienten und Pflegepersonal. Basel: Recom-Verlag 1989.

**Böhme, Hans:** Pflegedokumentation auf dem Prüfstand. 2. Teil: Rechtsfragen bei der Pflegedokumentation. In: Die Schwester/Der Pfleger. Melsungen: Bibliomed Verlagsgesellschaft 04/1995, S. 334–339.

**Bölicke, Claus:** Die Fallbesprechung in der Pflege. In: Die Schwester/Der Pfleger. Melsungen: Bibliomed 01/2004, S. 12–16.

**Bossen, Braak und Komplizen Unternehmensberatung**: Kundenorientierung: Umgang mit dem „Kunden" im Krankenhaus. Unveröffentlichtes Manuskript/Fortbildungsveranstaltung. Städtisches Krankenhaus Kiel. September 2002.

**Buckley-Viertel, Dorothee:** Welche Bedeutung haben Pflegetheorien für die Praxis? In: Die Schwester/Der Pfleger. Melsungen: Bibliomed Verlagsgesellschaft 05/2001, S. 409–413.

**Budnik, Birgitt:** Aufbruchsstimmung in der Krankenpflege. Die Tendenz zur Ganzheitlichkeit. Schriftliche Hausarbeit im Rahmen der Prüfung zur Lehrerin für Alten-, Kinderkranken- und Krankenpflege an der Pflegeakademie Neumünster. Kiel 1991.

**Budnik, Birgitt:** Pflegediagnosen. Einführung in ein amerikanisches Konzept. Seminarskript. Kiel 04/1996.

**Budnik, Birgitt:** Pflegevisite. Ein Weg zur Professionalisierung? Seminarskript. Kiel 04/1996.

**Cavanagh, Stephen J.:** Pflege nach Orem. Freiburg im Breisgau: Lambertus Verlag 1995.

**Christian, Karin:** Theorie und Praxis der Pflegevisite. 2. Folge: Instrument zur Unterstützung des Pflegeprozesses. In: Die Schwester/Der Pfleger. Melsungen: Bibliomed Verlagsgesellschaft 08/1994, S. 642–645.

**Clees, Ernst Walter:** Chaos als Chance. BALK aktuell (im Rahmen des Berliner Kongresses Pflege 2001). In: Heilberufe. Urban & Vogel Verlagsgesellschaft, München 01/2000, S. 56–57.

**Clift, Judith:** Internationale Klassifikationssysteme. In: Pflege aktuell. Eschborn: DBfK-Verlag 10/1994.

**Denny P.; Mc Kenna, Hugh:** Care plan sham. Übersetzung: Scholz, Thea: Der Trugschluß mit der Pflegeplanung. In: Pflegezeitschrift. Kohlhammer Verlag 04/1997.

**Deutsches Netzwerk für Qualitätsentwicklung in der Pflege (Hrsg.):** Expertenstandard Entlassungsmanagement in der Pflege. Entwicklung – Konsultierung – Implementierung. Fachhochschule Osnabrück. Fakultät Wirtschafts- und Sozialwissenschaften. 04/2004.

**Doeges, Marilyn; Moorhouse, Mary Frances:** Pflegediagnosen und Maßnahmen. 2. Auflage. Bern, Toronto, Seattle: Hans Huber Verlag 1994.

**Döring-Hug, Vrenii:** Ermutigung zur Ganzheitlichkeit. Individualpsychologische Impulse zur Gesundung der „kranken Schwester". 1. Auflage. Basel: Recom Verlag 1988.

**Drerup, Elisabeth:** Modelle der Krankenpflege. Freiburg: Lambertus-Verlag 1990.

**Düwel, Michael:** Mehr Leistung durch bessere Anerkennung. In: PflegeManagement. Basel: R. Media Service 02/1995, S. 13–21.

**Dykes, Patricia C.; Wheeler, Kathleen:** Critical Pathways – Interdiziplinäre Versorgungspfade. DRG-Management-Instrumente. 1. Auflage. Bern, Göttingen, Toronto, Seattle: Hans Huber Verlag 2001.

**Elkeles, Thomas:** Arbeitsorganisation in der Krankenpflege. Zur Kritik der Funktionspflege. 4. Auflage. Frankfurt/Main: Mabuse Verlag 1993.

**Elsner, Christiane:** Standardentwicklung in Anlehnung an die Tätigkeitsprofile der PPR. In: Die Schwester/Der Pfleger. Melsungen: Bibliomed Verlagsgesellschaft 03/1995, S. 227–231.

**Falk, Juliane; Kerres, Andrea:** Die DIN-ISO 9000 im Gesundheitswesen. In: PflegeManagement. Basel: R. Media Service 04/1995, S. 12–18.

**Fiechter, Vera; Meier, Martha:** Pflegeplanung. Eine Anleitung für die Praxis. 9. Auflage. Basel: Recom Verlag 1993.

**Fischer, Wolfram:** Ein Fall für zwei: welche Rolle spielt die Pflege in den DRG's? In: Heilberufe. Urban & Vogel Verlagsgesellschaft, München 01/2000, S. 56–57.

**Fischer, Wolfram:** Diagnoses Related Groups (DRG) und Pflege. Grundlagen, Codierungssysteme, Integrationsmöglichkeiten. 1. Auflage. Bern, Göttingen, Toronto, Seattle: Hans Huber Verlag 2001.

**Gaede, Kirsten:** Starke Schwestern. In: Management. kma. 01/2005. S. 38–40.

**Gaede, Kirsten:** Die Basis bewegt sich. In: Management. kma. 01/2005. S. 41–43.

**Georg, Jürgen:** Erkennen, Benennen, Beurteilen. Eine Einführung in ein neues Konzept. In: Pflege aktuell. Eschborn: DBfK-Verlag 10/1994.

**Gordon, Marjory:** Handbuch Pflegediagnosen. 3. Auflage. München, Jena: Urban & Fischer Verlag 2001.

**Gordon, Marjory; Bartholomeyczik, Sabine:** Pflegediagnosen. Theoretische Grundlagen. 1. Auflage: München, Jena: Urban & Fischer Verlag 2001.

**Gratias, Ralf; Jost, Susanne; Schmitthausen, Daniel:** DRG's haben nicht nur etwas mit veränderten Abrechnungsmodalitäten zu tun. In: Die Schwester/Der Pfleger. Melsungen: Bibliomed Verlagsgesellschaft 11/2000, S. 945–951.

**Grossmann, Ralph; Heller, Andreas:** Organisationsentwicklung im Krankenhaus. Herausforderung für leitende Pflegekräfte. PflegeManagement. Basel: R. Media Service 01/1995, S. 11–20.

**Gsell, Angelika:** Standards als Instrument individueller und geplanter Pflege. In: PflegeManagement. Basel: R. Media Service 02/1996, S. 42–45.

**Guerber, Muriel:** Klientinnenorientierte Pflege. Die Anforderungen. In: PflegeManagement. Basel: R. Media Service 03/1995, S. 13–16.

**Gutsche, Siegfried:** Übergabe am Klientenbett. In: Die Schwester/Der Pfleger. Melsungen: Bibliomed Verlagsgesellschaft 07/2001, S. 578–581.

**Harms, Käthe; Kühnapfel Susanne:** Professionalisierung und Qualitätsentwicklung am Klinikum der Stadt Ludwigshafen gGmbH. 2. Teil. In: Die Schwester/Der Pfleger. Melsungen: Bibliomed Verlagsgesellschaft 03/1996, S. 243–247.

**Heering, Christian und Kristina:** Theorie und Praxis der Pflegevisite; 1. Folge: Pflegeverständnis. In: Die Schwester/Der Pfleger. Melsungen: Bibliomed Verlagsgesellschaft 05/1994, S. 372–377.

**Heering, Heering, Bode, Müller:** Pflegevisite und Partizipation. Berlin, Wiesbaden: Ullstein Mosby-Verlag 1997.

**Heering, Kristina:** Theorie und Praxis der Pflegevisite. 6. Folge: Erfahrungsbericht. In: Die Schwester/Der Pfleger. Melsungen: Bibliomed Verlagsgesellschaft 04/1995, S. 302–306.

**Heering, Christian**: Das Pflegevisiten-Buch. 1.Auflage. Bern, Göttingen, Toronto, Seattle: Verlag Hans Huber 2004.

**Heger, Inge:** Einführung der Bereichspflege. In: Die Schwester/Der Pfleger. Melsungen: Bibliomed Verlagsgesellschaft 07/1993, S. 609–615.

**Hergenhahn, Gertrud:** Pflegevisite. Eine empirische Begriffsdefinition. In: Pflege aktuell. Eschborn: DBfK-Verlag 10/1994, S. 607–609.

**Höhmann, Ulrike:** Das Elend mit der Pflegeprozeßdokumentation – oder: Wann springt der Hamster endlich aus dem Laufrad? In: Pflege aktuell. Eschborn: DBfK-Verlag 01/1996, S. 8–12.

**Höhmann, Ulrike:** Pflegediagnose. Babylonische Sprachverwirrung. Versuch einer Begriffserklärung. In: Pflege aktuell. Eschborn: DBfK-Verlag 10/1994.

**Höhmann, Ulrike:** Pflegediagnosen. Irrweg oder effektives Instrument professioneller Pflege? Eschborn: DBfK-Verlag 1995.

**Holnburger, Martin:** Pflegestandards in der Psychiatrie. 2. Auflage. München, Jena: Urban & Fischer Verlag 1999.

**Hübinger, Dieter; Reichel Gabriele:** Herausforderungen durch die DRG: Pflegeleistungen sichtbar machen. In: Pflegezeitschrift 11/2001. S. 791–796. Kohlhammer Verlag.

**Institut für angewandte Pflegeforschung/** Zentrum Public Health/Universität Bremen: Endbericht Pflegevisite: Möglichkeiten und Grenzen. Eine empirische Untersuchung in den Bundesländern Bremen, Hamburg, Mecklenburg-Vorpommern, Niedersachsen und Schleswig-

Holstein. Kontaktadresse: Prof. Dr. Stefan Görres. Postfach 330440, 28334 Bremen. Mail: sgoerres@uni-bremen.de.

**Isfort, Michael:** Denn sie wissen, was sie tun: Leistungserfassung in der Pflege. In: Pflegezeitschrift 07/2002, S. 497–500. Kohlhammer Verlag.

**Jong-Duk, Kim:** Gruppenpflege – Wege zur patientenorientierten Pflege. 2. Teil. In: Die Schwester/Der Pfleger. Melsungen: Bibliomed Verlagsgesellschaft 08/1996, S. 728–732.

**Juchli, Liliane:** Pflege. Praxis und Theorie der Gesundheits- und Krankenpflege. 7. Auflage. Stuttgart, New York: Thieme Verlag 1994.

**Kalmus, Michael:** Ein Krankenhaus auf dem Weg zum Leitbild. Wie man erreicht, dass Mitarbeiter mitgehen. In: PflegeManagement. Basel: R. Media Service 03/1996, S. 29–33.

**Karavias, Theophanis; Mischo-Kelling, Maria:** Chirurgie und Pflege. Stuttgart, New York: Schattauer 1994.

**Kellnhauser, Edith:** Primary Nursing. Ein neues Pflegemodell. In: Die Schwester/Der Pfleger. Melsungen: Bibliomed Verlagsgesellschaft 09/1994, S. 747–751.

**Kellnhauser, Edith:** Theorie und Praxis der Pflegevisite. 7. Folge: Klientenübergabe versus Pflegevisite. In: Die Schwester/Der Pfleger. Melsungen: Bibliomed Verlagsgesellschaft 07/1995, S. 590–591.

**Kellnhauser, Edith:** Theorie und Praxis der Pflegevisite. 8. Folge: Die Rolle der Pflegedirektorin/Pflegedienstleitung bei der Durchführung von Pflegevisiten. In: Die Schwester/Der Pfleger. Melsungen: Bibliomed Verlagsgesellschaft 08/1995, S. 684–686.

**Kellnhauser, Edith; Vitt, Gabi; Müller, Thorsten:** DRG's – Aufgaben und Chancen für die Pflege anhand von Standardpflegeplänen. In: Die Schwester/Der Pfleger. Melsungen: Bibliomed Verlagsgesellschaft 04/2001, S. 309–311.

**Kistner, Walter:** Der Pflegeprozess in der Psychiatrie: Beziehungsgestaltung und Problemlösung in der psychiatrischen Pflege. 4. Auflage. München, Jena: Urban & Fischer Verlag 2002.

**König, Jutta:** Der MDK – Mit dem Gutachter eine Sprache sprechen. 3. Auflage. Pflegekolleg. Hannover: Schlütersche Verlagsgesellschaft 2001.

**Küpper, Gunhild:** Qualitätsmanagement in der stationären Krankenpflege. In: PflegeManagement. Basel: R. Media Service 04/1995, S. 19–25.

**Kurtenbach; Golombek; Siebers:** Krankenpflegegesetz. Stuttgart, Berlin, Köln: Kohlhammer Verlag 1999.

**Lay, Reinhard:** Ethik und Qualität in der Pflege. In: Fischer, Hellmuth et al. (Hrsg.): Management-Handbuch Krankenhaus (MDK). Heidelberg: R.v. Decker Verlag 2001. S. 1–26.

**Lay, Reinhard:** Einführung in das Modell der Gesundheitspflege. In: Handbuch für die Ausbildung zur Krankenschwester/zum Krankenpfleger. Unveröffentlichtes Skript. Krankenpflegeschule des Kreiskrankenhauses Emmendingen.

**Lay, Reinhard:** Professionalisierung der Pflege – aber wie? In: Berger; Fischer; Heimann; Thiele (Hrsg.): Management Handbuch Alteneinrichtungen. Heidelberg: R.v. Decker Verlag 2002. S. 1–11.

**Lay, Reinhard; Brandenburg, Hermann:** Pflegeplanung – eine kritische Bestandsaufnahme. In: Psychiatrische Pflege 08/2002, S. 149–152. Stuttgart, New York: Georg Thieme Verlag.

**Lay, Reinhard; Brandenburg, Hermann:** Pflegeplanung abschaffen? Überlegung aus pflegewissenschaftlicher Sicht. In: Die Schwester/Der Pfleger. 40. Jg. 11/2001. S. 938–942. Melsungen: Bibliomed Verlagsgesellschaft.

**Lay, Reinhard; Menzel, Bernd:** Pflegeplanung – Pannenhilfe für eine pflegerische Verfahrensweise. In: PR-Internet, Pflegepädagogik 02/99, S. 43–50.

**Lorenz-Krause, Regina:** Organisationsentwicklung. Ein Beitrag aus der Perspektive der Pflegeforschung. In PflegeManagement. Basel: R. Media Service 03/1995, S. 17–22.

**Marriner-Tomey, Ann:** Pflegetheoretikerinnen und ihr Werk. 1. Auflage. Basel: Recom Verlag 1992.

**Mason, Barry**: Die Übergabebesprechung. Eine systematische Perspektive. 1. Auflage. Bern, Göttingen, Toronto, Seattle: Hans Huber Verlag 2000.

**Menche, Nicole; Lektorat Pflege:** Pflege heute, 3. Auflage. München: Urban & Fischer Verlag. 2004.

**Menche, Nicole; Klare, Tilmann:** Pflege konkret, Innere Medizin. 3. Auflage. München: Urban & Fischer Verlag 2000.

**Menzel, Bernd; Lay, Reinhard:** DRG's in der Pflegepraxis: Was kommt auf die Pflege zu? In: Heilberufe 08/2001.

**Meyborn, Kerstin:** Von der Funktionspflege zur Bereichspflege. Schwierigkeiten bei der Umsetzung. Schriftliche Hausarbeit im Rahmen der Prüfung Lehrerin für Alten-, Kinderkranken- und Krankenpflege an der Pflegeakademie Neumünster. Kiel 1994.

**Meyner, Ernst A.:** Berichte und Protokolle schreiben. 4. Auflage: Düsseldorf, Wien: Econ Verlag 1993.

**MDS e. V.:** MDK-Anleitung zur Prüfung der Qualität nach § 80 SGB XI in der ambulanten Pflege. 2. Auflage. Essen 2000.

**Mischo-Kelling; Zeidler:** Innere Medizin und Krankenpflege. 2. Auflage. München, Wien, Baltimore: Urban & Schwarzenberg 1992.

**Molo, Sofia; Spichiger, Elisabeth:** Oberschwester und Pflegeexpertin – eine erfolgreiche Zusammenarbeit ist möglich. In: Pflege. Die wissenschaftliche Zeitschrift für Pflegeberufe. Band 8. Heft 4. Bern: Hans Huber Verlag 1995.

**Morawe-Becker, Ursula**: Die Pflegevisite – regelmäßig mit dem Patienten über seinen Pflegeprozess sprechen. In: Die Schwester/Der Pfleger 01/04. S. 8–11. Melsungen: Bibliomed Verlagsgesellschaft.

**Nauroth, Thomas:** Vom Homo Klients zum Homo Sapiens oder wie ein Klient zum Mensch wird. Teil 2 und Teil 3. In: PflegeManagement. Basel: R. Media Service. Teil 1: 01/1995, S. 25–29; Teil 2: 03/1995, S. 23–27.

**Needham, Ian:** Pflegeplanung in der Psychiatrie. Basel: Recom, 1988.

**Osterbrink, Jürgen (Hrsg.):** Erster internationaler Pflegetheorienkongress Nürnberg. Bern, Göttingen, Toronto, Seattle: Hans Huber Verlag, Bern 1998.

**Ott, Daniela:** Modellkonzept: Medizinisch-pflegerische Patientendokumentation. In: Pflege aktuell. Eschborn: DBfK-Verlag 06/2001; S. 354–356.

**Peters, Janet:** DRG's und Nebendiagnosen-Codierung. In: Pflege aktuell. Eschborn: DBfK-Verlag 06/2001; S. 350–352.

**Pfeiff, Brigitte:** EDV im DRG-Zeitalter. In: Die Schwester/Der Pfleger. Melsungen: Bibliomed Verlagsgesellschaft 05/2001, S. 414–416.

**Pflegequalitätssicherungsgesetz:** Qualitätsprüfungen in Einrichtungen der Altenpflege. In: Die Schwester/Der Pfleger 07/2002. S. 574–577. Melsungen: Bibliomed Verlagsgesellschaft.

**Poletti, Rosette:** Wege zu einer ganzheitlichen Krankenpflege. 2. Auflage. Basel: Recom Verlag 1985.

**Powers, Penny:** Der Diskurs der Pflegediagnosen. Bern, Göttingen, Toronto, Seattle: Hans Huber Verlag 1999.

**Prakke, Heleen; Flerchinger, Christa:** Qualitätsentwicklung. Allgemeine Qualitätskriterien für die Pflege im Krankenhaus. Bern, Göttingen, Toronto, Seattle: Hans Huber Verlag 1999.

**Rath, Eduard; Biesenthal, Uwe:** Pflegeplanung und Pflegedokumentation. In: Pflege. Fachzeitschrift für stationäre und ambulante Pflege. Heft 12. 47. Jg. Stuttgart: Kohlhammer Verlag 1994.

**Raven, Uwe:** Handlungskompetenzen in der Pflege und ihre Bedeutung für die Professionalisierung des Berufsfeldes. In: Pflege. Die wissenschaftliche Zeitschrift für Pflegeberufe. Band 8. Bern: Hans Huber-Verlag 1995.

**Rehwinkel, Ingrid:** Fortbildungsunterlagen der Fortbildungsveranstaltung: DRG's: Einführung und Konsequenzen für den Alltag am Unversitätsklinikum Kiel/11.01.01.

**Rehwinkel, Ingrid:** Seminarunterlagen: Klassifikationssysteme der Pflege. 23. Deutscher Krankenhaustag/ 24.11.2000 in Düsseldorf.

**Roper, Nancy et al.:** Die Elemente der Krankenpflege. 4. Auflage. Basel: Recom Verlag 1993.

**Rupp, Peter:** Diagnosis Related Groups (DRG's) bestimmen auch die Pflege. In: Die Schwester/Der Pfleger.

Melsungen: Bibliomed Verlagsgesellschaft 07/2000, S. 576–579.

**Schetting, Hans Joachim; v. d. Heide, Ursula:** Bezugspflege. Berlin, Heidelberg, New York, London, Paris, Tokio, Hongkong, Barcelona, Budapest: Springer Verlag 1993.

**Schnabel Marina; Krämer, Uwe:** Pflegedokumentation leicht gemacht. Was Pflegende wann und wie dokumentieren müssen. 1. Auflage. Bern, Göttingen, Toronto, Seattle: Hans Huber Verlag 2003.

**Schöniger, Ute; Zegelin-Abt, Angelika:** Hat der Pflegeprozeß ausgedient? In: Die Schwester/Der Pfleger. Melsungen: Bibliomed Verlagsgesellschaft 04/1998.

**Schröder, Klaus Theo:** Krankenpflegegesetz: Bessere Ausbildung soll Pflegeberufe attraktiver machen. In: Die Schwester/Der Pfleger 07/02, S. 592–593. Melsungen: Bibliomed Verlagsgesellschaft.

**Schroeder-Hartwig, Karin:** Qualitätssicherung. Anforderungen, gesetzliche Grundlagen und Stand der Umsetzung. In: Die Schwester/Der Pfleger. Melsungen: Bibliomed Verlagsgesellschaft 06/1995, S. 477–481.

**Schröter, Birgitt:** Leitfaden zur Pflegeplanung im Städtischen Krankenhaus Kiel: Krankenpflege. Juli 2002. Unveröffentlichtes Manuskript.

**Schröter, Birgitt; Heidukowski, Tanja:** Leitfaden zur Pflegeplanung im Städtischen Krankenhaus Kiel: Kinderkrankenpflege. September 2002. Unveröffentlichtes Manuskript.

**Schwertfeger, Bärbel:** Macht ohne Worte. Wie wir mit dem Körper sprechen. 2. Auflage. Heyne Verlag 1989.

**Shermann, James R.:** Plane deine Arbeit – arbeite nach deinem Plan. Wien: Ueberreuter 1992.

**Siebers, Hedi; Wander, Marianne:** Qualitätssicherung. Ein Schritt zur Professionalisierung? 2. Auflage. Eschborn: DBfK-Verlag.

**Snowley, Gillian D.; Nicklin, Peter J.; Birch, John A.:** Pflegestandards und Pflegeprozeß. Grundlagen pflegerischer Qualitätssicherung. 1. Auflage. Berlin, Wiesbaden: Ulstein Mosby Verlag 1994.

**Soziale Pflegeversicherung**. 2. Auflage. München: dtv-Verlag 1996.

**Spirig, Rebecca:** Praxis-Theorie: Begegnung zweier Welten. PflegePädagogik. Basel: R. Media Service 02/1995, S. 17–19.

**Stefan, Harald et al.:** Praxis der Pflegediagnosen. 2. Auflage. Wien, New York: Springer Verlag 2000.

**Steffen, U.; Debong. B.; Andreas, M.:** Notwendigkeit und Umfang der Pflegedokumentation. In: Die Schwester/Der Pfleger. Melsungen: Bibliomed Verlagsgesellschaft 03/1996, S. 273–275.

**Stratmeyer, Peter:** Ein historischer Irrtum der Pflege? Plädoyer für einen kritisch-distanzierten Umgang mit dem Pflegeprozeß. In: Dr. med. Mabuse 106 (März/April 1997), S. 34–38.

**Thiel, Volker:** Der Problemlösungsprozess – ein Instrument professioneller Pflege. In: Die Schwester/Der Pfleger. Melsungen: Bibliomed Verlagsgesellschaft 04/2001, S. 338–343.

**Toellner-Bauer, Ulrike:** Standards in der Intensivpflege – Praktizierte Qualitätssicherung. Stuttgart, Lübeck, Ulm, Jena: Gustav Fischer Verlag 1997.

**Uhde, Claudia:** Pflegevisite als Instrument des Pflegemanagements. In PflegeManagemet: Basel: R. Media Service 01/1996, S. 8–11.

**Ventzke, Roland:** AR-DRG's: Neueste Entwicklungen. Unveröffentlichtes Manuskript. Vortrag Städtisches Krankenhaus Kiel, 2001/2002.

**Völkel, Ingrid; Ehmann, Marlies:** Spezielle Pflegeplanung in der Altenpflege: Qualitätssicherung in der stationären und ambulanten Pflege. 2. Auflage. München, Jena: Urban & Fischer Verlag 2000.

**von Stösser, Adelheid:** Pflegestandards. Erneuerung der Pflege durch Veränderung der Standards. 3. Auflage. Berlin, Heidelberg, New York, London, Paris, Tokyo, Hongkong, Barcelona, Budapest: Springer Verlag 1994.

**Walsh, Mike; Ford, Pauline:** Pflegerituale. Berlin, Wiesbaden: Ullstein Mosby Verlag 1996.

**Walther, Christine:** Im Mittelpunkt der Klient? Übergabegespräche im Krankenhaus. Thieme-Verlag 1997.

**Weh; Sieber:** Pflegequalität. München, Wien, Baltimore: Urban & Schwarzenberg 1995.

**Weiß, Thomas et al.** in Zusammenarbeit mit dem DBfK Landesverband Bremen, Hamburg und Schleswig-Holstein e.V.: Neue Rahmenbedingungen für die Qualitätssicherung in der stationären Krankenpflege. Unveröffentlichtes Manuskript.

**Wichardt-Laub, Ingrid:** Vorsprung durch Sympathie. Sanfter führen, motivieren und gewinnen. Wiesbaden: Gabler GmbH 1994.

**Wingerdt, Susanne:** Didaktische Pflegeplanung: Von der Kunst einen Pflegeplan zu erstellen. In: Die Schwester/Der Pfleger. 41 Jahrg. 06/2002, S. 462–467. Melsungen: Bibliomed Verlagsgesellschaft.

**Zielke-Nadkarni, Andrea:** Gesundheitsförderung im Rahmen der ambulanten Versorgung: eine Aufgabe der Pflege. In: Pflege und Gesellschaft (PfleGe), 03/1998, S. 1–6.

## Weiterführende Literatur zu Kapitel 5.2

**Arets, Jos et al.:** Professionelle Pflege. Bd. 1. Eicanos, Bocholt 1996.

**Bitzer, Lucia; Monika Leschnik:** Der Krankenpflegeprozess als Methode zur Verbesserung der Krankenpflege aus Sicht der Unterrichtskräfte. In: Deutsche Krankenpflege-Zeitschrift 04/1983, Beilage.

**Böhle, F.; Brater, M.; Maurus, A.:** Pflegearbeit als situatives Handeln. Pflege; 10. Jg., Heft 01/1997, S. 18–22.

**Bundesministerium für Gesundheit und Soziale Sicherung:** Ausbildungs-

und Prüfungsverordnung für die Berufe in der Krankenpflege vom 10. November 2003 (KrPflAPrV). Bundesgesetzblatt Jahrgang 2003 Teil I Nr. 55, ausgegeben zu Bonn am 19. November 2003.

**Fiechter, Verena; Martha Maier:** Pflegeplanung. Eine Anleitung für die Praxis. Rocom, Basel 1981.

**Höhmann, Ulrike:** Das Elend mit der Pflegeprozessdokumentation. In: Pflege aktuell 01/1996, S. 8–12.

**Lay, Reinhard:** Ethik und Qualität in der Pflege. In: Fischer, Hellmuth et al. (Hrsg.): Management Handbuch Krankenhaus (MHK), R. v. Decker's Verlag Heidelberg, 39. Erg.-Lfg. Dezember 2001, S. 1–26.

**Lay, Reinhard:** Beruf oder Profession? Strategien zur Professionalisierung der Pflege. In: Fischer, Hellmuth et al. (Hrsg.): Management Handbuch Krankenhaus (MHK), R. v. Decker's Verlag Heidelberg, 44. Erg.-Lfg. August 2002, S. 1–11.

**Lay, Reinhard:** Ethik in der Pflege. Schlütersche Verlagsgesellschaft. Hannover 2004.

**Lay, Reinhard; Menzel, Bernd:** Pflegeplanung – Pannenhilfe für eine pflegerische Verfahrensweise. In: Pr-InterNet, PflegePädagogik, Ausgabe 2/1999, S. 43–50.

**Lay, Reinhard; Brandenburg, Hermann:** Pflegeplanung abschaffen? Überlegungen aus pflegewissenschaftlicher Sicht. In: Die Schwester/Der Pfleger 11/2001, S. 938–942.

**Lay, Reinhard; Brandenburg, Hermann:** Pflegeplanung – eine kritische Bestandsaufnahme. In: Psych. Pflege, Heft 3, Juni 2002, S. 149–152.

**MDS e. V.:** MDK-Anleitung zur Prüfung der Qualität nach § 80 SGB XI in der ambulanten Pflege. 2. A. Essen 2000.

**Needham, Ian:** Pflegeplanung in der Psychiatrie. Basel: Recom, 1988.

**Schöniger, Ute; Angelika Zegelin-Abt:** Hat der Pflegeprozeß ausgedient? In: Die Schwester/Der Pfleger 04/1998.

**Stratmeyer, Peter:** Ein historischer Irrtum der Pflege? Plädoyer für einen kritisch-distanzierten Umgang mit dem Pflegeprozeß. In: Dr. med. Mabuse 106 (März/April 1997), S. 34–38.

**Wingerdt, Susanne:** Von der Kunst, einen Pflegeplan zu erstellen. In: Die Schwester/Der Pfleger 06/2002, S. 462–467.

**Zielke-Nadkarni, Andrea:** Gesundheitsförderung im Rahmen der ambulanten Versorgung: eine Aufgabe der Pflege. In: Pflege und Gesellschaft (PfleGe), Nr. 3/1998, S. 1–6.

# Index

## Q



## R



## S



## T



## U